中國近代中醫藥期刊彙編

第一輯

46

神州醫藥學報

上海辭書出版社

目録

神州醫藥學報　第二十六期……1
神州醫藥學報　第二十七期……129
神州醫藥學報　第二十八期……247
神州醫藥學報　第二十九期……341
神州醫藥學報　第三十期……459

神州醫藥學報

第二十六期

月出一册准陽歷月底發行

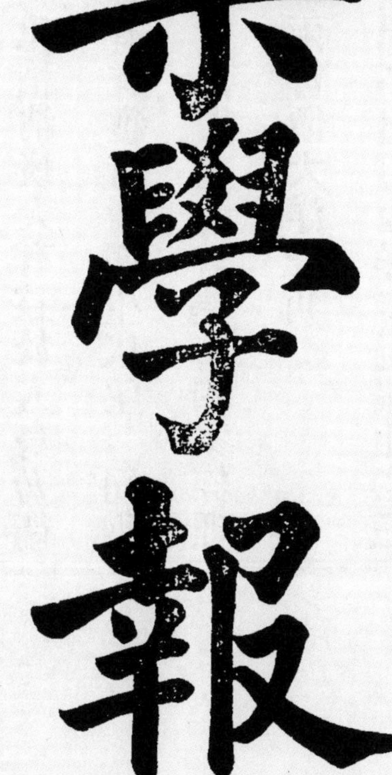

◎注意◎本社介紹上海五馬路王大吉經售四川

啓者本店法製半夏麯出售二百餘年歷有奇效各省馳名近因時局開通講求衛生前淸上貢蒙　獎有案本店配合精良加製衛生藥品或食前或飯後每服五六分能益脾和胃開胸化積消痰大有益於人身乃衛生之極品但近今各處假冒範記之曲時有查獲有礙衛生伏望　同胞購時特加注意以免魚目混珠本店向託寶善街王大吉藥店獨家經理並無別家請認明範記兩字庶不致誤每兩售價大洋三角

新試驗如久病痰疾哮喘不語痰擁塞喉間不出用西洋參湯服曲二三錢卽出如痰滯胸膈者用蜜薑二三錢呑曲卽愈無不奇效

保寧府諺復泰範記半夏曲確爲價廉之除痰聖藥

神州醫藥學報第二十六期目錄

◎論說

醫界之道德　程庭玉

論今日急宜設中醫函授學校　宋无我

擬廢五行生尅之提議　袁桂生

改良醫藥宜先除巫覡而清源流論　王淑貞

振興中醫學校以培植人材論　杜賈夫

中醫不振半由中藥所致　失名

◎學說

灸法治痰之研究　王傑年

日與腦之關繫　王傑年

少陰傷寒辨　錢友菊

易罹喉症說　楊燧熙

脈訣云營行脈中衛生脈外請問　黃眉孫

衛氣之行果從何道說　黃眉孫

鑒別生死說十種　黃眉孫

其二痰聲如曳鋸并以答匡君第春　黃眉孫

甘瀾水說　黃眉孫

南洋猪毛痧症說　黃眉孫

西醫尚在研究時代說　黎肅箕

論伏暑症　錢緒甫

◎醫書

研經言　莫枚士

針灸教科講義　黃眉孫

夏子益奇疾方續五期

傷寒名數解　東醫中西惟中予文甫原著　余伯陶　包識生　加評　蕙退庵校字

目錄

◎醫案
靈山醫案　陳无咎
◎問答
再答錢君存濟信石質疑　朱阜山
答錢君星石問症　黃眉孫
答錢君存濟婦人雙胎三胎問　程庭玉
◎通信
[illegible]南商務支會評議員布秀雯問症書
◎紀事
神州醫藥總會紀事
◎雜俎
張養濟製藥聞談序　嬰叔鵬
中國生理學自序　徐相宸
醫藥緊言　陳无咎

醫藥雜俎　周伯華
和溜道人醫醫篇　沈子佩

神州醫藥書報社新定閱報章程

閱報諸君請注意一千二百元之奬品

閱報者有奬品　投稿者有奬品　代派者有奬品

本報自開辦以來於茲三載蒙各同志贊助之力出版至念五期銷數達數千份可謂創吾醫藥界未有之盛舉也然本報之普及雖遍行海內外如雲貴川陜日本南洋皆有本報之蹤跡但吾醫藥界同人海內外何止數十百萬平勻計之已閱報者猶不及萬份之一今欲振興醫藥非藉報章之力不爲功無如本社能力薄弱經濟孔艱不能以數十百萬之報章灌輸吾醫藥界同人之腦海深以爲歉且卽此區區數千份尚無實力以維持故不得不藉收報費以資彌補而閱報者又多不諒本報維持醫藥之苦衷恒以區區之數不介於懷致歷年報費欠收大半幾幾乎不能繼續出版然此雖爲閱報者一時之疏忽而本社同人辦理之不善更莫得而辭其咎也今本社再爲三次之改良樹强固之基礎整頓內容加增册頁以期引起購閱者之興味在諸君所費無

多可望錦標奪得而神州醫藥將從此日益進步豈不懿歟

章程列左

一 本報自民國五年一月起大加改良增加資料至八十頁以上接連第六期報繼續出版改爲第五年第二十六期准定每月出版一次永遠再不更動以堅信守

一 本報自第五年一月所出之念六期報起至年終卅七期止凡閱報代派投稿者均有獎品贈送

一 本報假定二千份計可收報費四千元以千二百元爲獎品之用計閱報獎品八百元代派二百元投稿二百元若二千份之數有不及與加增時獎品亦照額加減

一 閱報者之獎品（購閱一份卽有一份之得獎權二份者二權餘類推）

頭等獎一名值一百元之書藉及各種美術品（路遠難以郵寄及不欲該物者可以物折銀寄奉）

二等獎一名　值五十元　（同上辦法）

三等獎一名　值三十元　（同上辦法）

四等獎二名　各值十五元　（同上辦法）

五等獎五名　各值八元　（同上辦法）

六等獎二十名　各值六元　（同上辦法）

七等獎二十名　各值四元　（同上辦法）

八等獎五十名　各值三元　（同上辦法）

九等獎一百名　各贈值一元之書籍不折銀

十等獎二百名　各贈值五角之書籍不折銀

一代派之獎品　（此獎品係代派折扣另外之獎品）　（本社代派規則五份以上方有折扣

百份以上者　贈金質徽章一個紀念表一個紀念金戒子一個

五十份以上者　贈金質徽章一個紀念表一個

壹十份以上者　贈金夾徽章一個紀念表一個

二十份以上者　贈紫銅鑲金徽章一個紀念表一個

十份以上者　贈紫銅鑲金徽章一個價值二元書劵一紙

五份以上者　贈紫銅鑲金徽章一個價值五角書劵一紙

二份以上者　贈價值三角書劵一紙

凡得有徽章者本社所出之書得享半價之權利每種祇限一部

一投稿之獎品（以學理優劣及投稿之多少分等級）

一等　同代派百　份之獎品

二等　同代派五十份之獎品

三等　同代派三十份之獎品

四等　同代派二十份之獎品

五等　同代派十　份之獎品

購書半價優待權同上

一本年之報每份全年十二期定價二元（因歐戰發生工料奇貴不得不稍增其

價）外加郵費一角八分（因增加册頁每份須郵費一分半）外洋四角八分

一 購閱本報及代派處接到新章之後欲購多少份數務卽將閱報人名地址塡入册內以便作得奬之憑據

一 購閱本報者報郵費須先爲繳納其納費時期如左

（甲）接到新章之後欲購閱本報及代派者必須將每份全年郵費（本國一角八分）（外洋四角八分）及所塡姓名地址表先行寄下以便發第一期之報

（乙）接到第一期之月報後務將報費全數繳納路遠及代派處可延期至陰歷三月底爲止但不得過三月以外否則停發其所購之報惟各邊省路遠者可展限至陰歷五月底爲止

（丙）購本報在二三四期以後或至陰歷六七月之間始行購閱本報者務須將報郵費一齊繳足方有得奬之權空函不寄因有奬品恐生糾葛以失本社之信用

一 閱報者報郵費繳足之後本社卽發三聯正式收據一存本社一存代派處一交購報者該收據之號碼卽爲得奬之憑證

章程 六

一得奬之辨法用抽簽定之開奬期陰歷十月總會開全體大會時當衆舉行以昭信用其法以二千根之竹籌書明頭二三四至十等奬品共四百根餘均白籌無奬再以竹籌二千根書明閱報者收據上之號碼以公正人二各抽一根對核如左邊抽得一千三百十一號之籌右邊抽得頭等奬一籌卽爲頭等奬或抽得五等奬卽爲五等奬若抽白簽卽爲無奬

一本報奬品以民國五年全年之報十二册爲限六年之辨法俟後再定

一本社定于丙辰陰歷五月底報費收齊後卽將各閱報入姓名住址份數及收據號碼等造成表册于陰歷八月宣佈閱報同人以昭大信

一代派及投稿之奬品與閱報者之奬品一同宣佈

一定閱本報在陰歷七月以後本報表册已經宣佈時雖交清報郵費亦不能享奬品之權特此聲明以免後論

一早經定閱本報至造册時報費未清者亦無得奬之權

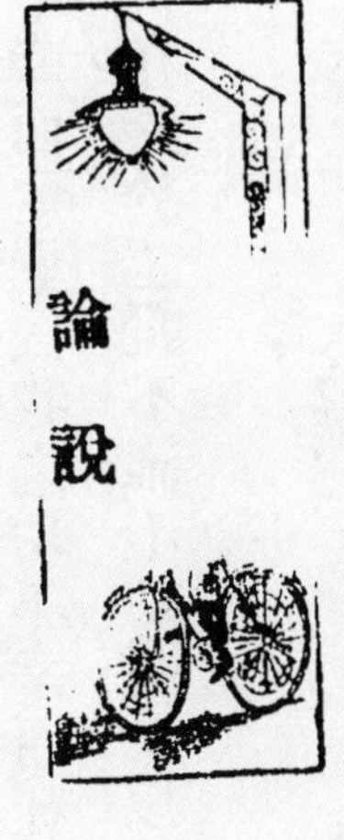

◎醫界之道德

常熟程庭玉

世益文明。俗益澆薄。醫界之道德。一落千丈。惟所競者名利而已。孰知名利爲有形之財產。道德爲無形之財產。舍道德而求名利。則近乎僞。故孔子曰君子去仁惡乎成名。醫乃仁術。仁卽天之道。人之德。有仁心卽有道德。無仁心卽無道德。有道德卽有眞實之名利。無道德卽爲虛僞之名利。眞實與虛僞爲對待之名詞。眞實乎。虛僞乎。一視乎道德。由是道德之關於醫界。豈不巨哉。蓋醫學一科。關係至重。以人民之生命操縱於掌握之中。故文明之國。莫不重視乎醫。而醫界亦莫不重視乎道德。道德者。卽對於病家。醫家。具仁愛之心而已。

（甲）對於病家之道德

病家之延醫也。咸具虔誠恭愛之心。聘以重金。待以盛肴者。此無他。欲求醫者之效方。使病者之身體。得以健康而已。乃醫者宜盡己之能力。對證之良方。施於病人。視人之病。猶己之病。能使轉危為安。不啻救焚拯溺。遠近晨夜。勿拘貧富貴賤。勿問即其病不可治。亦當竭心力以圖萬一。是則醫者之仁心。即醫者之道德。而其最要之道德。尤有二焉。

一曰務真實　病之輕重。人盡知之。病之淺深。及生死之關係。必取決於醫。故凡有求治而診視之後。須以真實之病理。告於病家。當寒則寒。當熱則熱。當攻則攻。當補則補。病之危急者。不可逡巡畏縮。因循從事。病之輕淺者。不可以驚恐之語。恫嚇病家。今之醫者。往往倘狡偽而薄真實。以暑熱痦而為紅白疹。以風熱脹而為大頭瘟。夫暑痦也。頭脹也。皆病之輕而易舉也。蓋不重其名。則不高其功。凡遇危症。輒以輕平之劑。冀其偶中。幸而愈。則曰我之功。不幸而死。則曰非我之罪。嗚呼。醫者之仁心何在。醫者之道德何在。若於認證不確。不妨闕疑。以待高明。慎勿嘗試以圖僥倖。庶不負醫者之道德。

一曰酌診金

物之價値也。恆視其品之貴賤而定之。醫之診金也。亦視其術之高下而準之。今之醫者不問學術之高下。病者之貧富。則必規定診金。遠近不同。早晚各異。病之富者猶可。當病之貧者何勝任。且今日延治則曰姑待明日。明日又如之。一味以敷衍賺錢之手段對付病家。然內科之診金有限也。而外科之藥資爲尤甚也。以數十文之本金售於病者數倍或數十倍。蓋不知其原料賤貴也。悲夫。醫乃救世爲心。何堪演此無道德之行爲。願吾醫界自捫良心。洗此陋俗。酌取診金。

(乙)對於同道之道德

孔子曰。道不同不相爲謀。是則同道宜相謀者也。相謀者何。聯合同道以研究學業之進步。保守中醫之眞理。故事之於理也。分則力薄。合則力堅。單者易折。衆者難摧。於是醫界之立團體也。設社會也。乃保護同道共謀進化。以彼之長。補我之短。交換智識。宗旨既同。團體自固。闡古聖昔賢之精粹。改末流時俗之弊病。庶幾道德得以彰明。學業由此進步。

一曰愼妬忌

今日之世界。學業競爭之世界也。今日之醫界。新舊交鬨之醫界也。處此二十世紀學業競爭新舊交鬨之時代。而我醫界猶各存自私自利之心。抱排人揚已之手段以此而望中醫之發達其可得乎當觀今日醫界之治病也輒以妬忌爲心如甲治之無效而延乙醫乙醫則必排擠甲醫之非此不當用某藥此藥不應施于渠證是以服之而轉劇也施以種種破壞之手段驚惶病家背人炫已希營謀之發達估優勝之地位若乙醫治之又無効而延丙醫丁醫則丙丁醫亦以此而對乙醫互相妬忌莫此爲甚又有並診者彼云熱我謂寒彼用凉我用溫各執一見究不知其何是何非而病家因是殃命者比比然也嗚呼醫界何忍而出此無道德之行爲我妬人之術即人妬我之術我破壞人之名譽即人破壞我之名譽惟心存恕心則忌心自息。

一曰戒矯飾

宋杜衍曰士君子作事行已當履中道不宜矯飾矯飾過實則近乎僞旨哉言乎不惟士君子當然正可爲今日醫界之痛下一砭針也當觀今日之醫界對於同道及社會之觀念必有一種矯飾之心無眞實之學力而作虛僞之妄談揚言於茶坊酒肆廣告於街衢里巷謗人之過耀已之能自爲學識深邃經驗有素非他人所能望我項背而一般愚憨之輩受其蒙昧者奚可勝計夫驕飾爲沽釣名譽之

媒介不知沽釣所得之名乃虛僞之名譬若我苟有實地之學力而於事實上確有經驗效力者不待驕飾而聲名自馨此爲不可磨滅之眞名譽也吾願醫界勿自欺人庶不負醫界之道德

識生按程君斯論說得痛快淋漓語語中肯誠爲醫林之棒喝誦讀一遍可浮三白

◉論今日急宜設中醫函授學校

硤石宋无我寄稿

歐風美雨相逼而來。西醫西藥亦乘時東漸。進步之速。一日千里。我國醫界猶徒守成規堅執己見不知融會而貫通之遂使中醫中藥日見衰敗。並聞教育總長亦有廢中醫之意。瞻念前途。曷勝殷憂。嗚呼。誰爲爲之。孰令致之。我因之而有感矣。

我嘗見夫今之所謂中醫者矣。**看幾遍內經知要　讀幾首湯頭歌訣在某先生處開半年藥方**　卽出以問世。病症未識也。脈理未知也。人死則曰非我也病也。幸而獲痊則曰病本難治。幸有我也。於是一般耳食盲從之人相與駭顧而相詫曰是良醫也。

嗚呼醫者**我人生命所寄托者也**。今若此不亦岌岌乎。其殆哉。夷考其故。皆醫者學問未博。識見未廣。而求利之心切。救世之念薄也。我人欲掃除其弊。當自設醫學校始。然而設學校豈易事哉。卽設矣。或有抱學醫之志。而爲室家所累。爲處境所迫。不能負笈而遠遊者則奈何。**於是函授之法尚已**

我國醫書。如**內經金匱素問傷寒論等**　不知凡幾。皆歷代賢哲之心思才力所寄托者也。然而精粹神變。非一知半解者所能道。非西醫淺近者所可比。則中醫之難從可知矣。惟其難也。故必憚精極思。非數十年不可。惟其難也。故必從師。然而爲之師者。又不肯盡心而敎誨之。則所謂從師者。亦不過開幾年藥方而已。於是終其身不能精者有之。半途而廢者有之。豈不良可惜哉。不觀夫西人乎。**立醫院創**

學校不遺餘力。回顧我國醫界。則如墮深淵。如入地獄。冥冥長夜。不知何日始克睹一線之光明也。幸也有識見遠大之人。相與大聲而疾呼之。於是醫藥會成立矣。醫藥報出版矣。於是我中醫前途。有莫大之希望矣。然而中醫函授學校則尚付缺如也。諸君子不欲提倡中醫則已。苟欲提倡中醫也。則中醫函授學校之設。岌岌其不可緩。有此函授學校。則有志學醫者。不患無師。有此函授學校。則中醫之進步。亦可一日而千里。有此函授學校。則人家子弟。可盡知醫。不致以寶貴之生命。付之庸醫之手。豈不快哉。豈不快哉。

顧或者曰。欲學中醫。則醫書夥矣。苟取而研究之。不患其不成良醫。奚必有此函授學校。余曰。唯唯否否。夫人之作事。貴在有恆。學醫亦然。然而年少之人。有恆性者幾人。欲求其憚精極思。不亦難哉。有此函授學校。則每月考試一次。不啻有嚴師督責。人皆好勝。誰肯居人後者。於是競爭之心起。競爭心起。則恆性亦隨之以生。夫如是而不成良醫。我不信也。行見彼徒恃解剖學以傲人者。退避不遑也。至函授學校。亦當取西說而貫通之。攻玉他山。不無小補。貴會人才濟濟。如余伯陶黃眉

孫包識生諸先生。皆學貫古今。理爭中外。苟能出其餘緒以教後輩則益多矣。余當馨香祝之。頂禮拜之。

予今年十九矣。此十九年中。昏昏懵懵以消耗此至寶貴之光陰。今年八月友人勸予學醫。予乃取內經續之。文理深極。一字一義。往往思之竟日而不得其解。於是漸生厭惡之心。九月聞上海出有醫藥學報。亟向友人處借閱。惜第一年友人未定。未能窺其全豹。而文理暢豁。解我疑團不少。予乃大悅。因思若有函授學校。則我之進步當更速。與之所至。遂成是篇。是校果設。予當爲入校之第一人。嗚呼。滄海橫流。誰挽狂瀾。大雅不作。難求知音。世有君子。曷歸乎來。

識生按。宋君所論函授學校。誠爲今日之急務。本會去年早經提議。因困於經濟。事未果行。刻下正在組織中。丙辰正月當能發表。諒吾醫林同志。必與宋君表同情也。

◉擬廢五行生尅之提議

袁桂生

嘗聞歐洲醫學之發達。皆其醫學大家。竭力提倡。實心研究。而又聯合同志。互換智識刊爲書報是故朝得一法夕佈通衢集衆人之聰明才力以攻一學有不衆志成城蔚爲大觀者乎此醫學之所以日有進步也發起醫會諸賢有鑒於此爰聯合全國醫學界之鴻碩組織神州醫藥總會以昌明醫學提倡中藥爲已任其團體不可謂不大其功業不可謂不偉雖不敢驟與歐洲之醫學會比倫然要可稱爲醫學會矣竊謂欲保存吾國醫學之眞理發達神州之藥材當汰蕪存眞實事求是吾國醫書中之最足爲眞理之障礙而貽人口實者莫如五行生尅之說竊嘗考之素問靈樞兩書雖間有風生木木生酸熱生火火生苦溼生土土生甘之說然上古天眞論四氣調神論生氣通天論靈蘭秘典論六節藏象論五藏生成篇五藏別論脈要精微論平人氣象論等篇皆無一字涉及五行生尅而仲景傷寒論金匱要略全書皆言病理症狀診斷治法方藥及救誤之法與五行生尅更無絲毫之關係不甯惟是王燾之外台秘要許叔微之本事方劉河間之傷寒醫鑑吳又可之溫疫論李蘋湖之本草綱目喻嘉言之寓意草張石

類之醫通聶久吾之活幼心法贊建中之救偏瑣言陳耕道之疫痧草葉天士之幼科要略亦皆絕無五行生尅之說由是觀之中國醫學之眞理實與五行生尅全不相涉雖馮氏錦囊魏玉橫之醫案與華岫雲所編之臨證指南有肝木犯胃水不涵木脾爲陰土等語涉及五行生尅然亦不過假借譬喻以申其理因當時閉關自守物理學生理學、病理學等皆有缺乏不敷應用不得不借五行之理以輔助之然其診斷用藥之得力處則仍本古人之成法與五行生尅亦無關也若夫陰陽虛實之理爲古人精神上之發明亦與今日之博物學相合與五行生尅如風馬牛之不相及試問素問所謂陽化氣陰成形陰在內陽之守也陽在外陰之使也仲景所論浮大滑數動屬陽沉濇弱弦微屬陰以及亡陽亡陰回陽育陰諸學說與五行生尅有何關係之可言夫五行生尅既非仲景之言又非後世諸名家之學雖無西醫之攻擊猶將廢之而況今日爲學術競爭之時代乎彼西醫之報紙日日以五行生尅詆中醫者皆由下筆時未經檢查原繇之可也奈何近世醫家多有以五行生尅研究病理治法均承認五行生尅爲中醫之學術小子不敏竊滋惑矣更有申引洪範河圖諸古書以實其說試問將置仲景於何地置王燾許叔微劉河間葉天士等諸名家於何地前讀本報宣言書有以農黃扁景之書爲根據以諸大家之論爲參考以東西新學說爲輔助掃除虛妄僞說講求確實眞理等語然則**本會之大政方針已定**吾儕會員盡實行之責子產謂子皮曰人心不同如其面焉心所謂危亦以告也爰不揣檮昧據本會章程第十條特提出擬廢五行生尅之建議請正副會長評議員全體會員諸先生公同決定**作爲學術上進行之標準**庶幾學術無晦塞之虞眞理有大明之日則本會前途幸甚

識生按五行生尅之說古時不過以代相佐相反之名詞也亦以代表物體情性之符號也以五行爲物性之標幟則可以物性卽五行之作用則不可也不觀乎心火與腎水乎心屬火火爲陽而內含眞陰腎屬水水爲陰而內含眞陽陽卽火也陰亦水也故心病熱而用知柏腎病熱而亦用知柏心病寒而用姜桂腎病寒而亦用附桂也古云陰中有陽陽中有陰火中有水水中有火曰陰陽曰水火不過代表寒熱

二症之作用而已何有拘於心火腎水哉吾故曰以五行作病症之標幟則可以病症卽五行之作用則不可也世之拘於五行者食古不化也前輩中尤以王坤載爲甚近世醫藥之退化未始非五行之說有以致之縱不能廢亦當打破其迷信也

▲改良醫藥宜先除巫覡而淸源流

王淑貞

昨閱貴報內載江西警廳取締醫生章程叁拾貳條。併該分會彙集意見請求改正書。其中。條陳目的。爲同胞造福。此舉誠爲盡美盡善。仰見官廳洞澈人情。知庸醫之殺人。吾民之慘死。特制此律條以繩其後。使庸者。畏縮潛蹤。智者。認眞研究。民無夭札之虞。咸登仁壽之域。可謂一舉而數善備焉。貞乃閩南一弱女。素味岐黃。不諳世務。正如井蛙穴鼠。所見無幾。何敢曉舌與高明卓識之前。談及時事哉。第近觀大局。醫生雖有改良之日。而巫覡橫行。此輩不除。終爲未善。何也。貞每見鄉愚無知輩。迷信邪魔鬼怪。喜談魑魅魍魎。往往家人偶有抱恙。不肯延醫。宜必先于巫覡禱請。查問其有無干碍。斯輩卽作種種怪誕。用咒書符。或賜爐丹。或開方藥。以人命爲兒戲以藥石爲把玩若遇病輕之症不服藥亦必自愈彼卽引爲已功或着病家如何設宴度關如何演劇過運其遺禍尤不爲甚若遇病重之症或天行之年彼卽曰刻某公爺往躍某地方定要生人若干命某弟子現染此症正是壽數難逃恐非醫藥所能效鄉愚無知聞此無稽之說信以爲眞再四懇請求其救治彼爲鬼爲蜮者始則故意推却繼則委病家於某寺認爲某犯於某碍漢前糊某舟甚至用數百金病家亦不足怪且開方用藥悉憑其平昔道聽途說拾人唾餘隨筆亂書多少不論君臣不分佐使寒熱錯雜亂投奇奇怪怪夾什不清於醫藥二字作何解釋彼盡不知安能知寒熱温清哉以致輕者變重重者隨危貞覩茲橫禍爲同胞何等慘傷今際此改良醫藥貫總會宜請

政府先除巫覡以清源流俾紫不奪朱鄭不亂雅庶可起殀札而福蒼生於改良醫學一道不無小補云爾。

識生按王女士所論妖巫之害不但福建一隅而已全國皆然也然病家之求治妖巫關乎民智未開事猶可恕今上海文明之地竟有醫生與巫卜通同作狠狽者以

坐馬車乘三人輿之醫生且乞憐於巫卜爲之薦舉醫風之頹如此可見嗚呼巫妖當禁醫怪更當除也

▲振興中醫學校以培植人材論

査貢夫

材木之出自山林也。入大匠之門。若者爲棟。若者爲欂。而廣廈成焉。美玉之藴於石中也。經玉工之手。既以琢之。復又磨之。而寶物貴焉。百工之良。智良能。莫不由居肆以成其事。百工且然。而況醫學乎。醫校者。醫士之居肆也。而或者曰。自有岐黃以來。至漢時而有仲景出。得以上接數千年前醫學之薪傳。下啟數千年後醫學之軌範。歷唐宋元明。名醫輩出。即清初以迄今日。其間諸大名家。彪炳者尚屬多數。是亦從學校中來乎。今之廢科舉而入學堂者。成材能有幾人哉。余曰。然。非歟。中學學堂。學其所學。非我所謂學也。中醫學校。學古之學。非學今之學也。君不信學堂乎。昔江陰有南菁。蘇州有學古。海上有龍門。松郡有融齋。一入其門。則聲價十倍。蹌蹌濟濟。誇耀一時。是非學校之類乎。醫者之入學校。猶儒者之留書院。尚實學。不尚浮夸。（既設醫校則必分高等醫校中等醫校初等醫校此指入高等而言）君不知夫今之爲醫乎。既無學校之甄別。又無益友之箴規。卽或師則良焉而診治之不遑。復提命於何有。此負笈三年中。大率竊取數十陳方。翻閱幾部醫籍。成績既無可指。程度又無可分。師則曰子歸而求之有餘師。學者曰先生之墻及肩。窺見室家之好。欲其冰生於水而寒於水。青出於藍而深於藍。其可得乎。醫校者。必因其材而篤焉。大材則大用也。小材則小用也。始必教之以普通之學。而後入於專門學問之優絀。卽以其數之多寡而定。（此指入初等醫校而言）行見材力心思。每愈用而愈進。診斷療治。亦愈求而愈精。總期學必從同。而應手輒効。症無歧視。而明察秋毫。（此指入中等醫校而言）將來俞跗之湔脘滌腸。華陀之療瘡刮骨。不難再見於今世矣。非然者。特恐每況愈下。黃農之絕學。不爲碩果之保存。而爲敝屣之頓棄。勢必致用夷變夏而後已。可悲也夫。

▲中醫不振半由中藥所致

名已失佚投稿者申明補刊

中國醫學。溯自神農軒轅。創造講求。降及漢唐宋元明清。代有傳人。歐風東漸。泰西醫學侵入中國。人民醉心西派。厭舊喜新。中醫中藥。受其影響。一蹶幾至不起。幸海上諸君子。有鑒于斯。竭力維持。其熱心不可謂不深矣。然徒事形式。不從根本補救。竊恐長此以往。虛延時日。外人得以乘隙從事。將來社會習慣。再思挽救。亦已晚矣。現在諸君維持中醫各法。實爲周到。然此乃治標之法。若云治本。尙未絲毫著手。何則。中醫之不振。實由中藥累之。諸君研究醫學。銳意進行。認症目的。漸漸可以達到。藥界中人。仍屬茫然。不知改良與研究。是爲何說。鄙人間與道及。目爲多事。仍然泡製不精。治病焉能奏效。諸君一番苦心。終歸失敗。豈非無絲毫治本之法乎。家君在藥界中經營三十餘稔。竭力改革。誓不用僞貨。因是利息微薄。間與居停意見不洽。辦事棘手。不得已於去歲已經辭職。鄙人因是得知其中之弊。用敢約略陳之。

中藥腐敗。亦如中醫。不自今日始。而中醫界中人。有心思者。每遇一疑難症。必細心研究。與友商酌。所以醫學至今尙能保存。若藥界中人。毫無經驗。只知以僞亂眞。專心獲利。不知保護生命。維持利權。是爲何說。今藥房林立。營業日促。不歸咎不能改革。諉之天命。眞可慨也。茲僅將以僞亂眞之品。告我同志。如犀牛黃硇砂安息香等貴重物品。

通國得其眞者甚尠。既無眞者。儘可不用。醫者不知。藥界得以乘隙獲利。此中弊端。總由醫藥兩界無聯絡關係。如藥界果能改革。當將此等僞物告知醫者。免生種種流弊。現有一種海外來品。如東洋黃連石斛枳殼等。與吾國四川雅連鐵皮石斛江西枳殼。價有天壤懸殊。然東洋僻隅海濱。地質既殊。稟賦尤別。藥界只知貪利。不知有損生命。且喪利權。但我醫界視此等物品。爲最有效驗之藥。今既以僞亂眞。焉能得心應手。毋是醫學不振。遂貽外人口實。此藥非其藥。不能治病，非醫之咎也。

仍有一種物品。猶如操刀殺人。吾同志中知之。固鮮。藥界中明知飲鴆止渴。而不思有以改革。眞不知是何居心。醫者用至寶丹。清心牛黃丸。抱龍丸。蘇合香丸。非在溫邪化燥。即是邪入心胞。或則痰迷厥閉之時。視此等物品。不啻奪命金丹。現在內地偏僻藥界中。（通商大埠不括在內）非是自製。乃從廣東來者。每盒十粒。價洋兩角。每粒算來。値洋二分。其中有牛黃琥珀玳瑁麝香犀角。皆是貴重物品。小洋兩角。能購如此之多。試問其中能有道地藥材否。據云是雜藥所製。不知雜藥二字。是何物品。但此等僞物。較之眞品。銷數有兩倍之多。以此類推。可以見藥界中之程度高低矣。以上所陳。不過指其一二。其餘不可勝計。查此種僞物。皆由滬上購來。上海爲通商巨埠。全國薈萃之所。欲止此種弊端。非請各大藥行。宣誓不進。則內地無從販運。方可不致僨事。此保全生命關係甚大。當此提倡國貨。自應稍盡義務。以兼達其目的。諸君一番苦心。不致消滅。一舉兩得。豈不善哉。是否有當。尚希諸君有以教我。

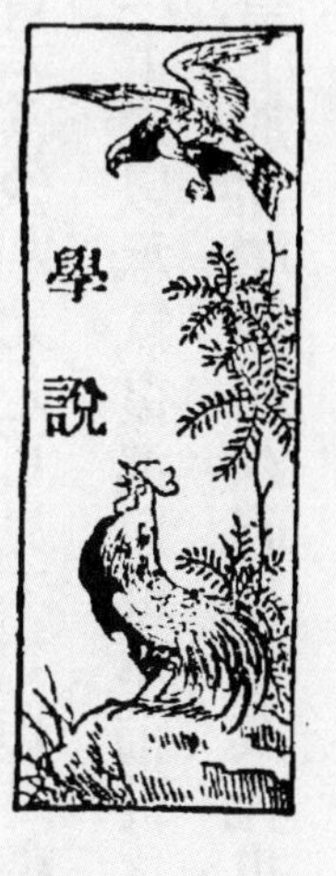

▲灸法治療之研究

王葆年

讀本報第六期黃君眉孫灸法治腫脹記。不禁有感夫灸法之治病有神功也。復蒙黃君過譽曰吾道不孤。又曰就正於予。有以教我云云。予何人斯敢冒黃君如斯過譽乎。第予非針灸科。於針灸之術。本屬門外。前治李氏之病。不過由平日强記之成法中參以活用。偶試行於不受湯藥之症耳。舍親命獲天佑。非予之有術也。豈知天下事多無獨有偶者。而黃君亦以灸法治愈林某腫脹之病。是乃黃君固有之學術。非若予偶獲幸中者可比。何竟移已功而頌之於予。得無使予慚愧無地乎。雖然灸法有如是神功。又烏可湮沒而不表張之耶。請申論之。

夫吾華醫相沿十三科分治。第就專門科學而言也。如大傷寒家爲張仲景。而張氏未嘗不能治雜症。溫熱家如薛葉吳王。未嘗不能治傷寒。扁倉之術。精於技術。而略於湯液。則十三科專家所能治者。扁倉未嘗不能施治也。是故十三科雖各有專司。而扁倉之術必不可以舍者也。今就黃君所治林某之症而言。所現病象本屬虛寒之症。庸者第知不通則攻之。渠豈知大謬不然者。扁鵲有云。氣虛血少。則津液不行。不得流通。故便常結。切忌行藥。是重損其陰也。淸錢塘胡鈺有云。津液枯竭。傳送失宜。惟可助氣滋津。佐以溫化。自然流通。何事性急。以速其變。若一投大黃。恐禍生頃刻。又扁鵲心書水腫條有云。脾胃素弱。爲飲食冷物所傷。或服攻尅涼藥。損傷脾氣。致不能通行水道。流入肢骸。令人浮腫。以致便澀。此病最重。醫用利水消腫之藥。乃速其斃也。又膨脹條亦若是云云。當灸關元。以保腎氣。總之皆因脾損腎虧所致。今林某初患小腸氣痛。脈微細濇。面耳靑白。氣如幽絲。顯係腎受嚴寒而將絕。脾亦失其運化之功。遂致便秘腹脹矣。扁鵲心書云。當灸關元。是可見不可以寒藥峻攻也。然斯時若進溫化之品。尚或可以圖功。彼反下之以承氣。復進以鮮車前汁之滑利。是以攻藥而治虛症。以涼藥而治寒症。奚啻雪上加霜。摩鏡劘鎳。直欲促其死也。黃君以艾灸臍下。正如溫風解凍。頗合扁鵲治法。是以應手奏效也。要之斯時斯人。腹中已爲陰寒所結。儼若堅冰。徒沃湯液。曷克奏功。但黃君所灸者關元穴也。溫養其腎氣。所以便得通行。是乃脾猶未傷。第因爲寒所凝。失其運化之功耳。苟灸後但行小便。而大便仍不通。則脾亦將絕。必再灸命關。(即食竇穴在中府下六寸)庶乎有濟也。否則猶有功敗垂成之憾耳。予故曰湯液治病。不無因循貽誤之虞。灸法治病。有倒壁衝墻之效。是故學醫者。須完全其學術。庶可以相輔成功。苟徒恃一偏之見。必難收措置裕如之果。即如黃君治林某症。及鄰人治李氏症。設或徒施以湯液。一則愈攻而愈劇。一則灌藥而不受。將奈何治之哉。願吾華醫。亟起圖之。

▲目與臟之關係

嵒嵒朗朗。可以矚照萬物者。其惟兩目乎。是以目爲人身至寶。不可須臾盲者也。古者以目爲肝竅。括言之也。以五輪屬五臟。析言之也。後人又分八廓。無乃怪誕不經之談。前哲已創廢止之議矣。至五輪之屬五臟。不第係古人分經治目之大綱耳。按經治之。

雖歷驗不爽。豈知與目有最密切關係者。腦也。前哲未經一言抑又何耶。此豈前哲之疎漏。蓋古時解剖未工。自未能道及一二也。致全體新論謂目能見物。皆由物象映於目。而由目系達於腦也。所謂目系者。卽目珠之根蒂。其目珠生於系端。如兩菓並蒂而生。分露於兩窠骨之孔。以視萬物。其系猶如瓜籐。兩系相交。內連於腦。如電機之線。而目中所見之形色。於是傳印於腦矣。徵諸解剖而言。則知形象色狀。皆由眼吸收入腦。是腦乃視官之府庫也。人欲運用其色象。仍轉運之於腦。無有不能任其所用者。皆腦之作用也。蓋腦爲元神之府。知覺之倉廩。五官中平日所吸收者。莫不儲蓄於腦府。是以用之不竭。運之感覺。孟子有云。胸中正則眸子瞭焉。胸中不正則眸子眊焉。所謂胸中者。思念之謂也。思念旣正。則腦府爾清。眸子能瞭。思念不正。則腦府迷蒙。眸子卽耗。可見目之明暗。必隨乎腦之清濁也。徵此理解。而更參之以實驗。尤有明證焉。觀夫醉酒之人。必頭暈目眩。蓋酒性劇烈。能激刺腦筋。腦受激刺而暈。則目亦隨之俱眩。此非目與腦之密切關係乎。且多耗腦力之人。目多欠明。患炎症者。腦必受蒸。每有視見鬼神之異。頭部受擊。則腦筋陡亂。目爲之暗。此皆目與腦有密切關係故也。安得泥於五論八廓之說。而不一爲研究者哉。

▲少陰傷寒辨

錢友菊

甚矣古來方書不下數千餘卷於少陰陰症一門已歷歷申載後之學者階可升無復蒙蒙焉柰昧者不察不無沿悞故再聊爲辨之夫少陰症有由太陽而傳入有直中本經者傳經有寒熱之分直中則純陰無陽二者在發熱不發熱之辨仲景云發熱惡寒者發于陽無熱惡寒者發于陰也蓋邪在太陽有發熱惡寒頭疼身痛等證麻黃湯症也若不解而傳入少陰雖有脈沉細但欲寐之少陰症象而仍發熱惡寒者太陽之邪未盡也謂之合病仲景麻黃附子細辛湯發表温經以治之若已從燥化者見證面赤烘熱手足厥逆口渴脈細數舌色紫發熱惡寒之表證已去病已全入少陰是非麻黃之汗所宜也此太陽傳入少陰之症陽化之病也陰已虧矣苦寒斷不能投大凉更屬禁例惟仲景六味地黃湯生脈散吳鞠通加減復脈湯甘寒以養之若神識迷惑挾痰挾熱所致手經同病治忝開洩可也直中則無熱惡寒邪不由太陽而直入少陰必其

人之少陰先虧邪方得隙而乘如墉垣毀頹賊易接趾而入見證脈微細厥逆引衣踡臥舌無苔而潤或白苔而滑四逆附子湯之類以主之察隱度微可謂絲絲入扣何近世俗傳夾陰一症往往陽象具在而亦亟亟用少陰溫劫膩滯之劑噫何其不察耶傳經與直中同一陰症尙有用陰用陽之區別誤傳之症豈得混治嗚呼名不正必害于事任者可不察乎是症之誤治者亟當爲之更正不致遺害于蒼生蓋陰傷而邪乘者古書則曰邪乘虛入亦不得謂夾陰也審其病確係陰虛須在祛病藥中添入和陰之品則病已可除而陰又可扶一舉而兩得豈非妙治苟或邪去七八由房慾傷腎脈細舌苔胖嫩方可添用少陰之劑景岳金水六君煎左歸飲可以出入加減確認腎眞陽虛方可佐入桂附溫經虛陽上炎面赤緣緣脈細無根桂附更爲要藥導火歸元全賴斯力矣最反對者乃苦寒也服之其敗壞應響可立而待審症用藥臨診者能不辨之又辨哉

▲易羅喉症說

楊燧熙

喉如門戶。日用有時。夜息有定。主乎呼吸。而司收納。無一息之停。停則病矣。然有內因外因之別。不內因不外因之分內外二因輕重懸殊。飲食衛生失講而致者。亦復不少。更有黴菌傳播。在所不免。左爲咽屬肺。右爲喉屬胃。中爲會丁屬於厥少二陰。胃主沖和下降之令。升則爲病。又爲水穀之海。肺主治節清肅之府。一物不容。毫毛卽病。厥少者。腎肝也。腎脈挾舌本。啟水上潮。肝脈循喉嚨。連舌本。生風莫制。賴陰以平之。胃病至肺。肺病傳腸。肺與大腸相表裏。胃腸有密切之關係。胃猶灶。喉爲囪。胃受火灼。則喉部受其刺戟。煙蒸久則囪壞。熱度高則囪損。此自然之理。無俟細譯者也。近今麪食雖減于穀食。而麪食亦人生日日所不可少。業此者貪利不用口鹼。耑用純鹼。因口鹼質優而價昂。純鹼質劣而價廉。率皆用之。純鹼原料。係石灰也。其製法以夏枯草紅茶煎汁吃入。此鹼性最猛烈。食多則傷胃耗津。歧損咽喉。實因純鹼中含有炭素。每丐百斤。祇須用鹼六兩。於衛生上大有妨碍。吾鎭西門外于光諸廿七八九年。徑理純鹼者。徐君（姑隱其名）倡始。而居民患喉症十居四五。不及數年。而徐君卽患背疽。潰爛至心而死。此天網恢恢。疎而不漏之明徵也。現口鹼陶汰。提倡國貨團者。急起直追。振興實業。又保健康。尙勿河漢斯言。

▲脈訣云營行脈中衛行脉外請問衛氣之行果從何道說

黃眉孫

診脈之道曰浮沉遲數也虛實弦洪也微緩滑濇也長短大小也緊弱動伏也結代芤革也牢促濡散也此爲二十八脈分之于三部九候別之于七表八裏營衛分行營行脈中衛行脈外各有發生之病原卽有印證之脈象營屬于血而主于心心發血者也血從左心房出右心房入分行于動靜脈管微絲血管之內而尤賴衛氣率之以遍行週身經隧間此營行脈中衛行脈外爲必然之理而究其起迄五臟中唯肺主氣然止司呼吸謂一身衛氣悉統于肺不可也且腎主納氣謂衛氣卽從此發原亦無確實證據唯氣海一穴實爲衛氣所聚之處故古人以氣海名之其相連之穴道一爲丹田一爲命門皆眞火所聚卽眞氣所藏而衛氣之行卽從此道而出理較爲近脈要精微一書謂長則氣治短則氣病數則煩心大則病進者察之于寸口驗之于人迎知營衛之行從何道而出自何道而入分布于週身血脈者無處不爲營衛所瀰淪有手三陽足

三陽之分。有手三陰。足三陰。之別。有陽維。陰維。之判。陽蹻。陰蹻。之殊。有衝任。之宜。知有帶督。之宜。識分晰。精微辨認。確鑿。則三指有陽。垣。之照。二豎。無膏肓。之逃。矣。二義皆浮泛。無精闢處。所言衝氣之行。亦無確鑿證據。可以實驗錄之。以存鴻爪雪泥之迹耳。閱者知之。 眉孫附誌。

鑒別生死說十種

黃眉孫

本乙卯春。余任回春醫社醫事。該社係留醫病人者。凡病危重。送至該社。又稱死人屋。在英政府領牌注册。則不致病人死在店中。受西醫查檢諸多手續也。故病人至社。有未及服藥即死。有一二日方死。有病不至死。經余醫治死中得生者。故得多見死症。多治危症。常爲之終日不食。終夜不寐。思量治法。所以學術較有進步。名譽亦因之日隆。茲將所確鑿經驗者。一一詳述之。

其一尸臭之味分三種

世皆知尸臭爲不治症。而不知臭味各不相同。前人未能詳言之。皆因少實地試驗之故。有單純死尸味者。余治一人名吳統。因初發寒熱。多食寒涼。遂致手足不能移動。後醫作軟脚治不愈。作風濕痿痺治。又不愈。送入該社。據云病經半年。現下脇痛足腫食不下咽。嗅其身體已如死猪死犬之已朽腐者。令人掩鼻。手足不能轉側。脈又兩尺左關已絕。余辭不治。改用他醫。診治十餘日方死。此尸臭之味。爲單純死尸之味。如暑天人死。久而未殮。幷棺中流出臭汁一樣氣味也。但不解其何尙能延至十餘日耳。又診一徐姓。病膈食症。現尸臭味。不及三日而死。更診一謝姓。年老得下消症。尿起泡如豆腐。現尸臭味。後七八日方死。兼口鼻及谷道有小虫無數走出。見者避易。愚謂久病纏綿。臟腑已先朽爛。身死而心未死。故發出此種氣味。萬無生理也。

又有死尸味中。雜羶羯氣。如羊矢如猫屎猫尿。如婦人脚帶味者。則爲鄒旺喬年四十餘。初腹痛下痢。繼肚脹足腫。請醫無效。嗣後腹大如匏。身發臭味。燥羯異常。如上所述。送入醫社。據云所食之物。完谷不化。後醫以附桂干姜等味治之。則口燥咽乾。昏悶異常。現刻食粥與飯。半點卽瀉泄。仍如舊形。若不下。則腹作痛。直至瀉下方快。極畏寒涼之品。食之則腹更痛。唯上部則覺熱燥耳。余審其脈。沉細中兼有動數之象。擬用元參麥冬煎水和黑錫丹弍錢服之。服後病者大快。云是仙方。嗣後每日照前方服食。十日之久。尸臭及燥焗味。漸次不覺。粥飯亦能化過半。且能起牀行動。余以爲可望治愈矣。嗣因孟蘭會食酒肉過多。大醉而吐。忽然變症。臭味更濃。不可向邇。後三日而死。憶前治有一蔡姓。係噤口血痢。現此味後。不過三日。遂不可治。此尸臭之氣味。雜以燶焗者。又一種也。

又有死尸味中。兼屎腥氣。如潰膿出癧者。則有楊生。係患煇燒燥渴譫語。醫言不治。送入該社。身上氣味。如同死人。更兼有屎腥之味。其味一日中。有數次發現。遇發時病者亦自能嗅而知之。余用大承氣加犀角石膏下之而愈。蓋尸臭味中。有屎腥氣者。暴病則可治。久病則不可治也。嗣後數日。又有黃省係患痰火症年餘。痰湧氣竭。送入該症。身上臭味。與楊生同。但其臭爲永久的。非暫時的。未及服藥而死。死後口吐黑血。一身腫大。想未死之前。臟腑已腐朽。故臭惡。血已凝結。故臭血腥也。

余閱歷頗久。凡有尸臭。細心體察。此三種氣味外。並無他種。在尸臭味中。其一近于死猪死犬之味。其二近于羊矢燶焗之味。其三近于屎腥穢惡之味。診病時遇有發生此味者。若係久病纏綿。不能轉側。儘可宣布死期。斷不能救藥也。

●其二 痰聲如曳鋸并以答匡君第春

粵東黃眉孫 由星加坡寄稿

人之將死。痰壅氣竭。不及數分鐘。即長辭人世。間默延至一二日者。余在醫社。日見此事。為之細心考察。將所經驗。報告于匡君。以為研究之資。似較看書理想。更為實在。蓋行道諸友。雖日與病人周旋。不過診脈開方。匆匆歸去。除親屬外。死時景象。未能詳細體認。亦事勢使然。不若余之日日見之。將心中揣度之理由。一一徵驗于目中也。愚謂病至危劇時。該痰之起。即致喪命。可分二種時期。而從經驗處說之。

其一種為痰聲轆轆。生命不絕如縷也。有痰為本病。如痰火癆嗽者。有痰非本病。如內傷外感。平昔無痰者。及病危急。陡然起痰。轆轆作響。全然是痰與氣併。氣帥痰而行。與尋常痰症有別。其氣為將亡之氣。其痰為致命之痰。且必兼有各種死候。如四肢僵硬也。面藍如灰。或黑如炭也。循衣摸牀也。兩目瞪視也。大小便不自知也。昏憒譫語也。有氣出無氣入也。天柱骨倒。鼻掀唇縮也。舌頭腫大。不能認人也。當此時期。西人所謂調身臟腑各種細胞漸次死亡。不能運動。實有至理。愚觀此時。一身之全部份。死亡過半致命雖由于痰，但痰止居其部份之一耳。即有治痰妙藥。無奈已入喉中。腸胃不能運動。何故治痰之劑。如上吐法中消法下達法。皆如水投石。不能治亦不必治也。然謂此痰一起。即不可救藥。又不盡然。以余所見猝然昏倒。如眞中風。類中風。中痰中暑中火等症。并熱極而陡然起痰。寒極而陡然起痰者。往往發生此種痰象。治之得法。輒應手愈。則又何故。若謂此痰與彼痰。迥不相同。何發生時之情狀。之聲響。毫無分別。此中理由。耐人思索。蓋一爲久病。身體百骸。各失能力。一爲初病。五臟六腑。尙未損傷也。故曰病痰可治。命痰不可治也。

其二種痰聲如曳鋸。爲更危更重時期。余因匡君之問。於此十日內更潛心考察七八人之死。當痰如曳鋸時期。各種死症皆具。不能盡述。但用手試其鼻孔所出之氣。如冷風吹人。有呼無吸。用聽筒聽其心部。覺發血極爲急促。再聽其肺部。則痰聲如羹沸起泡。由肺至喉。皆痰之占據地。復診其脈。或如絲欲絕。或如水沸騰。或六脈全無。或先絕尺部。當此時百骸錯雜。昏惘憒亂。似覺全身之氣。挾痰由口鼻噴出。痰則至喉而止。氣則直出不回。其氣由大而小。漸出漸微。再候半刻。則口中無氣。心上微溫。又半刻則僵冷矣。此氣與形將脫離關繫。挾痰上湧。非眞痰病也。又有痰如曳鋸。半刻復順。多延一二日而死者。有氣急如牛喘。不聞痰聲而死者。有牙關緊閉。滿口流涎而死者。有微聞痰響。兩足一伸而死者。形狀頗多。不能劃一。人第知病至危劇。因痰傷生。而不知氣與形將兩不粘附。故氣由孔竅噴湧。挾痰俱上。氣爲主動力。痰爲被動力。萬萬不能醫治也。

●甘瀾水說

黃眉孫

仲景作甘瀾水。取水二斗。置盆內。以杓揚之。俟水上有五六千顆珠子相逐。即取爲利水之用。古註謂取其輕清流動。固自有說。因當其時。尚未知有空氣之故。今觀黎君伯槩詩註所云。水壓空氣。生出白點。理甚精細。蓋氣在水中。破水而出。其泡良久方散。泡散則氣散也。仲景用以治病。殆取空氣最足乎。抑空氣和水。有化合之妙乎。西人空氣說。每百容積內養氣二十一分。淡氣七十九分。每百分之重量內養氣二十三分。淡氣七十七分。皆含有炭氣輕氣少許。此淡輕炭養。合成空氣之原素。確有可憑也。予常將利水之藥資。好照法用杓揚之。俟珠子多時。即取以飲病者。頗有效驗。愚謂若先做好甘瀾水。然後和藥資之。則空氣散盡矣。鄙見如此。未知然否。望同志諸君有深明化學者。指示而教導之。

●南洋猪毛痧症說

南洋有所謂猪毛痧者。其症初發煇燒。與陽明症相類。又有兼微寒。類少陽症者。大抵爲水土烟瘴之病。以解毒爲主。用粘米粉遍身擦之。見有毛出。即用煮鷄水浴之。更將鷄毛包布擦之。毛即大出。輕者毛輕而白。重者毛長而黑。更重則毛起金黃色紅赤色。毛脚開叉。如樹木之根。則不省人事矣。其病唯南洋有之。中國較少。今分三層治法。約略言之。

初層病候。發熱頭疼。胸膈憒懣。大便閉塞。小便濃赤。唇舌焦燥。不知者誤用麻黃桂支湯。則熱者愈熱。人事昏悶。此誤藥之故也。宜治以辛涼。如竹葉石膏骨皮花粉之類。加以解毒之品。更用抽痧手法。使經絡流通。再以宰鷄水浴之鷄毛包布醮溼擦之。取去毒毛。當卽漸愈。此初層之病候治法也。蓋是症多在樹乳之山。錫礦之地。食山溪木葉之水。瘁癘侵其肌膚。穢毒侵其腸胃。故發生是病耳。

中層病候。發熱昏惘。胸緊氣喘。煩鬱不食。如欲嘔吐。此時擦出之毛。已由黃而黑。宜用三黃解毒湯。犀角大青湯。斟酌時宜。加減用之。或用針刺人中承漿。少商關元。氣海等穴。唯不宜用艾蓋。熱毒爲病。非艾火所能散去也。該時之毒氣。已由血液中侵入臟腑。停滯於腸胃。治之得法。如解倒懸。治之失宜。如操利刃。可不愼哉。

末層病候。熱極發厥。不省人事。口臭氣急。屎尿不知。此時已屬危急萬倍。愈者十一。其擦出之毛。作紅赤色。或如血色。根起雙叉。有三四叉者。爲最重時期。宜大小承氣。及抵當湯加減而急下之。遲卽不救。倘下後人事不醒。昏惘如故。則不治矣。詩曰多將熇熇。不可救藥。其是之謂乎。

予謂此症與尋常痧症不同。多出口鼻傳毒。血液傳毒。蓄積已久。一發卽危急萬分。故宜清中以解毒攻下以除毒也。然此症又有兼濕兼痰。兼風兼暑者。則照兼症治之。予凡遇此症。必將其擦出之毛。携回。用紙包好。面寫該症。用何藥治愈。存儲頗多。惜未遇明於化學之人。以化合化分之法。試驗之耳。

▲西醫尚在研究時代之憑證

黎肅軍投寄

近世紀以來中醫學之見詬於世也夥矣然披閱西醫譯本其於能剖生理病理診斷治療各科未窺眞相者所在多有崇拜之者幾目爲神聖焉亦過矣讀書之便隨讀隨記得若干則節錄於後非相詆訶也要以知彼之尚在研究時代耳博雅君子倘有以新發明者見教焉亦鄙人之厚願也

(一)各病之症狀中不明其發生之理由者甚多

(二)阿奇林氏病皮膚色素沈着之增多其於副腎病變之關係猶未詳

(三)因腦運動中樞之刺戟而起之痙攣搐搦原因甚多癲癇則由不明之原因而起

(四)初期肺結核之病竈達於一定之大若在近於肺表面之部位證明之尚易若位

於肺之深部則證明頗難胃之小彎部爲肝臟下面所掩覆此部爲發生癌腫則不能由腹壁而觸知之

(五)臨床上死因不能明確之時更施行病理解剖及細菌學的檢查由各方面探究其死因實爲醫士當盡之義務然如是不能確實探明其死因者亦往往而有

(六)傳染病之體溫所以發生亢進放散障碍之理由吾人尙未能十解能決之

(七)急性傳染病大抵脾臟腫大此理尙未知

(八)人與動物生而對於一定之細菌有强大抵抗力不許其侵襲者必爲有直接殺菌之物質無疑此物之本性如何從來解之者有二說一說謂血液內之白血球攝取細菌而消化之他說謂血液中所含之特種化學的物質有溶解細菌之力二說孰是今日尙未能判決之

(九)抗毒素之化學的性質今尙未能十分明白

(十)免疫血淸之凝集作用可利用之爲窒扶斯菌鑑別之助然未必絕對的可信賴蓋窒扶斯之第一二周內雖必呈此反應然於恢復期內亦有呈之者又非窒扶

斯患者如腦膜炎黃疸懷你氏病產褥熱等之血清亦有凝集窒扶斯菌之性且新鮮培養之窒扶斯菌雖遇血清不呈凝集作用又毒力强者之菌比弱者難凝集

（十一）細胞毒可以實際應用於惡性腫瘍治療雖如豈愛氏所實驗取家兎注入癌腫細胞以其血清注射於已罹癌腫者之白鼠則癌腫速以消散然鮮塔譜爾氏等尚不公認癌腫免疫血清之有確實特殊作用

（十二）近來發現脚气病患者每患副腎髓質肥大是實可以說明脚气病之全身動脈壁收縮及血壓亢進心臟肥大等症而此副腎肥大是否爲脚气病毒刺戟所致現今尚未能判决云

（十三）痛風者之多量尿酸鹽沈着於關節之原因現雖未能悉明其源委要不外關節組織先陷於壞疽而後沈着尿酸鹽也唯此壞疽是否爲尿酸鹽之作川所發生抑或爲原發性關節炎之結果又或爲一種毒作用釀成吾人尚未知之

（十四）痛風者獨於尿酸鹽發生極多者是身體蛋白質分解亢盛之結果也此蛋白

爲食物中之努庫來菌抑爲生活細胞核之努庫來菌今尙不能確明

（十五）蜜尿病尿中所含糖分之量槪與尿中所含窒素成分有一定之關係蓋從蛋白質分子之構造式觀之該糖分均爲蛋白質變化而成但吾人尙未能知其如何變化是不得不有待於今後之研究者也又有謂重症之蜜尿病脂肪亦變爲糖分者然無確實之證明

（十六）聽診貧血者則於心臟間時有一種特異雜音頸靜脈亦然發生雜音之理由今尙未得確實之證明

▲論伏暑症

錢緒甫

伏暑症秋來最多雖有良醫難求速效故論之

伏暑症者。夏時受暑邪伏於內。至秋而發作也。蓋暑病固有旋受旋發者。惟感受種種暑熱。爲風寒所遏。潛伏於中而不卽出。且傳播於三焦。待時而動。斯伏暑之症成矣。此症時秋最多。初秋發者輕。深秋發者重。近人王孟英曰。伏邪病自裏出表。重者。初起卽舌絳咽乾。醫者急宜大清其陰分伏邪。而後厚膩黃濁之苔漸出。且有邪伏深沈。不能一時外出。雖治之得法。而苔退舌淡之後。踰一二日舌復乾絳。苔復黃燥者。此正如剝焦抽繭。層出不窮。愚謂此眞閱歷有得之談也。吳鞠通曰。伏暑濕溫。證本一源。溼溫證。頭痛惡寒。舌白不渴。脈絃細而濡。午後身熱。狀若陰虛。病難速已。又某氏論云。暑溼之傷。其緩者。於秋爲伏氣之候。其候也。或有微寒。或單發熱。熱時脘痞氣窒。渴悶煩寃。每至午後則甚。入暮更劇。熱至天明。得汗則諸恙稍緩。日日如是。必兩三候外。日減一日。方得全解。倘元氣不支。或調理非法。不治者甚多。是病比之傷寒。其勢覺緩。比之瘧疾。寒熱又不分明。然變幻與傷寒無異。其愈期反覺纏綿。愚謂上二說。如話如畫。核之吾輩臨證所見。往往合拍。然則綜而考之。是病之情形。其大概從可識矣。至論治法。見證治證。理無一定。惟既非傷寒。自當從三焦立方。或曰。須先開上焦肺氣。氣化則溼化。溼化則熱亦易化。故初起時。即宜泄其外衞。滲其內溼。汗孔既啓。溼邪有宣達之機。蘊結既開。燥火得升降之路。洎乎溼邪既解。燥火上騰。然後用辛涼淸劑以淸之。愚謂此亦一法。爰錄出以待吾同道之評論焉。

上海童葆元堂

觀音大士救苦靈膏

一治無名腫毒癰疽發背單蛾雙蛾喉痛風痰風痛腹中血塊痞塊以及跌打損傷均貼患處惟頭風痛者貼印堂穴太陽穴疔毒外貼內服腸癰貼肺兪穴

一治鼓脹傷寒瘧疾時疫腸胃作痛便瀉便閉夢遺白濁以及婦人赤白帶下等症均貼肚臍丹田穴卽愈

一治癆瘵等病貼夾脊穴尾閭穴肚臍咳嗽吐血貼前後心窠處痰喘氣礙以膏藥捲收塞鼻孔惟瘰癧將膏藥用銀針刺洞數十個貼患處卽愈

一治小兒疳症貼肚臍口疳貼牙狀急慢驚風氣喘痰涎貼肚臍上再以膏藥捲塞鼻孔卽愈

一治膈病痢疾貼胃口穴肚臍目疾貼太陽穴牙痛貼牙狀卽愈

此膏靈應非常萬病可治然病難盡述貼者自爲斟酌用之用此膏者能齋戒尤效

人身背脊骨長三尺分作二十一節又上三節係頭頸骨不在其內　肺兪左右兩穴在背脊骨第三節下橫量開一寸五分　後心窠穴在背脊骨第五節夾脊穴在背脊骨第十一節　尾閭穴在背脊骨第二十一節　印堂穴在山根之上兩眉中間　太陽穴在兩額角眉稍尖頭　胃口穴在肚臍上五寸　丹田穴在肚臍下一寸三分　孕婦不必忌貼

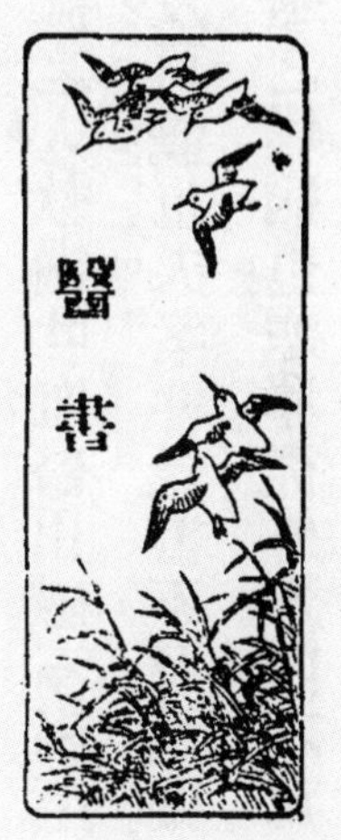

◉研經言

▲兩濕溫不可合一辨

難經溼溫言脈不言症。脈經溼溫言症不言脈。何也。蓋在難經者。既屬傷寒。則必有頭痛發熱等症。又以其脈陽濡弱也。推得先受溫。而尺熱口渴。在其中。陰小急也。推得後受溼。而身疼拘急。在其中。不言症。而症可知。已其與脈經所言先受溼。後受熱者。迥別後受溼者。其溼浮于表。與寒同法。而減等小急者。緊之減象也。許叔微蒼朮白虎湯。蒼朮散溼。白虎治溫。最合。緣此溼溫。重在溫也。先受溼者。其溼沈於裏。與凡溼病同法。故脛冷胸腹滿。其脈當沉。可以白虎概治之乎。頭目痛。妄言。是溼甚於裏。將與後受之熱合化。故禁汗之慮。表以其裏。蒼朮其可用乎。緣此溼溫。雖屬中暍。重在溼也。觀其所重

兩者懸殊。朱奉議見其名同而合之。則奉議之不足與言傷寒也。明矣。三風溼準此

▲磁石治周痺解

人皆知磁石之益腎氣也。而本經獨主周痺。痺爲風寒溼三氣雜至之病。未必皆由腎虛。經意何所指乎。蓋嘗歷考方書。乃知磁石能吸通一切擁塞之氣。塗於外則從外吸內。如入昇藥提毒。納喉中引針。是也。以彼例此。治痺之義灼然矣。經隧中爲風寒溼所阻。而成痺。亦係擁塞爲病。故須此以吸通之。第古方中依經直用者絕少。而繹周義爲流之理。則凡擁塞之處。無非痺氣所流之處。故用之者不必規規于經文而自合經旨。且因此益知益腎氣之故焉。心肺主呼。肝腎主吸。能吸之物。與喜吸之症。其氣相協。虛者得吸以實之。謂爲益腎也固宜。特不比泛泛益腎如山藥地黃輩耳。臨證者審諸。每見上下俱虛之人。欬喘吐血。醫用磁石。漸至肺萎。延成死症。實由吸傷上焦之誤。而醫者無一悟。及可慨也。夫案仲景書不及此藥者。仲景爲傷寒設法。原書不別出金匱。金匱亦論傷寒之雜病也。寒邪從外入內。不可再服磁石使之從內吸外。故不及也。

▲人葠解

人葠性效近陳修園砭新方八陣辨之而未盡也泉謂仲景於亡脈亡血並用人葠者非以人參爲能生血脈也特培其血脈所由生者耳脾主爲胃行其津液津血同類津液不行則血亦減少而津血又皆元氣所生元氣實藏於脾人參專能補脾脾王而氣液充則亡血亡脈皆愈故人參之補脾實人參之培元氣也惟人參培元氣故陽虛者得之能益氣如四君子湯是也陰虛者得之能蓄津如人參白虎湯是也且人參反大黃大黃功專瀉胃而胃爲萬物所歸能瀉胃者必能瀉胃之所及人參功專補脾而脾爲諸經之母故補脾者必能補脾之所統推而暨之大黃無所不瀉人參無所不補凡通治之藥準此

▲桂枝加芍藥生薑人葠新加湯解

任分則權分任專則權專權分則功分權專則功專分者我與人均專者人由我使桂

枝湯桂芍俱三兩。則桂自驅風。芍自斂汗。各不相假。所謂任分權分而功分也。此方桂三兩芍四兩。則芍能使桂。桂雖有驅風之能。亦不過以辛溫善達之氣。助芍藥宣已痺之血。而不得獨炫其長。所謂任專權專而功專也。加生薑之義。可以類推。此論身疼痛在發汗後。顯屬汗後亡津。血氣痺着之象。津血同類。故從血痺治。芍藥生薑皆治血痺。故獨重其分。亡津故加人參。與白虎加人參湯症義同。何以知此身疼痛爲血痺也。以脈沈細知之。栝蔞桂枝湯亦云脈沈細。而其病由於亡津。以彼例此。昭然已。

▲古方權量有定論論

從來考古方權量者。人各言殊。大半誤以漢制當之耳。豈知經方傳於仲景。而不自仲景始。外台卷一謂桂枝湯爲岐伯授黃帝之方。而分兩與傷寒論悉同。可見經方傳自上古。所用權量。亦上古制。非漢制也。千金備詳神農秤及古藥升之制。蓋古醫權用神農量用藥升。於一代常用權量外。自成一例。仲景而下。訖於外台所集漢晉宋齊諸方皆然。迨隨唐人兼用大兩大升。而後世製方。遂有隨代爲輕重者。此古權量所由湮也。

國朝吳王繩林所考。宗法千金。參以考訂。定爲古一兩。當今七分。六釐。古一升當今六。勺。七抄。洵不刊之論。無間然矣。其書載在吳醫彙講中。

按藥之用量。與醫學有重大之關係。苟用量不明。則藥雖對症。亦足以殺人。王氏所定古一兩當今之七分六厘。洵爲確論。陸氏世補齋醫書前集。曾表彰之。莫氏亦以此說爲然。可謂知言矣。然既知傷寒論所載之用量。不適於今日之用。則前條中桂枝三兩。芍藥四兩。何以仍沿而不改。蓋不特莫氏也。高明如徐靈胎輩潤安亦皆如此。甚矣完善著作之難其人也。今年夏間。上海時報載一小說。紀某處一醫用麻黃五錢。細辛三錢一劑而斃人之命。夫時當夏月。而用麻黃細辛。已屬悖謬。而又用至數錢。則更荒唐矣。然在此醫用藥時。則固以效法仲景自命。而普通醫書所刊古方之用量。本皆數兩一味。故吾謂非此醫之過。乃著書者之過也。竊謂此後著書。凡藥之用量。均宜改正。萬不可再蹈覆轍也。袁焯附誌。

▲針灸教科講義第三課　針法

黃眉孫

素問九針之法。一曰鑱針。長一寸六分。今名爲箭頭針。二曰圓針。長一寸六分。其鋒圓如卵形。三曰鍉針。長三寸五分。其鋒如黍粟之利。四曰鋒針。長一寸六分。其刀三偶。今名三稜針。五曰鈹針。長四寸。廣寸半。其形如劍。今名劍針。六曰圓利針。長一寸六分。其末微大刺小者用此。七曰毫針。尖如蚊喙。長三寸六分。以刺痛痺者也。八曰長針。長七寸。凡深入腰脊骨節者用此。今名爲跳針。九曰火針。又曰燔針。長四寸。用之瘍科。解肌排膿。非此不可。古人繪有圖式。可詳觀之。此九針之大概也。論針法之全體作用。當照九針遺式。分別用之。但止救急一部份。便當用法。則將鍉針毫針三稜針之式。隨宜取用。或取銅絲札定三分深者。二分深者。五分四分深者而止。如用尋常布針。非老于此道者。恐手法不準。深淺失宜。不能中病。所謂工欲善其事。必先利其器也。

▲講義第四課　灸法

艾以蘄州所出者爲最佳。葉厚而高大。五月五日採取。晒之乾燥。後入石臼搗之。篩去塵屑。再搗至潔淨爲度。取火焙令大燥。其火方易燃。其灸方有力。本草云。艾味苦。氣微溫。主灸百病。陳久者良。此孟子所謂七年之病。必求三年之艾也。但艾炷有大小之分。壯數有多寡之別。炷火有先後之殊。俞穴有禁忌之處。此在臨症時明審經絡。認定穴道。或下鋪蒜片。或下貼羌片。其艾灸而不發。或用鞋底燒熱熨之。或用生麻油漬之。或用皂角煎湯洗之。或食燒魚煎豆腐炙羊肉之類。而後發者。或血氣虛衰。服四物湯。滋養血氣而後發者。故灸艾之後。其瘡卽發。則其病當瘥。其瘡不發。則雖灸無用。此用灸法者不可不知也。

▲講義第五課　寸法

古之權衡度量。與今代異。而長短肥瘦、又人人殊。若無一定之法。恐差之毫釐。失之千里矣。而古人則有一法以爲標準。然後寸法可無疑義。其前髮際至後髮際。作一尺二寸。量眼內眥角。至外眥角爲一寸。凡頭部卽用此寸法。又量兩乳間橫折作八寸。凡腹部卽用此寸法。又量手中指。男左女右。第二節內廷兩橫紋頭爲一寸。凡手足幷背部。卽用此寸法。取稻心或薄篾量之。極有準則。考木工相傳之魯班尺。比較其長短。實無差別。足見魯班尺。爲古時之尺也。及年代遷流。此朝與彼朝不同。此省與彼省亙異。權律度量衡之制。遂雜亂而無章。非有同身寸法。則無畫一定穴矣。古人誠不可企及哉。

▲穴法第六課　腦前

頂之正中爲百會。去前髮際五寸。後髮際七寸。其下爲前頂。去百會一寸五分。前頂下爲顖會。去前頂一寸五分。顖會下爲上星。在直鼻上入髮際一寸。又下五分爲神廷。入髮際五分。神廷之下爲攢竹。在兩眉頭小陷宛宛中。攢竹之下爲睛明。在目內眥角外一分許。又下爲迎香。在鼻孔旁五分。又下爲水溝。卽人中穴。在鼻下唇上之中央。又唇之兩旁爲地倉。離唇五分許。又唇下正中爲承漿。在唇稜下宛宛中。此正中之部位也。又前頂旁約寸許爲承靈。承靈之下爲目聰。目聰下約寸半爲臨泣。在目上直入髮際約五分。其在本神旁額角邊入髮際約一寸五分。爲頭維。直下爲絲竹空。在眉後陷中。此側旁之部位也。其近耳旁之部位。聽會在耳前微陷中。有動脈應指，下爲耳門。在耳前起肉。當耳缺陷中。而聽宮卽耳珠。在耳中。大如赤小豆者是。又耳下八分近前頰端。上陷中。爲頰車穴。此近耳旁之部位也。穴法之在腦前者如此。圖幷附

◉穴法第七課　腦後

在百會下一寸五分爲後頂。正當枕骨上面。其下爲腦戶。在枕骨縫中。又下爲風府。在項後髮際上一寸。大筋內宛宛中。又下爲啞門。在項後入髮際五分。此正中之部位也。後項側面有絡却。自髮際上約四寸半。側下則爲腦空。在承靈後一寸五分。當腦空下爲風池。在髮際陷中。其近耳旁者。在耳廓中間爲角孫。開口有空。而翳風在耳後尖角陷中。按之則耳中痛。此腦後之部位也。凡茲穴法。皆本之明堂圖。并後賢訂正之部位。非敢杜撰。更非敢掠美也。

▲穴法第八課　胸部

由頭以下、須詳胸腹。在兩肩邊。則有肩井。當缺盆上大骨前寸半。三指按之。在中指下陷處。其下爲肩髃。在肩端兩骨間宛宛中。舉臂取之。其從喉直下爲亶中。當兩乳間有陷是穴。下爲中廷。在亶中下一寸六分。又下爲鳩尾。在兩歧骨下一寸。又下爲巨闕。在鳩尾下一寸。再下一寸爲上脘。在臍上五寸。又下爲中脘。去蔽骨尖四分。至臍四寸。又下二寸爲下脘。在臍上二寸。又下爲水分。在臍上一寸。當臍心之穴名爲神闕。下爲氣海。在臍下一寸半宛宛中。又下爲石門。在臍下二寸。又下爲關元。在臍下三寸。又下爲中極。在臍下四寸。又下爲會陰。當兩陰之間。此正中之部位也。再論旁面之穴。乳根在乳下六分陷中。其乳旁一寸半直下又一寸半者。爲期門。在二筋端縫中。其章門則在臍上二寸。兩旁各六寸。側臥屈上足中下足有動脈者是。又帶脈在季筋下一寸八分陷中。當臍上二寸。兩旁各七寸半。此胸腹之穴位也。

▲穴法第九課 背部

在啞門之下。初起爲大椎骨。當背骨第一椎上陷宛宛中。下爲陶道。當第一椎骨下。俛而取之。計背上直骨共廿一椎。當直骨旁二寸。有所謂風門者。在二椎下兩旁各二寸。下爲肺俞。在三椎之下。又下爲膏肓。在四椎上一分五椎下二分。四筋三間去押骨容側指許。又下爲心俞。在五椎下。又下爲膈俞。在七椎下。又下爲肝俞在九椎下。又下爲胆俞。在十椎下。又下爲脾俞。在十一椎下。又下爲胃俞。在十二椎下。又下爲三焦俞。在十下三椎。 又下爲腎俞。在十四椎下。臍與平。又下爲大腸俞在十六椎下。 又下在小腸兪。在十八椎下。 又下爲膀胱俞在十九椎下。 椎下爲白環俞在廿一椎下。 又下爲腸俞廿一椎下宛宛中皆離脊骨兩旁各二寸。計廿一椎。拆長三尺。又長強穴在骶骨端下三分。此背部之定穴也。

▲穴法第十課 手部

手部先從正面由上迄下計之。手大陰肺經有尺澤穴。在肘中約紋上兩筋間動脈中其下爲列缺。當手側腕上半寸。以兩手交叉食指盡處。兩筋之骨罅中。 又下爲經渠。在寸口陷中動脈應指處。 又下爲大淵在掌後內側橫紋頭動脈中。 又下爲魚際。在大指本節後橫紋頭動脈中。 又下爲少商在大指內側。去爪甲韭葉許。 此手大陰肺之經穴也。手厥陰心包絡經。 有曲澤穴。在肘內廉大筋內橫紋中動脈處。下至掌後橫紋上三寸爲間使。當兩筋間陷中。 又下爲內關。在掌後橫紋上二寸兩筋間。 又下爲大陵。當掌後橫紋內。兩筋間陷中。 又下爲勞宮。在手心屈無名指尖盡處。又下爲中冲。在中指端。去爪甲韭葉許。此手厥陰心包絡之經穴也。手少陰心經有少海穴。在肘內廉節後大骨外。去肘端五分。屈肘囘頭取之。靈道則在掌後一寸半。其下爲通里。在掌後一寸陷中。又下爲神門。在掌後銳骨端陷中。又下爲少府。在小指本節後。銳骨端陷中。而少冲一穴。則在小指內側。去爪甲韭葉許。此手少陰心之經穴也。

▲穴法第十一課　手部

更言手背。自下迄上計之。手陽明大腸經有商陽穴。在食指內側。去爪甲韭葉許。上爲二間。在食指本節前。內側陷中。又上爲三間。在食指本節後。內側陷中。又上爲合谷。在食指與大指歧骨陷中。再上爲陽谿。手腕上側。兩筋間陷中。其三里在曲池下一寸。按之內起銳肉端。而曲池則在肘外輔骨。屈肘橫紋頭陷中。以手拱胸取之。此手陽明大腸之經穴也。手少陽三焦經有關冲穴。在無名指外側。去爪甲韭葉許。上爲液門。在小指與無名指歧骨間。握拳取之。又上爲中渚。在無名指本節後陷中。液門上一寸。又上爲陽池、在手表腕上陷中。又上爲外關在腕後二寸。兩骨間陷中、又上爲支溝、在腕後三寸、兩骨間陷中。其天井則在肘後大骨後、肘上一寸。兩筋間陷中。手按膝頭取之。屈肘拱胸取之。此手少陽三焦之經穴也、手大陽小腸經有少澤穴在小指外側去爪甲一分下陷中。上爲前谷在小指外側本節前陷中。又上爲後谿。在小指外側本節後陷中。其腕骨則在手外側腕前起骨下陷中。歧骨罅處。陽谷則在手外側腕中銳骨下陷處。少海則在肘外尖骨外去肘端五分陷中。屈肘向頭取之。此手大陽小腸之經穴也。

▲穴法第十一課 足部

吾請更言足部。由下迄上計之。足厥陰肝經、有大敦穴。在足大指端。去爪甲韭葉許其上爲行間。在足大指本第前上下有筋前後有小骨尖穴居陷中有動脈應指。又上爲大冲。足大指本節後二寸。有絡連橫至地五會二寸。骨縫間動脈陷中。又中封在內踝前一寸。貼大筋後宛宛中。又曲泉在膝內側輔骨下。大筋上小筋下陷中。屈膝取之。當膝曲腘橫紋頭內外兩筋宛宛中。此足厥陰肝經穴位也。足大陰脾經。有隱白穴。在足大指內側。去爪甲韭葉許。直上爲大都。在大指本節後。內側肉際陷中。又大白在內大指內側。內踝前核骨下陷中。又公孫在大指本節後一寸。內踝前陷中。又商丘在內踝下微前陷中。前爲中封。後爲照海。穴當其中。又三陰交當內踝上。陰踝三寸骨下陷中。又陰陵在膝蓋內側輔骨下陷中。屈膝取之。膝橫紋頭下是穴。與陽陵穴相對。稍高一寸。此足太陰脾經穴也。足少陰腎經。有湧泉穴。在足心。屈指踡足取之。白肉際宛宛中。又然谷在內踝前大骨下陷中。又大谿在內踝後五分。跟骨上有動脈處。又照海在內跟下四分。前後有筋。上有踝骨。下有軟骨。穴在當中。又復溜在內踝上除踝一寸。在踝後五分。與大谿相對。又陰谷在膝內輔骨後。大筋上小筋下。有動脈處。屈膝取之。此足少陰腎經之部位也。

▲穴法第十三課 足部

更由上迄下計之。足陽明胃經。有伏兔穴。在陰市上三寸。起肉上跪而取之。又陰市在膝蓋上三寸。拜而取之。　又三里在膝蓋下三寸。胻骨大筋內坐而取之。　又上廉在三里下三寸。兩筋骨罅宛宛中。蹲坐取之。　又下三寸爲下廉。取法與上廉同。　又解谿在冲陽後寸半。腕上繫鞋處取之。　又冲陽在足跗上去陷谷三寸。骨間動脈中。　又陷谷在足次指外間本節後陷中。去內廷二寸。　又內廷在足次指外間陷中。　又厲兌在足次指端。去爪甲韭葉許。此足陽明胃經部位也。　足少陽胆經有環跳穴。在髀樞中。卽硯子骨下宛宛中。側臥申下足屈上足取之。　又風市在膝上外側兩筋間。舒手着髀中指盡處陷中。　又陽陵在膝下一寸。外廉陷中。外尖骨前。　又陽輔在外踝上。除踝四寸。輔骨前絕骨端三分。去丘虛七寸。　又丘虛在外踝下。如前陷中。去臨泣三寸。　又臨泣在足第四指本節後陷中。去俠谿寸半。　又竅陰在第四指外側。去爪甲韭葉許。此足少陽胆經部位也。　足太陽膀胱經有委中穴。在膝中央兩筋間。約紋內有動脈應指。　又承山在腿肚尖外分肉間陷中。　又昆侖在足外踝後五分。跟骨上陷中。　又申脈足外踝下五分陷中。容爪甲白肉際前後有筋。上有踝骨。下有軟骨。其穴居中。　又金門在丘虛之後。申脈之前。　又京骨在足外側大骨下。赤白肉際陷中。又束骨在足小指外側本節前陷中。又至陰當足小指外側去爪甲韭葉許。此足太陽膀胱部位也。

奇疾方註釋 續第五期

天長崇錫綬肖蕘氏稿

夏子益曰。人發寒熱不止。經數日後（洪書經旬後）四肢堅如石。以物擊之。似鐘磬聲。（丁松生當歸草堂醫學叢書無聲字）日漸瘦惡。治用茱萸木香等分。（洪書茱萸上有吳字木香上有青字）煎湯飲之。五日可愈。（丁書無分字鮑書茱萸二錢煎水木香二錢研末兌服）

綬按寒熱乃營衛不和之候。大都邪正之氣相持相引者居多。如由於外感而發作。則數日後邪或外解而寒熱止。或內傳而寒止熱增。必有兼見之脈症。可以供參攷也。本條寒熱不止。別無他項表裏症。經數日後。乃覺四肢堅如石。擊之似鐘磬聲。而日漸瘦惡者。蓋邪氣舍於經絡。致令營衛不和。而作寒熱。既弗能從汗而解。又未嘗內傳府藏。但流溢於大絡而已。四肢爲經絡脈起止之處。邪流溢於大絡而留著於此。衛氣不能呴之。營血不能濡之。柔極化爲剛。肌肉失其養。故四肢堅如石。聲如鐘磬。而日漸瘦惡也。氣不呴。血不濡。營衛皆欠和調。此單用辛溫之藥者。卽難經所言。

氣留而不行者爲氣先病。血滯而不濡者爲血後病之類耳。氣爲血帥。血爲氣配。氣升血亦升。氣降血亦降。營衞之氣。復其五十周於身之常度。此症不足爲患矣。茱萸木香。皆味辛走氣之藥。凡草木實性多下降。茱萸之實結於稍頭。纍纍成簇而無核。能降濁陰之氣。使穢邪橫出於腠理。凡馨香品性多宣達。木香根五莖五枝五葉五節五。秉土之生數。燒之而上徹九天。能升清陽之氣。使胃氣轉達於四肢。二藥合用。大絡無流溢之邪。則營衞調和。復其常度。四肢得脾胃之氣。則水穀精華佈及肌肉。故能應手而愈。言五日者。五日爲一候。又土之生數也。苟徒用發表或輭堅之品。豈能如斯神效乎。

夏子益曰。口內生肉球。臭惡。自已惡見。有根線。長五寸餘。如釵股。吐出以飲食了。卻吞之。以手輕捏。痛徹於心。力困不可言。(洪書有臭穢難堪四字。無以上三十八字。)治用喫水調麝香一錢。服之。三宿驗。(李書曰三日自消。洪書三日安。)

綬按口爲脾之竅。肉乃脾之體。口內生肉球。蓋因脾氣壅滯。不能爲胃行其津液。而飲食化生之油膜。弗克達於外膚。豐其肌肉。積蓄脘中。鬱而生熱。遂隨足太陰脈上走空竅。生爲肉球。而見於口內爲。有臭惡氣穢自已惡見者。脘中濁熱上蒸。臭穢不能堪也。有根線長五寸餘如釵股者。俠厥陰經筋而搆成也。吐出乃能飲食者。病人取其便利。故吐出而食。了郤吞之。此關於病者性情。非有別項之原因也。揑之痛徹心者。徹說文通也。廣韻達也。肉球之根。下通脘膈。揑之則痛達於內。故云痛徹心。此心字當作中字解。非指心藏言也。力困者。飲食精氣不能施於四體也。不可言者。足太陰脈絡胃。俠咽。連舌本。散舌下。其脾之華。在唇四白。病由此脈而上空竅。舌不能爲聲音之機。口唇不能爲聲音之扇也。治用麝者。脾在竅爲口。在體爲肉。在臭爲香。麝香香氣最烈。爲香藥之冠。能入脾經而通其壅滯。化其積邪。辟其穢惡之氣。誠治口生肉球症之要藥也。人藏此香過園林。則瓜果皆不實。本條用麝香一錢。研末水服。日三自消。豈亦果得麝而壞之濫觴歟。

此症病原。略同於內經之脾癉症。此症口生肉球。屬於有形。故用香氣劇烈之麝香。以消其積邪。脾癉症口泛甘味。屬於無形。故用香氣清芳之蘭草。以除其陳氣。

傷寒名數解卷一

東醫　平安中西惟忠子文甫著
嘉定　余伯陶加評
閩杭　包識生辨正
海昌蕭退庵校字

識生幼讀傷寒於茲念載此廿年中所閱各家註解每嘆遺背先師之本旨者幾十居其九此非余自信之深實抱道者皆能有目共見也壬子歲自粤來滬伯陶先生出加評傷寒名數解見示誦讀一過深喜此書於仲聖本旨多所發明且經先生加評而精奧益顯先生以提倡醫學爲己任不敢懷寶自愛囑余刊入本報以公同好其間有與敝見互異者余且附以辨正焉

醫藥之道蓋昉于農黃氏云素靈二書雖名於黃岐氏乎非實有其問而實爲之對者也惟於行文之間假以爲之體裁猶後人設於或問以明義

於答也不知其出于何人之手耶醫之稱農黃氏也亦由道家之稱黃老惟神其所由耳素靈固非黃岐氏所撰也農黃氏邈矣尙書之肇於唐虞也學者必考信于此則素靈之果成于黃岐氏耶先于尙書年世其幾何雖道之不同而文辭之不相背其何太遠也說者以爲先秦之僞撰或以爲六朝之辭氣此皆似有所見者也乃今審其文脉固不能升於六朝之上然猶可考于今者雜存乎其間則非可全廢也蓋當其撰之之始也幸有古語之傳者且補綴且敷演首之尾之羽之毛之以成其篇而已故今將欲讀其書以考信于此豈可不善擇哉夫醫者事之爲也爲之存於人存於人之故必俟其人苟非其人道不虛行往昔之於事之爲也不傳之書而傳於言是以史之所載雖有和緩俞跗文摯扁倉之輩徒稱其名又何有其事之爲之可考於書於今哉如八十一難傳云扁鵲之所述雖然史記無作難經之言或云吳呂廣之所僞撰然則其非正書審矣又何可

考之於今哉當秦之時雖坑儒焚書乎醫幸免其厄則其書不可不全傳也而今素靈及八十一難之書既已如此則醫之於古傳之於書者固希醫之於古果不傳之書而傳於言也然則其適傳之於書亦必其禁方而非其道之盡於此者也何以覩其術之所爲者故非俟其人而口授面命則必有所不盡焉如長桑君之於秦越人豈不然耶當西漢之時儒術承焚坑之餘而惟醫循其舊爾然則其書之不可傳者儒也而反全於儒其書之可傳者醫也而不全於醫何耶此其始所有也故雖已焚乎匿於彼藏於此猶得其全其始所無也故雖免厄乎本無可匿又無可藏何以得其全豈非其傳於書者固希哉及東漢之時有張氏仲景者身爲長沙太守好修方技稽往昔之方法集大成以建之規則號曰傷寒論傷寒論者方術之傳於書之創也方術之傳於書者獨創於張仲景氏而其可考於今者惟是而已故傷寒論者萬世之規則也是以竊比之於作者稱長沙

醫聖以爲方法之祖也又有金匱要略及玉函經私疑其云金匱云玉函者本是傷寒論之美稱而非有此二書也既比其人於聖則亦不得不比其書於金玉也仲景氏之所傳惟是傷寒論而已傷寒之於論莫適非變愈適而愈變是以遂及於雜脉證也後人不辨此之旨謂必當別有論雜病之書然奈其無有何因幸有金匱及玉函之稱剽竊其及於雜病者於論中綴之以附會此其書之所以僞撰也且王燾氏之纂外臺秘要方引金匱要略之所載皆以爲傷寒論則此時猶未有要略其果成於唐以降者益足以證矣因此而觀之仲景氏之所傳惟是傷寒論而已雖然年逝世更傷寒論亦既非仲景氏之舊乃今之所傳出於晉太醫令王氏叔和當是之時簡册之散軼也憂其遂亡滅輯集以流之於世叔和氏之撰次斯論也雖固無意於攙入其言以紊其眞而未始上之於梨棗而公行於天下則其後之殘缺錯亂固已太多而旁發其所窺之意者展轉謬寫而

混淆正文以致後人之迷　亦已不少夫仲景氏之所載而傳者往昔之方術也乃其於脉證有名有數與其行文之法固不與後之方書同其撰也藉使叔和氏溯之以其似者玉石本自有分又何患其磊砢乎於是觸類推例邀之於交互而臨於左右拆句頒章爲之段落則知脉證之具於名數與其行文之法果不可同後之方書視之也然後流耀而含英乃珠乃玉如眎諸掌上焉又何眩曜瓦礫乎夫脉證者方之所之也而術之於變化未嘗不循其轉機焉仲景氏之所以規則於萬世也脉證之於轉機不可素度也惟仲景氏能度而察之察入神焉處方之於變化不可素定也惟仲景氏能定而應之應致妙焉神之與妙體之於我而後仲景氏之術可得而臨於今矣故欲修仲景氏之術者此之不可不務焉欲務於此者不可不由於規則焉仲景氏之建規則也統邪以寒矣歧爲五名而有內外焉有輕重焉陰陽以辨內外風寒以拆輕重陰陽各三而其相交者

爲合其及者爲併繫之於三陽盡其變態百出焉是爲三陽三陰也陽曰浮陰曰沉風曰緩寒曰緊或數或遲或滑或濇以候內外以診輕重是爲脉之分也熱五綱而十二名惡風寒爲三道頭痛頭眩嘔吐喘咳疼痛腹痛腹滿瘀血及汗之與厥則各二道而消渴之與煩躁則各四道燥屎宿食之一而爲八下利之二而爲六精而曰虛邪而曰實實爲讝語虛爲鄭聲有正焉有屬焉是爲證之別也或先脉而後證或先證而後脉脉或兼證證或兼脉插以例之辭於前於後挈因命證方證互略枉而還之隔而接之是爲行文之法也夫邪之雖一乎殊內外異輕重爲三爲六自百而千千轉萬移莫有窮極始於傷寒而終於雜脉證脉證之具於名數與其行文之法莫不該備而盡焉此仲景氏之所建而萬世之規則也自非其入神致妙烏能至於此哉不可不由以審焉往昔之方術儼然可臨於今者若此藉使叔和氏溷似者於其間又何所眩矐失其眞者乎若徒說脉

而遺證論證而闕方且追且搜不中繩墨者此不直叔和斥之爲也出於其末流之手亦未可量也余於是乎擇以斥之乃余之所類而例也所擇以斥也名數之與夫行文之法舉以辨之推以正之所以有辨正之著也辨正之於著明於名數爲先務所以有名數之解也此二者皆所自玩也何必示之於人若其示之必罪余爲拘縛章句爾雖然二千歲之下人與骨皆已朽所恃者章句不恃章句將何所折衷乎縱令我獲拘縛之罪固所不辭也或者同僻之士有一取乎我其愉快亦所不期矣

傷寒也者爲邪所傷害也謂邪而爲寒蓋古義也故寒也者邪之名也而邪之傷害人最多端矣雖其多端矣約之則不出於三陽三陰焉三陽淺深之狀也三陰緩急之態也約此六者則不出於陰陽焉陰陽內外之分也約此二者則不出於風寒焉風寒輕重之別也統此二者則不出於一寒焉寒也者邪之名也而邪之傷害人雖多端矣約之於三陽三陰以統

於一寒也如此夫惟統之也一寒而已題之所以命曰傷寒也而其所以命曰論者蓋論也者論定之義與論語之論略同而非議論之論也預舉事形稽諸古訓而斷之方法以共它日之用此之謂論定也乃今傷寒之於方論預設病狀而具之處方義亦相似矣題之所以命曰傷寒論也

右題名辨

(余評)第一段言漢以前醫史之延革且辨明內難經之爲後人補作以古人口授之薪傳且補綴且敷演首之尾之羽之毛之以成其篇確爲正論

中段言仲景之集大成作傷寒論爲中國方書之鼻祖稱爲聖書闢金匱玉函爲僞撰及叔和氏混入之作著而玉石本自有分也

下段言傷寒論之脈證源源本本別內外分陰陽辨表裏寒熱虛實深得先師之本旨者也

末段言傷寒之名義以寒字作邪字解爲古義理由未充論字作定字解爲論定之義非議論之論確中傷寒之本義

(辨正)金匱玉函後人指爲雜病論雖未見史册所載按雜病論確仲聖所著也見醫林列傳仲景著論二十二篇卽雜病論外合三百九十七法卽傷寒也

傷寒者邪傷寒水之經之論也太陽爲六經之首繞括週身主皮毛百邪感人必由太陽姓故寒水名書指邪論未免太渙

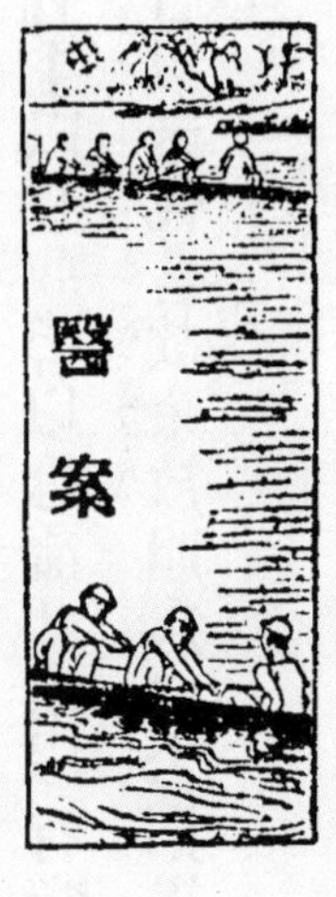

▲意山醫案

陳旡咎

●陳寡婦之病狀

去余村二里許。地名曰周村。有陳姓姑媳二人。姑年七旬。媳三十許。皆孀媍也。而家本素封。為全村冠。癸甲之際。余結廬烏傷之黃山。賁山茶。讀醫書。意甚得也。一日陳姓寡婦之姪息坌而至。謂其老孀婦染病甚劇。非請先生一臨診視不可。余問患病幾時矣。答曰已六月有餘。余曰然則去年七月耶。答曰然。(蓋是時適在癸丑正月也)余謂爾孀家素裕。何不請郎中(俗呼醫生)診視。答曰遠近郎中均已請遍。愈醫愈劇。迄今已三月餘不大便。小便亦甚艱澀。兼有臭味。日則煩悶不安。夜則喃喃囈語。昨宵不省人事幾二時許。闔家驚惶。束手無策。不然詎敢邀先生耶。(時余除家人外不為人診)余

醫案　二

哀其語。久之。偕趨其家。余本非純粹醫生。且初次爲人診病。不無趦趄。然渠家執禮甚恭。余心爲之大慰。既而臨牀診視。悉心觀察。則六脈沉細。氣息僅屬。且面白手顫。上焦熱極。中焦以下。則冰硬如鐵。不能轉側。余知其心腎分離。靈魂失舍。至其狂言譫語。則書所謂大腸有燥糞也（然前醫曾用淡蓯蓉六錢三次。毫無效果。歎爲奇絕）。余懲前毖後。乃合小承氣姜附湯五苓散安定丸爲一。中倍用熟軍五錢。加製硫黃七分肉桂二錢。破故紙炒杜仲各三錢。入金戒。取急流水煎飲。一劑而大便通。小便利。下黑糞斗餘。而病若失矣。（時同學有習醫者。問余曰。君製方甚雜。而收効甚速。何也。余應曰、余此方雖雜。不無頭緒可尋。人但知便閉爲熱。而不知寒結成冰。尚不端在於熱也。余用小承氣而倍用熟軍。合以姜附。所謂寒因熱用熱因寒用也。大便不通。小便有臭味。蓋壅塞已久。大小腸交。所以加五苓散也。以安定丸製硫黃。鎮其靈魂。以桂杜仲破故紙。收其腎火。且主以金戒。導以急流。此所以有常山率然之勢。而首尾相應也。且病人擁有金錢。平日以參代茗。故余放胆爲之。否則堤決河潰。伊於胡底。是又余輩愼之不可不愼也。

◉斯氏子之怪症

陳先咎曰。人羣知庸醫易以誤人。而不知良醫亦足誤人。人群知不對症發藥。所以致死。而不知有對症發藥。亦無以救亡。此余所以述斯氏子之病狀。而抉吾輩習醫之難也。斯氏子者。余之族甥也。世居斯村。去余村可十里。計自七歲患氣鼓病。至十八歲不愈。氣鼓二字。不見醫書。實余揑造。蓋斯甥之病甚奇。當病發時。全身之脇皆能動搖。脇動則氣動。動時如鼓響。痛澈心背。非奔豚非伏梁非息賁非肥氣。又似合奔豚伏梁息賁肥氣。而萃於一身。患病既久。經醫更多。初僅每年三四發。繼則每月發一次。馴則每來復發一次矣。當病發時。常醫治之。均不效。惟徐先生治之則效。徐先生者。婺之名醫也。去夏斯甥之病復發。即徐先生亦治不効矣。時余方以醫術鳴於村。斯甥之岳。一日來謁。述其甥病狀。且求余製方。但其岳語焉不詳。余曰。是否四肢不收。心痛澈背。曰然。余曰。此脾胃之積氣。易與耳。乃以四君合痞氣丸與之。不三日其岳來謝。謂舍甥之病已愈。余頷之。自以爲暗中摸索。大致不差矣。疇知未及一月。其岳忽喘促而至。謂其甥舊病復發。吃前方無效。今由吾女抬來就診矣。余大訝。急出視之。莫名其妙。竊疑其爲蟲症。然不敢決定。適兒科俞先生至余村。余乃躬謁俞先生。請先生診視。余問先生是否蟲積。先生曰蟲積必聚。今是兒全身氣動。脇肋俱張。此肝之積而移在肺也。余然之。乃懇先生製方。先生用疏肝之劑加龜板三錢。疇知一瓢初下。病人大號。痛不能忍。滾地胡廬。余與俞先生皆大駭。再請先生製方。先生拒而不允。匆匆告別。余亦不強。乃與以化蟲丸。初服而嘔。再服仍嘔。三服始不嘔。而氣不鼓。而痛稍止。余乃正色謂其母曰。姊可爲甥備後事。無庸尋醫矣。其母大哭曰。叔不醫吾兒。是誤吾兒矣。余曰非余誤甥。實徐先生誤甥也。姊執余方謁徐先生。徐先生必有以相告。且徐先生名振吾婺。高出鄙人萬萬。或能轉危爲安。若余實不能救也。其母不得已。數日後抬至徐先生所。徐先生見余方恚曰。先咎無狀。幾毒殺小兒。不然何肉削出脇。骨瘦如柴也。雖然先咎學者初出茅廬。當有所見。乃批余方之尾曰。(君用化蟲丸加雷丸至四錢。使君子至八錢。殆決是子爲虫積。然弟實不憭。乞有以告我)余乃復書曰。(斯甥之患病已整整十年矣。他醫治之皆無效。獨先生治之則有效。此先生之見解。非常醫所及也。但讀先生方劑。均以六君爲主。有時或參以六味及平胃散補中益氣。先生之收效在此。而所以誤之者亦在此。使先生於數年前。專用六君平胃之際。加貝母雷丸少許。則斯甥之病。早已斷根矣。夫斯甥病源。始於七歲時。當炎夏之候。患熱初痊。小兒無知。入溪捕魚。遂得斯疾。此先生之所習知也。夫濕熱生虫。書載甚明。稍事涉獵。莫不知之。此斯甥之病。所以晚生疑其爲虫也。且診病之法。先討其病源。次研其見證。此一定之理也。斯甥之患。其爲虫積見證甚確。晚生不揣煩瑣。試爲歷數如下。斯甥平日飢則覺氣痛。飽則止。其虫症一也。食香燥則覺快。食腥氣則痛。其虫症二也。普通之病。方不對症則已。方既對症。而一劑有效者。兩劑三劑。反收効不如前。其虫症三也。前俞先生用龜板三錢。卽痛不可忍。而晚生用六神曲三錢。則痛爲之稍止。其虫症四也。晚生用化虫丸。未飲卽嘔。數飲不嘔。其虫症五也。化虫丸如是加重。而氣痛止。使非虫症。安能受此。其虫症六也。此孫思邈千金方中所謂蚘虫也。蚘虫每年長一寸。十年長一尺。貫心則殺人。俗所謂穿肝虫。卽指此物。今斯甥之病。整整十年。已長一尺。其洞穿心肝無疑。惜吾輩不能解剖。否則必有徵驗。此其痛雖止。而肉削如脫。骨瘦如柴也。但與其哀號而死。不如化虫無苦而死。故晚生用雷丸蕪荑等如是之重也。質之先生。以爲何如。）先生閱書憮然曰。孺子可敎。有間曰。余之罪也。未十日。斯朔果半夜自殤。家人次辰方知。因憶余言。亦不哀云。

記痰包治驗

盧育和

金陵上新河木業友何君秋圃。舌下生一痰包。大於鴿卵。緊阻舌根。並不甚痛。但妨碍語言飲食。數年來。曾服煎藥膏丸。皆無效。適己丑四月間。過江收賬。耳家師任賛和先生名。因求診焉。師審其包膜甚厚。且紅絲盤繞。曰此症因心火上炎。痰熱凝經。壅於手少陰經脈而成。乃毅然持烙針。(形如筯。粗長約七寸。尖有三角稜。用時蘸蔴油於炭火內燒紅。另以油布一塊。抹去針靑烟。)當患處近下刺入三四分深。攪數轉。然後拔針。俄頃流出痰涎殊多。稠黏特甚。形如鷄子淸。扯之不斷。外吹以散痰珠黃散。(見喉科指掌。)疏加味二陳湯。(二陳加芩連翹荷桔貝花粉等。)命服二帖。另給明雄解毒丸十餘粒。分兩日服之。大便雜下粘物少許。如稠涕狀。再視其包。已縮至十分之七。嗣因午節在邇。未待調理全愈。即匆促道謝而歸。

●帝丁症治驗

蠡讀喉科諸書。皆謂帝丁一物。居咽喉正中。爲人身之主宰。醫用刀針時。忌傷此處。苟或誤犯。則出血不止而死。余固奉以爲戒。卽凡業是科者。亦無不愼之。縱遇喉蛾喉癰等症。應施手術而取膿放血。亦深顧及帝丁。不敢稍有遺誤。恐僨事也。然就近年吾儕治驗而論。則又與此說相背馳。並未聞有害。而且獲其效焉。試述之如左。

一仙女廟鎮有某姓者。帝丁忽生一外患。腫痛日增。大如圓眼核。湯水不下。醫用內服外吹藥。均無效。轉求治於同門兄談君允和。談審其膿已熟極。曰非奏刀則無救。刺之。果得稠膿甚多。外用吹藥。不三日已全愈矣。

一己酉仲秋。舊港鎮有薙髮工蕭姓之女。忽於夜半叩門。甫入則急張其口請視之。余挑燈細照。見帝丁生一小泡。形如榴米。色紫而痛。問起自何時。曰今日晚餐後也。余斷以噍食過速。氣機偶逆。逼血上凝。俗稱搶食泡者是。隨用細針刺出紫血少許。泡消而痛亦頓止。

一甲辰秋。新城鎮北有一男子患時症。予診脈後。驗其舌。見病者喉中無帝丁。便詢之。

曰。早年曾患楊梅。毒氣上。攻。帝丁因此爛去。

綜論以上諸症。有帝丁生疾。因用刀針而險。患始愈。有梅毒攻喉。帝丁已損。而生命猶存。由此可知喉科諸書。忌傷之語。未足爲據。即他種醫籍。荒渺之談。亦復不免。先哲云盡信書。則不如無書。吾誠崇拜乎斯言。

錄呈治驗稿二則敬乞

諸道長先生斁正是幸　　儀徵後學盧則鍾鞠躬

▲治驗兩則

長汀賴筱梅

郡西三里許窰上一李姓媼素嗜酒而體胖甲寅秋間暈厥仆地牙關緊閉痰曳如鋸手冷足温乃藏温而府中風因素體熱易流胃沫一時爲風動胃中鼎沸眩心則暈脾實而噤余適在伊鄰收租聞隔垣其家人哭恐無措余就而診之即處以控涎湯灌之及暮而醒左手猶抽次日進麻黃湯二劑而痊

乙卯元旦東街紙商自去冬咳嗽夜煩不安於寢氣喘目急求治於甲醫投蘇子降氣

湯二劑渴而氣不足以息更乙醫治乙醫誇其眞陽將離急宜拯囘將離之陽而後可救投四逆湯一劑朝服而旁午心煩其從弟邀余往視則赤汗滿面眼强咳劇舌萎黃苔兩寸微數尺遲按駃先時入房太甚腎液虧水精耗涸未堪伏化龍雷之火趨上與陽明交激陽明弛縱脈絡爲火所加扣金燥津在所不免突肺咳嗽咽弱或噎中焦爲火所擾邪火盛尙不殺谷胃虧於津脾腸腔膀胱無津液灌漑以會下焦故尺遲猶足據考而中焦火上眼爲肝竅肝當兩火交衝無潛舒之依泌凡人睡則意安于脾脾行遲心動急兩臟於戌亥時會於肺下相從以藏神就眠而魂魄隨安其肺逆於火無津而脾不升不與心會心氣貫鬲而不寐誤以蘇子泄氣胃之泌汁醎唾被降折歸拂火火乘津消而胸臆嘈雜更以附姜之溫魄戶旣焦而涸一誤再誤恐如陽强之奪精氣口數象暴露以千金復脈湯去生姜加桑葉鮮荷葉藉甘調胃平能理榮反治其陽道之剛決姑息以從柔化夫復脈去生姜似非古人製方本意因病體煩熱氣逆而減之與諸乾姜遺腹之府若與涼凝之藥尙有誤服之品爲之宣行有麥仁之滑濡肝脾阿膠甘潤下焦色黑入腎以濟潦旱一劑則戰慄就泯再進渴止咳息隨以瓊玉膏日服

半月而康復

▲告白▼

▲立愈九種心胃氣痛一服丹

此丹仙傳神方專治各種氣痛不論新起遠年壹服除根永不復發每服價洋叁角正每服壹丸不可多服百發百中如若不好原洋退還

太上五神散止治傷風咳嗽發熱頭疼傷食吐瀉遠年痢疾三服除根每服價洋三角正立服立愈

呂祖傳授平胃散止治膈氣臌脹胃痛喘嗽反胃吐食專治內外百病雖沉疴垂危無不起死回生每服價洋四角重病七服輕病三服立服立愈　徐存心堂總發行所

批發每打兩元每丸三角

▲呂祖寸金丹

治男婦老幼中風中寒中暑口眼歪邪牙關緊閉薑湯送下○傷寒時疫頭疼脊強惡寒熱葱薑湯送下○霍亂絞腸痧吐瀉腹痛薑湯送下○初瘧久瘧桃枝湯送下○瀉痢膿血肚痛飽脹木香湯送下○傷食生冷飽悶噯氣不服水土薑湯送下○途間中暑眼黑頭痛涼水調灌即解○小兒傷寒傷食發熱不解清米飲下○大人一二丸小兒半丸以愈爲度　上海法界八仙橋西後芝蘭里徐存心堂總發行所

問答

◉再答錢君存濟信石質疑

朱阜山

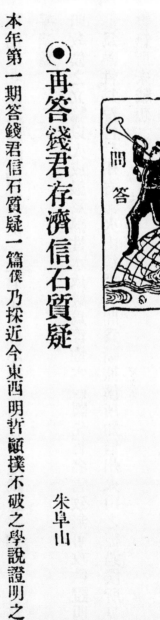

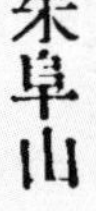

本年第一期答錢君信石質疑一篇僕乃採近今東西明哲顛撲不破之學說證明之故所引書籍必證明書名及著作名姓名非爲炫博實以表明僕非憑空臆造乃述而不作也

錢君乃醫界中之錚錚者所研究之醫學似偏乎哲理的僕因世界潮流所趨不能不舍哲學的而爲科學的僕近來仍有發表大旨以科學的爲立論之主與錢君略有出入者以此

錢君不以僕爲不肖又於本報第三年第三期著有信石辯一篇一再指正僕何人斯雖診務忙碌荒於執筆然不得不於百忙中騰出少許之光陰以副

問答二

錢君重視僕之雅意焉

錢君云「每見市中以信石……此足證爲熱性也」未知

錢君以焠字作何解僕無暇多所詮釋請盡心檢閱字典可也信石屬於是級原稿註於正長石條下未知小徒繕稿之誤歟抑手民排版之誤歟無從答復

又云「致信石產於信州……況信陽自古中國向不產信石誤矣誤矣」信石之產於信州見時珍綱目僕雖知之產於河南信陽州之說亦有所本

試爲證引之日本柴三博士所著漢藥學云（信石產於河南信陽州及嵩山南麓湖南衡山北麓江蘇銅山縣等處）錢君斷其向不產信石從實地試驗乎抑見之書籍乎請爲

明教僕之立論以火成巖爲熱性水成巖爲涼性本西國先哲名言致無可攻欲證明其爲熱性爲涼性信州有無火山經過其間爲斷據僕所知信州火山之經過僕所見書籍所未載想

錢君學博必能明示信石一物除產信州外他處決無產信石之確證此種斷案據名

學規則未知如何推論到此僕淺學所不能知

又云「至於腹熱如焚……區別也」正氣……眞陽……俱係哲學的問題欲詳釋之非本篇所許據科學的理論總之藥之性究不能生殺人能生殺人者其成分耳此亦東西明哲絞盡幾許腦汁實驗而得之者也

又云「服熱性藥不必腹熱如焚斷未之見也」僕明明引日本安東壽郎理科教本而證明之

錢君祇可云未購何得云未之見如必曰未之見僕與

錢君相隔遙遠亦無法強

錢君見之也

又云「攻中信石毒者……則輒斃」此乃人與鼠抗毒素之不同詮明其理須成原帙倘有暇時另文討論

又云「更有一解……爲熱性也」

錢君以爲熱性可抵寒不知本品之所以能抵抗寒冷者在開胃補身能令各臓多發

津液血液急流之効果

錢君所云究未能從實地觀察不無牽强二語可能轉以奉贈僕答

錢君之疑問竟矣錢君篇中亦尚有欠解處仍請　明教焉

◎答錢君星若問症

黃眉孫

錢君以父疾。求診治之法于諸同志。孝哉錢君。余敬之重之。故不遠萬里由星加坡投函醫會。爲錢君斟酌焉。憶前數年。余在吧哩時埠有張君敬亭者。求醫其父仝至彼家。見病者年六十餘。氣息奄奄。若不勝辛苦者。問爲何病則云方纔大便痔出血流精神欲脫。望先生治之。出藥方一束。則凡知名之醫皆已請遍。有作寒溼者。有作溼熱者。有作氣虛者。有破血者。有養血補血者。云皆無效。余稍坐一刻。俟病者神氣略定。然後診脈。細審六脈平常。與常人無異。彼云患痔十年。開時無病。唯遇大便腸頭努出。腸頭上有核兩三只。如黃豆大。血點點滴出。有時而輕。有時而重。醫治十年。無藥可愈。未知先生有妙法否。余曰。二十年前。余隨光祖眉谷公診病。見光祖治一痔症。係特別治法。今依樣治之。當有效驗。即濡筆開方。方用高粱酒拾斤。和魚翅海參。猪蹄猪脚。猪大腸。鼈肉鱉肉。正鮑江搖柱。鰻魚。肥鷄大鴨。等項。蒸煮燉煿。各適其味。循環替換食之。時病者在旁睨視。忽失聲笑曰。吾非請先生開席單。先生寫此胡爲者。余曰前輩有所不知。內經云。精不足者。治之于味。病痔已久。乞靈于草木無效也。若强余開方。不過仝前醫治法。仍歸于無效而已。且酒肉之力較藥物更大十倍。蓋藥物止用三五兩。酒肉合算。已數十斤。以時時灌漑。之力量之大。不可思議。又有特別作用。爲人所不及知者。吾更詳細言之。方用高粱酒。所以收斂大腸。大腸收斂。再加以滋潤補陰食品。以養其血肉。血得所養。循行經絡。各歸其所。大便之時。自不滴出矣。且又非一時即可取效也。食之十日不效。至二十日。二十日不效。至三十日。斷無不效之理。即有不效。爾老人家飲酒食肉。鼓腹高歌。又何快如之也。病者乃大喜。令買酒壹甕。幷諸食品。隨餐服食。十日後大有效驗。壹月後。舊病若失。面目亦紅潤。身體亦壯健。見人輒稱道予之功不置云。愚謂錢君所言之症。止憑紙上之文。無脈象可憑。無寒熱虛實表裏陰陽可辨。然爲高年久痰。則無疑義。似無妨以治張君之法治之。但酒肉不可過量。唯錢君斟酌而行可也。

◉答本報第五期錢君存濟婦人雙胎三胎問

程庭玉

問答一六

閱本報載有錢君問婦人雙胎三胎之原因在生理上有何作用。鄙人年幼識淺。於生育上無實地之經驗。茲就瀏覽所及於理想上試言一二。以就正於錢君考婦人雙胎三胎。又曰駢胎品胎。舊說謂男子精氣有餘岐而分之爲二爲三。女子之血亦分而攝之。因受氣於兩岐之間也。疑似之說。未敢深信。夫婦人之妊娠。乃男子之精蟲與女子之卵珠融合而起化合之作用也。其成胎之時。往往在月經過後。是則月經與雙胎三胎。有密接之關係焉。蓋婦人受孕之機能。在生殖器而生殖器之內部。有卵巢輸卵管。子宮。膣四者。

卵巢　卵巢者。橢圓形。位置於子宮之後。中有卵珠。大小無數。每行經後。則必成熟一顆。（間亦有二顆三顆者）由輸卵管輸送於子宮。

輸卵管　輸卵管。一名喇叭管。言其狀似喇叭也。爲輸送卵珠之作用。卵珠在經後發育成熟時。由此管而輸送於子宮。

子宮　子宮之位置。在膀胱直腸之間。下端通於膣之底。平時收縮。微露裂隙。受妊後逐漸膨大。

膣　膣爲管狀。下通陰門。擴張性甚强、平時皺襞不張。處女時有膜護之。名曰處女膜。受男子生殖器之刺激。其膜破而膣管擴張。

以上四者爲女子生殖之大要。又爲妊娠作用之機能。由是雙胎品胎。不在於男子之精。而在於婦人之卵珠。婦人當行經後。卵巢內之卵珠。由輸卵管輸送於子宮。與男子之精蟲融合。卽爲胎兒之原因。故雙胎三胎之原因。卽在二卵珠與三卵珠輸送子宮內之作用也。據法醫士之報告。謂雙胎平均統計八十九之分娩中一次。品胎平均統計七千九百十次之分娩中、一次。但有同月經排出之卵珠。而先後受胎。故分同經期妊娠。異經期妊娠、同經期妊娠者。卽排出之卵珠。或二或三。同時與男子之精融合而成也。異經期妊娠。乃一卵珠旣與精蟲相合。而他卵珠與下次交接之精融合。故雙胎三胎之產出。兒往往有大小之差異也。管窺之見。尙祈高明正之。

上海采芝堂

監製大悲救苦玉雪丹功效之鐵證

本堂之大悲救苦玉雪丹係前清御醫陳蓮舫夫子授方特製與市上玉雪救苦丹大相懸絕茲略舉其成効如下乙巳年關外大疫爲國紅十字會督定製數百箱分送疫地功効大著出乎各種治疫藥之上乙巳年七月二十五日時報專電載六月十三日關外新民屯來電云冬青電均悉新濟泰順二批所運大悲救苦玉雪丹十二箱避疫散十一箱當卽在津提運出關分送各藥以玉雪丹爲最効特聞任錫琪徐信泰謨蓀觀此電文可見本堂監製大悲救苦玉雪丹爲希世寶品成效昭彰本主人近更加料監製精益求精凡海內外各界諸君如欲防疫乞見請速向本堂購備此丹裨得免除疫癘之危險恐未週知肅此佈告茲將此丹之性質及用法列后

此丹専治傷寒天行疫癘時氣傳染一歲之中一方之內男婦大小病患相似謂之瘟疫並治中風中邪癰疽瘀瘴熱毒壯熱霍亂絞腸急痧暴症命在呼吸不及延醫服藥及自縊溺水魅魘卒死心頭尚有微溫或癲邪狂走狀類心瘋或誤中食毒藥毒一切跌撲損傷瘀血在裏有虫蛇犬所傷毒氣內攻但用此丹內服外敷應手神效百發百中有起死回生之功又治婦人月閉鬼胎小兒驚痫客忤等症每用一丸重者酌加小兒半丸滾水化開送下本堂揀選道地藥料擇天醫療病良辰於淨室中誦大悲寶懺一永日虔誠修合應驗如神並將痧緊服法略詳於后

惟是藥本昂貴俱皆珍品購者珍藏幸勿褻瀆　或善良君子施送濟人其功德豈有限量哉　虛勞孕婦忌服

一 治傷寒時行瘟疫寒熱頭痛胸悶懊憹一二候身熱不解神昏譫語開水化服一丸如身熱不盡再進一丸立有奇功

一 治痰厥不省人事用陳胆星五分冲開水化服一丸

一 治肝氣厥逆不省人事用生石決明二兩煎湯一茶盃化服一丸或開水化服亦可

一 治小兒痧症時疹用西河柳五錢煎湯化服一丸末透足再進一丸輕則半丸

一 治癰疽發背腦疽疔毒一切無名腫毒外用土牛漆一兩搗汁調藥半丸敷之內用開水或生甘草三錢煎湯化服半丸大症一丸未成卽消

一 治爛喉痧症痰涎壅塞口禁身熱命在頃刻急用開水化藥一丸徐徐灌下立刻回生再進一丸卽愈

一 治一切咽喉急症服之立痊或用荷葉三錢煎湯化服亦可

一 治小兒急慢驚風身熱嘔乳驚悸抽搐使青用鈎籐一錢煎數沸去渣量兒大小和服半丸或一丸作四次服之立效如月內赤子胎驚不乳用藥一丸分作四塊研極細末安在乳頭上與小兒吃乳同下立愈

本堂開設上海英租界拋球場

每盒售洋二角　批發八折

通信

醫藥總會會長會員諸公台鑒竊以醫會成立次第推廣俾業此道者藉資研究不致面墻及悉病者亦少中藥魔同登壽域誠開中國數千年未有一大慈航也闔國人民幸甚箇邑文庠周立堂君年三十餘歲患唾痰血症於舊歷十月內央予診視其脈數實其症唾痰帶血血中有毛長寸許或四五分狀如髮勁挺如鬣色黑每唾十餘根或五六根不等歷稽方書無可考證殊深駭異審係久病據金匱肺癰一節云脈數虛者爲肺痿脈數實者爲肺癰今診其寸口脈數實可斷肺癰無疑因投以葶藶大棗瀉肺湯桔梗湯各二劑覺病勢稍輕毛亦稍減因病家期速效另延一老醫診治投以理中四逆等方病復如故未幾即死按肺癰脈證仲師言之具詳班班可攷末云熱之所過血爲之凝滯蓄結癰膿吐如米粥始萌可救膿成則死今其人只吐痰血未吐膿血病亦未至危劇其所以死者或由藥誤或屬臟絕因後未染指殊

難揣測獨不解其毛從何來緣何而化受學淺識微莫知所以想

諸公學識宏富經驗旣多諒必研究有得務望將此證詳明

指示並用何藥挽救登載報章不僅受釋疑即醫界中人亦獲昌明之一助耑此敬

侯

道安

雲南箇舊醫藥支會評議員布秀雯謹上

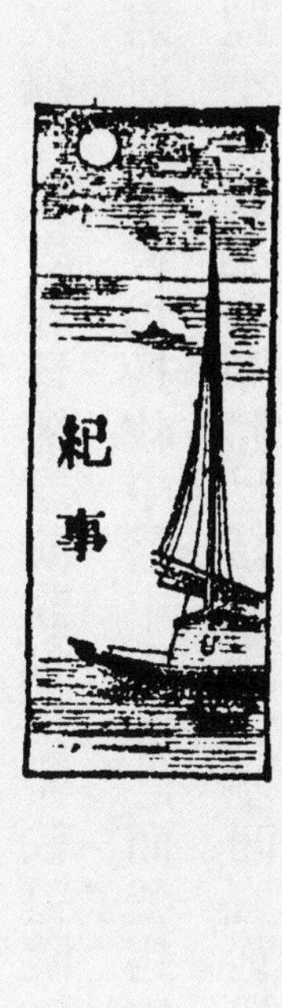

神州醫藥總會紀事

本會因屆更選職員公決進行辦法爰於舊歷十月十五日假錢江會館特開大會各省分支會代表及本外埠會員到者計有二百餘人二時振鈴開會首由余伯陶君略述會事之經過並謂總會成立以來現值第三屆開大會之期振興醫藥時機實萬分緊迫今幸各地熱心同志組織分支會者日多團結力日漲對於前途殊抱樂觀惟冀大家努力進行嗣公推戈君鵬雲爲臨時主任戈鵬雲君演說略謂兄弟非醫藥界中人主席本不敢當祇因今日貴會值選舉之際諸君均有職務所以權任臨時主席兄弟所懷抱之目的是醫國醫人心然欲醫國必先强種欲强種必先昌明我中國固有之醫藥昌明醫藥之目的直接是救種間接即是救國醫藥兩界負此鉅大之責任是

以相延不良之習俗急應改之使良兄弟自美國歸來身弱多病素信任我國固有之醫藥尤希望吾國醫藥兩界之發達蓋以進化之公例言之今人應勝過古人豈可今人轉不及古人深冀兩界人才不徒能保存國粹且能發明古人所未發明者貴會冠以神州兩字實爲兄弟所極端歡喜此是愛國的標幟愛國的招牌次張叔鵬君演說略謂自歐風東漸吾醫藥兩界已受莫大之影響醫學固急應研究而改良藥物尤爲緊要最好以吾國之原料仿西法製造惟求確有效驗而又便利自不難卜國人之歡迎而中醫中藥卽賴以保存矣次紹興代表胡瀛嶠君演說略謂吾中國醫藥之所以不發達者由於上無政府之提倡下無聯合之團體是以寖微寖衰今幸創辦中醫學校已蒙大總統批准而各處醫藥會亦漸次成立此後惟求固結團體不存意見急起直追以期進步次松江代表査貢夫君演說醫藥學報實爲改良醫藥之導師急應推廣消路次鎭江代表楊燧熙君演說創辦醫校醫院實爲根本問題急宜切實進行次王祖德君演說本會爲挽救中醫中藥滅亡而發起惟以前爲結合團體時期是以於根本問題不免放棄今團體已結成第二步卽宜從研究醫學改良藥材入手鄙人於

醫學爲門外漢今姑舍醫而論藥吾藥界之通病往往祇務形式之美觀不務實在之效用此是一大禍因蓋一務形式往往氣質轉變而功用盡失殊不知救病如救火醫生是救火人員藥物是救火器械救火人員固宜練習純熟勇往直前然設持不良之器械卒無救於燎原之禍是以改良藥物實爲至急之務我國四萬萬同胞之生命賴我醫藥界而保存設自不能保存而依賴西人我國醫藥界能不愧煞演說至此因時間已遲議案不及表決乃投票選舉評議畢卽搖鈴散會次日晚復在事務所開會由評議部推舉正副會長余伯陶君得票最多數當選爲正會長顏伯卿徐小圃君當選爲醫界副會長葛吉卿童芝蓀君當選爲藥界副會長二十日續開推舉職員會公推兩界熱心者擔任之推舉職員畢

童芝蓀君提議改良藥物宜從化學入手方能達到抵制西藥之目的惟購機聘化學師非一時所能舉辦今姑擇易仿製者若大黃粉滑石粉等先行試辦

張始生君力贊成其議決從先購一粉碎機仿製各藥粉入手

包識生君提議各議員辦事及到會與否宜遵規定之章程庶免曠廢職務而滯進行

行

余伯陶君提議各職員有三月不到會者應遵照會章第五十條之規定即另行推舉他員以補其缺

十一月初二日晚七時開常會包識生君報告進行辦法介紹唐堯卿先生演講中藥之體功略謂中國許多之事業之最可惜者爲中醫中藥不知費幾千萬人之心力始克流傳至今惟西醫從實驗上進行且近世紀以來新發生之病甚多往往爲從前所無是以競求藥物之進步以圖補救然無論藥物之進步如何尙不足以供需要由是多以人造之藥以補天然之藥之不足我國富於天然之藥而不加研究坐令每歲進口之西藥爲數恆達幾千萬金錢流出豈不可惜惟研究亦非少數人所能爲功始或由於一人之思想繼合幾千百人之腦筋公同研究之方能止於善境惟藥有生命關繫非與製造物件一般也西國以醫院爲實地試驗之塲蓋在醫院藥如不合尙有補救之法是以西醫之發達在醫院醫院之進步歸本於學堂中醫亦不少極良之藥及學說今求進步能從醫院學堂入手當不亞於西人中醫所合之方劑與西醫不謀而

合者甚多卽如（敗毒散）用甘草桔梗以保肺用茯苓以利小便用川芎只殼羌活獨活柴胡前胡以除表裏之風而治頭痛此方配合非常神妙與西醫用依必格鏓醋水甜消伊打酒到魯糖仝法惟古人著書於藥性之體功未講祇說病狀是一大缺點譬如本草所載羌活治風濕相摶本經頭痛中風不語周身痛此均是言病狀蓋羌活是另有一種體功羌活能表汗故卽能已痛痛之原因在積血腦筋受積血阻礙是以要痛中風不言語亦係爐腦積血血管破裂所致用羌活發汗卽能散血猶之一堆水中横以壩一面水高一面水低將壩略開俾底於平卽無積血爲患而病自已矣羌活能入腎經膀胱惟欲發汗須熱服再以熱水多服幾杯汗卽出若欲利小便須冷服利小便與發汗功用同能發表者熱吃不能發表者冷服本草載血虛頭痛不能用足見羌活能散血頭痛之原因甚多腦血少頭亦痛總之羌活係治血多頭痛之良藥也

又云大小承氣湯中用大黃芒硝枳實等實有種種之功用人知大黃是一種瀉藥而不知大黃何以能瀉蓋人體肝中有無數小管圍繞胆囊由囊流出胆汁接小腸第一段再流人大腸胆汁能瀉而大黃能增多胆汁所以能瀉也芒硝之功用無大不大爲

紀事　六

一種最好之藥各種痛多是積血發炎發炎食芒硝第一能將小腸之管取出無數之血水第二能以芒硝之水與他種水合枳實內含有金鷄納甯蒙酸古方中炒用生用亦俱有至理卽以枳實而論一經炒後甯蒙酸已不復存在矣

補藥中之鹿茸含有燐砒阿莫宜亞紅血輪鐵燐鋞鐵燐養各質固屬極好之補品惟價值太貴不便於貧人是以西醫仿用動物之質極急所發明之鐵燐亞鉀以人功造之物以補天然之不足者也鹿茸不能見火見後卽失其功用鄙人思得一法用飛麵糊之將虫包在內化軟後放在石灰內應可功用不失卽如玫瑰花含有酸與油亦不能火烘日曝最好在風前吹乾保存不能用鐵箱木箱紙匣宜放在磁器內可永久不失功用吾國製藥一面急宜改良現在之法有好有不好西醫不憚研究是以能日臻於良中醫無學堂醫院無實地之研究是以絕少進步醫學報是一種試驗醫法良不良之消息機關尤屬緊要醫書宜改弟釐定最好先由上海入手編分剛傳之天下兄弟極願貢一得之愚與諸君研究之　此[illegible]合非[illegible]與[illegible]必[illegible]

余伯陶君演說吾國醫藥流傳固久惟未經學堂醫院之研究卽有經驗之良方新發

明之靈藥往往視爲獨得之秘此皆由於公益心薄弱所致而中醫自視太高所以遂少進步頃承唐先生指示各節極所感佩蓋中醫不能説明藥物之體功是一大缺點深冀醫院學堂早日成立將藥物天然之性質化出並用人造之法以補救其不足深願唐先生時臨指教爲幸

包君識生演説中醫中藥非空言所能保存時勢瞬變急宜從實地進行籌辦學堂醫院募捐手續固非總會一部分之力所能成而事務所之精神急宜振作今由結合團體時期已進於研究時期研究之途有二一種係學理一種係病理研究病理可將或有難治之病會中召集同志實地研究公同討論治療之法如是不徒足以堅社會之信仰心即於本會名譽及同志學識均有大益也全席均鼓掌贊成至十二時始散會

接江西分會公函略謂正副會長及全體職員現屆三年期滿遵照會章於本年十一月四日召集醫藥全體會員投票選舉選出朱琨君爲正會長徐啟鼎君爲醫界副會長曾懷紫君爲藥界副會長並將舊推各職員重新遵章改推云云

接塘棲會員范鹿賓君來函略謂頃有友人朱君少白學識優長擬組織塘棲分會以

紀事 八

隷於總會屬僕先通函接洽旦分會簡章一時漫無取則請將他處分會章程抄示一份以便參酌成立之期約在春間云云

接福建分會函略謂福州醫界前此未入分會者近日託人介紹紛至沓來應接不暇尙有二十餘名候領證書趁此時機擬辨福建中醫講習所以三學期畢業請官蒞會考試現將就緒當奉請長官立案入正便可實行此舉爲振興醫學聯結團體起見故積極進行爲未雨之綢繆或可免無形之消滅云云

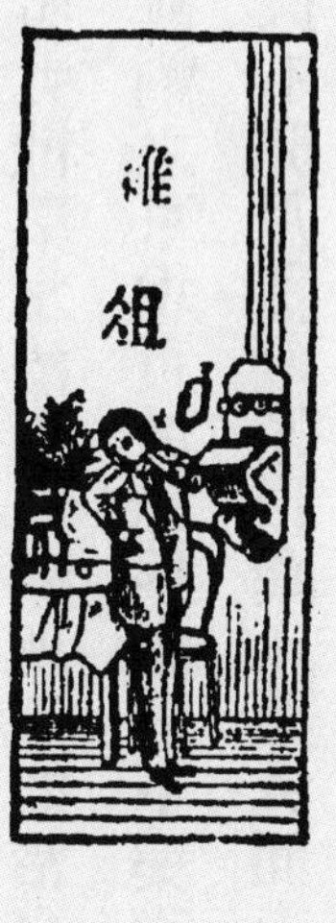

張養濟製藥閒談序

張叔鵬

人生所不可少者爲衣食住而衛生之資料不可少者菽粟水火惟藥物爲最要因人生縱極富貴而疾病之痛苦壽命之延長雖有金穴銅山而難買惟藥則旣可却病又可延年誠人生必不可少之物爲養生濟世之要素也近日中外通商戶口繁多嗜欲日增疾病亦日多則宜藥之用日繁而藥業日盛也顧何以各處市上藥業絕少發達均困頓不振者非因遠來西藥逐年暢銷市上西藥房則日增月盛盈於此者必縮於彼無怪中藥鋪之營業日衰也豈眞中藥之不如西藥耶乃中藥多飲片煎劑不如西人藥丸藥水之便利耳但五洲之氣候不同體質嗜欲因種別而異西人尙肉食中國尙穀食西藥多金石礦物中藥多草木植物體質強弱不同用藥取舍亦異然則國人

之疾病未可全恃西醫西藥而江南柔弱體質更不相宜亦可明矣西醫視病不開方案又無藥味卽開某藥水某藥丸能知西藥之藥性者能有幾人不比中藥丸散病家之略閱醫書卽可知其性之溫涼補瀉也所以請西醫治病者除外科傷科西醫持器械之精手法之熟可勝中醫外若內科婦科幼科傷寒霍亂等效者少不效者多實不及中醫之技凡人於事之利害切身者莫不審愼周詳人之有病求醫藥治之非最利害切身之事乎何以視一身之生命甚輕漫以西醫西藥嘗試哉鄙人自幼身弱因誤於醫藥而肺脾同病爲瀕危人屢勸請西醫診治服西藥余不敢嘗試後見親友中年富力强于余者或與余同病者有并非危險症者西醫治之而初則小效繼且殞其生不下十餘人余則夙疾時發或中醫治之或自治之肺病雖未脫體而身尚健在且年將花甲當時苟欲時髦用西藥治之恐亦難保生命矣吾故曰病之可以中藥治之者以中藥所製丸散藥水治之中藥所不能治之病以西藥輔助之或曰丸散藥水一成不易非若煎劑之可增可減恐病家之不樂從耳鄙意以爲此亦習慣耳西醫治吾國人之疾何以不聞用煎劑僅以藥水藥丸而未聞病家嫌其丸散藥水之不能增減也

鄙人於甲寅春設養濟製藥所於家中親與各友研究製法凡丸散之通行者製法則改良之秘方之神效者能仿西式則仿之新法之可取者則變通而襲用之揀選藥材必擇道地雖耗費資本不計也新法幾經改製雖心力勞瘁不顧也每日製藥之暇與號友閒談或述所聞或攷所誤或述中醫之掌故或述西醫之源流中國之本草即西人之藥物學瀏覽所及隨筆記之積稿既多略以類從錄爲一卷以便肆友作談資因名之曰製藥閒談略書所見以告當世之愼疾者

◉中國生理學自序

自序

生當五陸交通時代種族異宗教異國勢異習尙異相異則相競于是乎有武力之戰有工藝之戰有經濟之戰有學術之戰操術益工爲道益險相顧亟亟朝不保夕舉國才智之士當目時艱創巨痛深不惜以畢生之精神全體之能力舉而投之旋渦之中匪特救國直以自救與其束手而亡毋甯力竭而死容有激烈過當者顧亦出于不得

已耳何況一國之大經緯萬端一手一足之烈詎能有濟固不如分科研究較易爲力人自爲戰較有實際也尙志一介細儒粗知醫理服膺思不出位之訓敢蹈數典忘祖之嫌中國爲文明之始祖醫學開文化而紀元我何人斯而敢妄自菲薄慨夫醉心歐化之徒一切咸主吐棄不知在輸入新學一方固爲積極而于保存國粹一方卽見消極揠我根而培以土去我皮而附以毛物雖甚美固能有益于我根本否耶况西人解剖不及百年中華經驗已逾千載而謂生前推得之生理反不及死後所得之跡象耶我若故步自封僅爲牟利固消極的無可贊助若能利用我之所長而更求精詳備彼此之比較發固有之特色倘亦愛國君子所樂聞者乎尙志不敏首冒不韙一孔之見明知無當引而伸之糾而正之發揮而光大之造萬世無窮之福敬俟能者弗敢專也吾國不乏好學深思才智之士有願發揚國光積極進行而當學術激戰之衝者乎民生幸甚國家幸甚予日望之

乙卯七夕前一日吳縣徐尙志相宸甫自叙

例言

一中華醫學之衰多因不注重生理根本之學不知衞生病理息息與生理相關苟爲脫離生理卽無由獨自存在人而不欲昌明醫學則已誠欲昌明之非從生理入手不爲功

一生理大概分固定流動兩大類中國向來得力于流動之氣化而不重固定之位置所以此書詳于氣化略于形跡誠能周知活潑潑地之所以然則直接間接可悟出無限變化不愈于刻舟求劍乎

一中國醫書自內難而後僅知治病鮮有發明生理者無怪有今人不如古人之恨今日編述此書取之醫學家不能完全不得已而旁及道書以修養家言深于內照往往極其精奧足與靈素相爲表裏附註書名以便參考

一中國著述除學庸分章分節最合論理體裁外歷來各家咸不注重統系界限醫書尤多龐雜欲收研究之功宜以學庸爲法不獨可以抗衡歐美取信當世已也

一所引內難經及諸家學說義不正確則改正之文不顯明則修正之不刊之論在人人心目之中則撮其大意補入之爲讀者醒目計爲後來進步計割裂竄易塗坿三

者無所逃罪

一生理之學妙理無窮彼徒襲其形跡者倘洋洋洒洒言之顧我區區如何足道實因取材枯窘不敢妄逞臆說凡所正補皆斟酌再四確信而後出之其所未信則唯有闕疑以俟異日以待明哲與其繁而寡要不若簡而可信倘望海內同志敎而進之漸漸修補將來或可底于完善也

附記

本書凡采用易經兩條內經原文一百零四條修正者十九條難經原文三條修正者一條諸家學說及修養家言六十二條就一得之愚補入者七十七條除受生八脈十二經餘論四篇末各有餘論外共得二百六十八條連餘論共一萬五百餘言所恨見聞有限掛漏良多補茲缺憾敬俟 博雅

同日又識

◉醫藥緊言

義烏陳无咎

導詞

醫藥繫言。非醫學也。非醫學而仍繫以醫學之名，何也。蓋取象於易矣。易有繫辭焉。闡陰陽相搏之義。示乾坤闔闢之玄。取動靜一的之軌。抒知能簡易之道。故曰乾以易知。坤以簡能。易則易知。簡則易從也。中國哲學莫奧於易。雖畢生治之。不能竟其蘊也。其次莫奧於醫。亦雖畢生治之。不能竟其蘊也。不佞一山埜鄙夫。治學不成。遁而習醫。始知醫之難。殆與易等。夫治學不成矣。何能治醫。然醫者意也。批郤導窾。斯游刃有餘。又醫者翳也。目送手揮。忽軒軒霞舉。丁茲國粹川夷。震物質之陸離。棄精神之純白。縱無一得之愚。猶宜況瘁。既具半知之渴。忍棄蹄涔，此不佞所以勿遮姸媸。值舉世莫爲之時。獨寢饋於是。眠食與偕。暴豈特賢於博進哉。亦冀免夭札羣倫耳。況吾父死於醫。而吾子又死焉。故不佞者不孝不慈之儔也。原夫光君患奔豚。俗醫進以白朮。遂氣悶而卒。次子生雙蛾。庸醫補以地黃。卒潰喉而夭。但喬木之隕。不佞僅三歲。或可託諸乳臭無知。至次兒之殤。則不佞將而立矣。讀書二十年。講學數寒暑。區區淺證。竟喪愛子。此則不佞所泣血椎心。而欲將平日之著作。若詩、若文、若劄記、若雜俎。槩拉燒之者也。語云。一之已甚。其可再乎。先哲有言。一命之士。苟存心濟物。於物有濟。讀不佞醫學繫言者。當原不佞本非老馬。猶思鼓笳。驚談滄海。杭之一葦。世有羅知悌先生其人。不佞雖爲朱丹溪之擁篲。有餘慕焉。若云東垣景岳。遺響堪彈。靑主晚村。陳蹤學武。盼予小子。敬謝不遑。

醫藥雜俎

周伯華

四然二反

府臟之伏也。血氣之留也。空竅之寨也。關鬲之礙也。慮其所未然也。意其所將然也。察於四然者而謹馴於理。夫是之謂醫。以其所有餘也而養其所乏也。以其所益多也而養其所損也。反其所養則益者彌損矣。反其所養則有餘者彌乏矣。察於二反者而加疏瀹焉。夫是之謂藥（子華子）

彈痤

彈痤者痛。飲藥者苦。爲苦憊之故。不彈痤飲藥。則身不活。病不已矣（韓非子）

本草始於神農

神農作本草經三卷（隋志）炎帝始嘗百藥（史記三皇紀）

煎藥始於黃帝

飲以半夏湯一劑（內經）

散始於黃帝

名爲鼓脹治之以雞矢醴（內經）

丸藥始於黃帝

軒轅臣巫彭始制丸藥（物原）

膠始於黃帝

軒轅作膠（物原）

按摩始於黃帝

子游按摩　注黃帝臣也（韓詩外傳）

國工

公孫光間處臣意深論方見言百世爲之精也師光喜曰公必爲國工（史記倉

公傳）

郎中大夫

醫生稱郎中大夫始於宋　（夷堅志）

黃帝扁鵲脈書

慶有黃帝扁鵲之脈書五色診病知人生死決嫌疑定可治　（史記倉公傳）

診籍

今臣意所診者皆有診籍　（史記倉公傳）

針石　運手爪

秌鵲發精於針石　（漢書敘傳）　鍼石運乎手爪　注古者以砭石爲針凡鍼之法右手象天左手法地彈而怒之搔而下之此運手爪也　（後漢書趙壹傳）

漆葉青黏散

阿從佗求方可服食益於人者佗授以漆葉青黏散漆葉屑一斗青黏十四兩以是爲

卒言久服去三蟲利五藏輕體使人頭不白阿從其言壽百餘歲（後漢書華佗傳）

無故不宜服藥

凡人無故不宜服藥藥氣偏有所助令人藏氣不平思邈此言可謂洞於事理也（舊唐書裴潾傳）

視疾若隔紗視物

迭里特有膂力善騎射馬蹶不仆尤神於醫視人疾若隔紗覩物莫不悉見（遼史）

開竅納書

元素八歲試童子二十七歲試經義進士犯廟諱下第乃去學醫無所知名夜夢有人用大斧長鑿鑿心開竅納書數卷於其中自是洞徹其術（金史張元素傳）

列甕賣藥

王彥伯醫名既著列三四甕賣藥於庭老幼塞門而來請彥伯指曰熱者飲此寒者飲此風者氣者各飲此皆飲而去效者各負錢而酬不來者亦不責之其曹服長者之流歟（趙德麟侯鯖錄）

爲芻人案孔穴灸之

秋夫(徐熙子)彌工其術仕至射陽令嘗夜有鬼呻聲甚悽慘秋夫問何須答曰姓某家在東陽患腰痛死雖爲鬼痛猶難忍請療之秋夫曰云何厝法鬼請爲芻人案孔穴鍼之秋夫如言爲灸四處又鍼肩井三處設祭埋之明日見一人謝恩忽然不見當世服其通靈(南史張融傳)

辨雨水之佳劣

凡遇有雷之雨則不可收取蓋有雷即有毒氣如烹飲多生脹病　春月雨水是春升生發之氣最宜收貯　梅雨乃係濕熱之氣鬱遏薰蒸釀爲霏雨人受其氣則生病物受其氣則生黴此水惟入醬易熟即造酒醋亦不宜也　(傳家寶)

硃砂泉

黃山舊名黟山東峯有硃砂泉溫可點茗春時即色微紅　(圖經)

黃連雞

黃連雞產雅州大如鴿色黃白食黃連葉人罕捕之　(王士禎隴蜀餘聞)

蟆子

蟆子黑而小不礙紗縠夜伏晝飛嚙人成瘡秋夏不瘉膏楸葉傅之則差聞柏煙麝香卽去 （元稹蟆子詩序）

決明子治青盲

十月採決明子陰乾百日可治青盲等眼疾 （月令事宜）

醋泥治火瘡

孫光憲嘗家人作煎餅一婢抱子擁爐不覺落火炭之上遽以醋泥傅之至曉不痛亦無瘢痕 （北夢瑣言）

氣血歸源於中焦

潮必東起者東乃生氣之方陰陽之氣始於此也百川之水盡赴於東返本之義也如人身之氣血必歸源於中焦亦起於寅時生氣之際也 （七脩類藳）

鳥獸猶知解毒

醫書言虎中藥箭食清泥野猪中藥箭豗薺苨而食雉被鷹傷以地黃葉帖之又礜石

可以害鼠張鶱嘗試之鼠中毒如醉亦不識人猶知取泥汁飲之須臾平復鳥獸猶知解毒何況人乎

▲和潛道人醫醫篇

病由健無病詭以病自鳴顧謂我病者六鑿完無刑妙識洞肝膈微權移重輕矯以濟定辭鎮彼囂擾情始我聞言疑徐思怛焉驚心病實奇核身病爲常恆我久逃虛空艮背行無庭身象且不獲病所安從詒毋若華子歆哀樂亡其誠毋若壺邱然灰怪章於形心死道家哀死心禪客矜如何我喪我不著行處行一往視瞿瞿曷曰常惺惺君言儻余瞀達此膏肓癥门我辛嘉園睨君切問聽矯然若病鶴迴刷翻天翎鳥覩龍登雲燭微犀照冥像俄鑄奇骨信是岷山精政著丹靈宮班爲太極卿遨翔延蓋公季孟茅初平胡不賢列缺超搖凌紫清胡寧終古忍局局儕蠻偣茲豈摩詰病將亞无垢稱醫略序黃帝神仙能養生厥流次方技厥典先羣經燕齊子遺民悲憤言飛騰仲景厥及流不依劉景升大慈發金匱普濟蘇災呲黃公北山隱思邈南山迎劍首映隋唐刀丢

戰魑魎古來賢達士豈不師咸衡醫國談霸王殘民積垓京起翦適上服中韓劇心兵
法立鞅自斃說行鄒當烹世有鶡冠毒憯於鴆羽蒸傷哉學術殺日播科條腥壯佼[illegible]
鐵鉞饑愚載楊桁沼吳賜益富禍宋荊誰懲信知力牧書不若俞推籲活國絕無望活
人病猶能令君慎擇術寸帖張零丁夢有鬼神告詩之琴瑟錞坐見起九死相呼走三
彭赤丸若霹靂玄石如冰凌輪寶載耆域國工拜摟竊周南貴壽耇趙國尊娥姬各各
滿所望磊磊軒厥名未刲人命賤衆工市心爭東西一交鬩天札方縱橫乾陀自有論
明堂自有程豈有波羅仙克先孟張鳴豈几天醉秦力借和緩征倉卒潑寒胡殞我儒
林英蠹傷人物眇誰爲異同評醫壘有元戎仗君樹和旌先驅東華童翼軟靑要擴摘
諸赤籍魄納此靑囊幐祝君靑驪駮車驅車不停蓬勃陌上塵香爲聚窟馨報君朱提
銀蚨飛集闔楹徒馭有驕色縲寡無啼聲我聞醫者意揆度資先庚經本若垂象赤黃
同日星方木若厤算渾蓋陳模型辰歲有超越本均時朒盈爲合驗天失順天求合成
又云意所解言說非能呈心達匪師授書曉徒聽口固知司轍末不若司契貞視已洞
一方說寗拘五行觀君本生地葉鏡胸中瑩量君後得智庖刃硎無鉎淨識捷懸解天

倪烔先醒得魚不因筌模象方開盲政爾不疵癘窅然在神凝忽然自得之那復尋鈎繩以此壽衆生藥王願其宏我以天眼通識君闍陀明仍潔子丹肴用蘄太上瓊聞道可夕死脩期非世齡山陰干嘔帖奈此痰藹藹惠我薩家丸副之東本茶朝饑得快食坐睡成艷饑翻恐耗食籍何心問茶鎗壞木疾無枝蒲柳秋當零無藥可醫老有言期相瑩君詩精且健決起秋空鷹我言苦諄諄祝蔭受陰晴筆駛故連犿言重積譽譜嚴詞編杜集詎謂諸丁嚶黃葉報龐耆聊當喧引喤報章勤再賡急急如律令

▲中西醫同瑣談　續第四册（未完）

黎庶軍

驚風一病近譯本名爲幼兒急癎凡癲痘肺炎等熱性病之前兆期皆足以致之此種病原學方喻二氏早已確宣其底蘊大抵醫藥上由經驗或體認而來之智識我中醫絕不讓於黃髯碧眼兒

胆礬一物化學上所謂硫酸銅眼科喉痺中西醫多賞用之惟西醫用量甚爲謹嚴自今以往吾人當相觀益善耳抑有進者是物刺戟性甚强眼科應用後紅腫疼痛較劇於昔故西醫於用此藥之先後必用古加乙涅以點眼鄙人曩患顆粒性結膜加答兒爲避痛苦計因悟一法當翻轉結膜摩擦硫酸銅之後以手指仍然挾住翻轉之結膜片時取清水洗滌該處始釋手令其落下痛苦遂減

披閱西醫載籍凡腸窒扶斯發疹窒扶斯諸傳染病均有一定之前驅期進期退期且無論用何種方法皆不能於初期卽治愈其疾病至肺結核之第三期雖最高級之醫學博士亦委諸不能治由是以談則我中醫瘟疫莫治頭癆怯莫治尾之醫諺不幾爲

簡而得要乎

頭部充血西醫多用誘導於腸之法即所謂上病而求諸下也特彼此之名詞不同耳理固無或異矣

臨床病理學曰腦出血而得保其生命者其後偏里阿組織新生形成卒中性瘢痕自病理解剖上觀之固不得謂非痊愈矣然由症候學而論則實不然何則身體之知覺運動機能仍然麻痺永無恢復之望故也昔徐靈胎治劉松岑中風愈後一手一足不能如舊言語始終艱澀因曰凡病在經絡筋骨此爲形體之病能延歲月不能除根

寄生性皮膚病西醫用硫黃吾人何獨不然猶憶有疥者語以硫黃不之信及詢西醫受藥歸亦然特彼所用者爲昇華硫黃而非天產品耳

西醫好擣白芥子爲泥敷腨腸及脚心施之中風霍亂發癎暴瀉痘瘡等其法見於肘後方治中風卒瘖不能語以苦酒煮芥子薄頸一周以衣包之曩華陀湔腸滌胃飲以麻沸散其方藥雖不傳以理想推之要今即之麻醉劑我國發明最早隨得隨失致諸外人在西歷一千七百九十八年英人達爾氏始知喜气百餘年間由喜气而得以脫

以脫而得哥羅方等一日千里其廻視中國爲何如哉然而萓菪菲沃斯彼之習用品也吾醫籍亦載旃近人罕用之桂林藥肆至無可購者麻沸散亦幸而不傳耳傳則安知非罕用之或無可購者耶振興上貨以塞漏巵者若之何

病原學中有絕大之價值者細菌是也夏季气候最適於細菌之發育蔓延因之傳染病爲獨多善矣夫喻西昌之言曰天本熱也而益以日之暑日本烈也而益以地之溼三气交動天之熱氣下地之濕氣上人在氣交之中無隙可避故病之煩而且苛者莫如夏月夫天氣無形之熱與地氣有形之濕交合而大生麻生之義益彰然殺機每伏於生機之內今爲之斷章取義以中證西不謀而合矣

神州醫藥學報校勘記

錢縉甫

張君邁荃答錢君存濟四問　曰內經唾出若涕。此言痰之淸者也。內經欬出靑黃涕。此言痰之濁者也。愚意醫家治病。痰病居多而素問靈樞爲醫書之祖。徧査全書無一痰字。醫書除素問外。以仲景書爲古。難經或云扁鵲著。亦古書也、然難經中無痰

編組　二十

字。仲景傷寒論。亦無痰字。金匱雖有痰字。然亦偶見不數見。然則痰字在漢以前。實未通行。而今世明明有此病。則今之所謂痰。古人必有一字以爲代明矣。張君言唾出若涕爲痰之清者。欬出青黃涕爲痰之濁者。是可見古之涕字。與今之痰字。可二而可一矣。抑張君又云。內經傷寒論金匱其中屢言涎字。亦有言涎足談痰病者。是則古之涎字。與今之痰字。亦可二而可一矣。又第四期莫氏研經言釋痰謂仲景書有濁唾。有涎唾。涎唾後人或稱淡唾。痰字去氵加疒。卽爲痰。巢源而下。唾皆稱痰。愚按此說亦確。然則古之所謂唾。與今之所謂痰。又可二而可一矣。

定價表

費須先惠空函恕寄
概收大洋銀毫加水

定價

項目	一月一冊	半年六冊	全年十二冊
現欵及匯兌	二角五分	一元	二元

郵票以三分之內者五份以上不收郵票

郵費

本國	一分半	九分	一角八分
日本	二分	一角二分	二角四分
外國	四分	二角四分	四角八分

廣告

等第地位		一月	半年	全年
特別	一面	二十元	一百元	一百六十元
	半面	十二元	六十元	一百元
普通	一面	十二元	六十元	一百元
	半面	七元	三十五元	六十二

聲明

告白	
特別	論後正面概作特別
普通	後頁夾張俱是普通

木刻電版費須外加

第二十六期

編輯者 神州醫藥學報社

上海老垃圾橋浜北延吉里

編輯所 神州醫藥學報社

上海老垃圾橋浜北延吉里

印刷所 神州醫藥學報社

上海老垃圾橋浜北延吉里

總發行所 神州醫藥學報社

中國郵務局特准掛號認爲新聞紙類

神州醫藥學報

第二十七期

月出一冊准陽歷月底發行

◉本社緊要通告

本報廿六廿七二期之報出版延期者實因改定新章之後各處定購諸君多未函覆兼之國家多故投稿甚稀既不敢草率出版是以甯獲愆期之咎刻下本社已儲存半年之紙料務鴻篇鉅著源源賜教則此後斷不至一再延期蓋維持醫藥端賴海內外同志之襄助非本社少數人之力所能爲因近日詢問延期之函件甚多故特此聲明

▲神州醫藥學報第二十七期目錄

◎論說

醫家修養論　袁桂生

研究鼠疫之感言　鄭肖巖

醫之名實說　張汝偉

◎學說

傷寒辨　李嘯雲

奇經八脈起於何穴終於何穴試擇要言之　湯逸生

太陽病發熱而渴不惡寒者爲溫病論　張毅民

鑒別生死說千種　黃眉孫

包氏診斷學　包識生

◎醫書

傷寒名數解（續前期）

奇疾方註釋（續三年五期）　崇肖葵

◎紀事

神州醫藥總會紀事

◎來函

來函一　陳裕業

來函二　阮其煜

來函三　張汝偉

來函四　林又恩

來函五　薛立夫

◎問答

答黃君眉孫營行脈中衛行脈外疑問　劉丙生

答俞君志勤溲溺無關小腸之疑問　沈玉麒

產後防護說　沈玉麒

答第二年十二期報華君錦堂問　裴　敏

目錄

答布秀雯君問症　洪廷颺

讀醫報第二年第八期沈少卿駁陳修園傷寒論淺註　陳伯豪

答俞君志勤問疑一　張汝偉

答錢君星若問症一則　張汝偉

◎來件

傳染病預防條例

◎小說

今日之新藥品　義律

相思先生　高潔

◎雜俎

中西醫同瑣談續前　黎肅軍

小靈蘭醫案雜錄　蔣澤久著　何心怡錄

胡滌嘯宣言

北絳舟中作　黎伯概

讀書樂　李嘯雲

海外醫談　黃楣孫

醫醫奇聞　醒

神州醫藥學報校勘記　錢縉甫

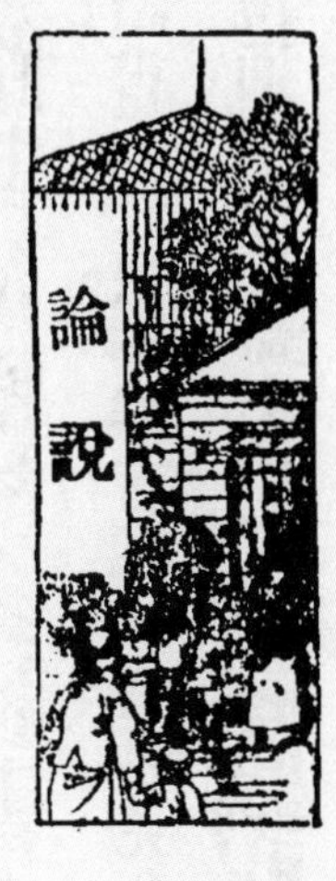

醫家修養論

袁桂生

孔子曰德之不修學之不講是吾憂也孟子曰吾善養吾浩然之氣聖賢垂訓原爲普通學者言之不專爲醫家言也**顧醫爲人之司命其品位至尊其責任至重昔人至以良相比之則其修養之道當較普通學者爲尤切要**蓋一藝之成皆由艱難困苦日積月累而非倉卒之間所能成也竊嘗瀏覽典籍**古來大醫之所以能卓然傑出爲世崇拜者皆其修養之時有大過人之處如葉天士**從十七師**徐靈胎**讀五十年書**其堅忍力學**有如此者試問普通醫界能若是之苦學乎方今醫學衰頹提倡發揮與有責焉因於診病讀書之暇草此一篇以自勉勉人

焉。

▲一學術之修養

醫爲專門科學。其學理至爲深博。其方法亦至繁賾。苟非修養有素。決不能勝任而逾快也。修養之法。第一當擇名師而師事之。昌黎有云。古之學者必有師。師者所以傳道授業解惑也。吾國醫學。自古以來皆人自爲敎。今雖官立之醫學校各省多有先後成立者。然大率敎授西醫而敎授中醫之校無聞焉。故今日子弟之欲學醫者。大都仍其舊日之習慣。從師受業。此亦勢使然也。此其義人多知之。無庸深論。第二曰多讀書。一家之書有一家之心得。亦卽有一家之缺憾。是非廣搜博採。折衷至當。難免不蹈其覆轍。故多讀書。實爲增長學識之惟一法門。雖然。讀書而無法。亦鮮有能成者。吾見今之醫家。談論時則所稱之書名甚多。甚且儼然以博通中西自命矣。一旦臨證。則虛實不分。輕重莫辨。而雜亂無章茫無頭緒其故何哉。蓋目中之書雖多而胸中實未嘗貯一書也。然則讀書之法奈何。曰循序漸進依次卒業而已。曾文正公家書云。求業之精別無他法曰專而已矣。志在窮經則須專守一經。志在作古文則須專看一家文集。又曰。用功譬若掘井。與其多掘數井而皆不及泉。何如老守一井力求及泉而用之不竭乎。讀醫書亦然。讀內經傷寒論則先儘內經傷寒論卒業。讀張氏醫通名醫類案則先儘張氏醫通名醫類案卒業。如是則心志既專易於記憶而無躐等之弊矣。且讀書非僅初學時代之事也。一日爲醫則當一日讀書。古人所謂學以年進。而經驗既多則往日所讀之書愈覺有味。語云。讀舊書如逢故人。又曰。掩書微笑。破疑團。非深領斯妙者。未足以語此也。第三曰擇友。古人謂君子以文會友。以友輔仁。友亦何可少也。然無益之友則宜遠之。張文端公聰訓齋語云。嬉遊徵逐耗精神而荒正業廣言談而滋是非種種弊端不可紀極欲學業有成者可不擇人而友耶凡此所陳雖於自修之道未能詳盡然大要不能外也學者苟本此義而行之則三年可以小成十年可以大成雖欲爲大醫亦無難也

▲二道德之修養

醫家之道德約分兩途一對於病家之道德二對於同業之道德夫所謂對於病家之道德者卽熱心救治以盡責任是也夫病家延醫原以性命相托是病家者固醫家之知己也烏可不盡心力以負病家之託乎故士旣爲醫則一切嗜好皆當拋棄而專心治病以盡職分卽遇難病亦當細爲研究反覆推尋總使無絲毫之遺憾而後已雖病家之酬報容有不豐而禮貌容有倨傲亦當原其境遇略其形迹以一屐平日之抱負此對於病家之道德也所謂對於同業之道德者則互相敬愛互相勸勉一洗

近日同業相嫉互相傾軋之惡習然此非易言也吾國醫界對於同業之道德至今日可謂墮落極矣傾軋譏謗無惡不爲欲其改過遷善誠非易事無已其惟提倡宗教之一法乎世界各種宗教皆以道德爲依歸而佛教之旨尤爲宏大金剛經云無人相無我相無衆生相舉胎卵濕化諸動物而一視同仁是平等之極軌也楞嚴經云戒殺戒盜戒淫戒妄語戒嗔戒貪戒癡是自治之極軌也今之醫界若稍知平等稍知自治稍知殺盜淫妄貪嗔癡之罪業則種種不道德之行爲將不敎而自戒尚何有傾軋譏謗之事發生耶吾國儒家如顏之推裴晉公蘇文忠彭尺木俞曲園諸先生皆深通佛學今日東西各國人士亦多崇拜中國之佛學而入佛教會者最近日本京都文科大學且有設立佛學講座之議(見上海報)吾國學界如伍秩庸博士近且於尚賢堂演說投胎之理幷言能約略記前生之事則佛教之有益於人心道德已爲世界所公認矣故欲挽救今日

之人心舍提倡佛教而外無他法也是在有志之士努力實行相與倡導而已。

▲三醫師自處之方法

昔扁鵲望齊侯之色而逃華陀治曹操文摯怒齊王而皆遭殺身之禍夫以扁鵲華陀文摯之學術而且逃且遭殺豈扁鵲華陀文摯等人皆徒有虛名而無實學者耶非也扁鵲之逃知齊王之病不可爲而潔身早去以遠禍也此扁鵲之知機醫家自處之道宜如是也華陀文摯之遭殺乃其不能如扁鵲之知機勇往直前致曹操齊王之誤會而乃有此不測之禍使華陀文摯能如扁鵲之知機潔身早去雖有百操亦焉得而殺之哉蓋人情皆好生惡死父母之爲兒女兒女之爲父母夫之爲妻妻之爲夫兄之爲弟弟之爲兄蓋無不望其生而懼其死一旦死矣則皆歸罪於醫孟子所謂有求全之毀者是也夫古之上工十僅全九扁鵲曰吾

非能生死人也。當生者能使之起耳。病家不察。以爲醫家實操生殺之權。其死也。皆醫家所用之藥殺之也。嗚呼。此扁鵲之所以逃。而華陀文摯之所以遇害歟。而況今日之人心澆薄。借事生風。與夫同業之嫉忌。訟師之魚肉。法律之無效。報館之敲詐。有非古昔所能比者。則醫家之困阨窮辱。夫豈人情所能堪哉。讀者疑吾言乎。則請述一二事以明之。去年冬季。鎮江西醫某君爲楊姓兒鉗取銅元。事大鬧風潮。闔城皆知。而上海時報之新聞。則加以庸醫殺人之罪名。平心論之。西醫實無非也。銅元未能鉗出。而喉破腫塞。非西醫所及料也。然而某西醫竟遭其蹂躪矣。此外則揚州某報敲某醫之竹扛。亦去年之事。且吾揚流氓界中。常以敲詐醫生爲生涯。二十年來亦數見不鮮矣。吾是以知醫家所處之地位甚危。而對付各方面之方法。亦不容不審愼也。大抵對付病家之手段。宜學扁鵲之知幾。而萬萬不可貪功嗜利。蹈華陀文摯之覆轍。此爲第一要義。蓋天下之病實有非人力所能挽者扁鵲六不治之說固已早言之矣何爲六不治驕恣不順理者一不治也輕身重財二不治也衣食不能適者三不治也陰陽并臟氣不定者四不治也形體羸而不能服藥者五不治也信巫不信醫者六不治也扁鵲之說如此以余觀之則不治之病實不止此數凡古今醫書所稱之脫症絕症死症大率皆不能治也蓋今日人民之嗜慾心較之古時爲尤熾而生計之困難抑又甚焉則其氣禀之薄元氣之漓自在意中故今日難治之病實較古時爲多而人情險詐亦有非古人所及知者故論今日不治之病當倍蓰於扁鵲之六不治矣奈何不知進退貪功冒險徒犧牲其至貴之名譽於庸耳俗目之手不亦悲乎此知機之義爲醫者可不書諸紳哉至於對付社會各方面之方法則仍以立品勤學爲根本之圖蓋品學既優則平時已爲人敬重彼流氓訟師亦具有天良雖欲誣衊而信者究少也故張文端

公聽訓齋語云。山有猛獸。則藜藿爲之不採。家有子弟。則强暴爲之改容。爲醫者可不三復之哉。若夫注意衛生。遠避狎邪。此尤普通學者應知之事。無煩多贅已。

▲四結論

以上所言。皆醫家應有之資格。而不可缺一者也。蓋學業不精。則何以起危疴而獲名譽。且亦喪失其爲醫之資格矣。德行有虧。則學問雖優。而人不能尊敬。歷觀古今以來之醫家。其能成名立業者。皆品行純良。學術精湛。應付得法者也。舍此以外。則鮮有能成者。縱其間有一二僥倖之士。或借祖父之餘蔭。或得一時之攀援。然浮光螢火。不旋踵而歸於烏有矣。試更徵之近事。則尤令余欷歔不置者。吾揚某醫家兩代之名醫也。今日揚州醫界。大半出其門下。而其孫某君素有文名。勝儕多稱許之。前清丁未年。揚州運司考醫時。余曾與之同試於一堂中。今年聞其友某君言。某已於民國二年爲軍醫時。誤交匪友。而遭鎗斃之極刑矣。可不鑑哉。是故古語有云

士先器識而後文藝張文端公亦云。讀書者不賤積德者不傾擇交者不敗豈不然哉豈不然哉

▲研究鼠疫之感言

鄭肖巖

自壬寅仲春手訂鼠疫約編行於世。試之輒驗。好善者踵起印施。將及壹萬。都有奇。于是省垣同道。咸以羅氏治法爲準繩。全活不少。嗣後少萌。卽遏疫氣因而不熾。庚戌冬上海疫核之症起。余伯陶先生將約編删訂。名之曰鼠疫抉微。幸所注治法數千言。及治驗各案。皆仍舊收錄。愈見羅氏費廿載苦心。成是書以濟世。厥功偉矣。去春天時不正。寒燠無常。台江疫症復起。臨症得暇。細心揣摩平昔所閱歷者。誠有不容已於言已。鼠疫之症。雖屬刼運之猝臨。究亦人事有未盡。醫爲司命。知此症之可治。又須知此症之難治。若不知所難治。貿然從事。甚無當也。鄙人閱歷既久。就所知者言之。此症有難治者六。如孕婦感疫發核。倘藥餌雜投。胎下墜。則毒亦下陷。其難治一也。男女房勞之後。得發核病。若先投桂附辛熱之藥。則毒必陷營入臟。其難治二也。老年人得此症。體

氣强健尚堪一戰。若脾腎素虛。痰嗽氣喘者。即投是方。亦難挽回。其難治三也。亡血家（如咳血便血等症）得此症。感疫輕者。即用此方加減。尚能奏效。若感疫重者。亦少回生。其難治四也。大病初愈。元氣未復。若驟感疫。核體不勝藥。其難治五也。婦人產後傳染斯症。氣血已虧。一受毒邪。最易陷裏。其難治六也。臨症者若遇此等之病人。必先告明其家屬。趁其初起一二日。即用解毒活血湯。按照羅氏之方。如法而加減之。連服急追。以冀蕩平。若回惑顧慮。則難望挽回。那時歸咎羅氏之方不靈。羅氏不任咎也。顧病家若能信任肯服是方。無不起死回生。間有服是方而仍不見效者。細揣其故。又有數端焉。或先服麻桂姜附。以及羌防毒虫等藥。致毒火沸騰。其不效者一。或慮體虛。間服參朮姜棗及膩補食物。致遏迫邪氣下陷。其不效者二。或不知戒口。穀食餅餌油膩等物。恣意適口。則悍氣助邪。其不效者三。或服解毒活血湯一二劑。其症照常。即換地方。或今日服之。且看明日。或應連服急追而不敢用。藥力未到。病多變症。其不效者四。或畏桃紅破血而減輕。或慮柴葛發汗而不用。任意加減。毫無法度。其不效者五。或用此方。而間服乩僮之方。及生草單方。或針灸妄施。其不效者六。或應加承氣而不敢用。

或懸加白虎而不敢施或臨加羚犀藏紅而無力購取病重藥輕鮮克有濟其不效者七或多延醫生會議聚訟紛紜多方掣肘或減輕分兩或更易他藥以致誤事其不效者八嗟夫此症非盡不可治誤於醫家之無定識者半誤於病家之不能信從者亦半所以核症多斃傳染而至滅門者比比皆然迨至疫氣一熾因病氣穢氣屍氣相侵相襲不受毒於鼠而受毒於人其症更重若見熱渴痛痺睛紅右脈盛即未見核亦是眞核或未見核而先見血即爲感疫無疑當按羅氏治法急起而力圖之或可挽救蓋救一人即救一家一家得全則一鄉俱安又何至蔓延而遍及一省耶乃昧者不察竟以經驗良方放棄不用張皇失措終至危亡不亦可痛乎哉尤可駭者泰東西各國醫界日益求新固爲寰球所共認何以不求治疫之藥而但用防疫之法觀曩歲奉天哈爾賓附近疫核之症起錫督奏設驗疫會其報告開銷之數共四百餘萬從四國借欵撥付東三省新政項下支用其銷金亦云鉅爾執料愈防愈熾東三省人民之斃於是疫者已達四萬人而各國醫生來助防疫而至捐軀者亦不少甚至一人死則一家隔離祗准孑身而出即皮包亦不得帶將其住屋衣服器具銀錢等物均付之一炬身亡家

破。流離失所。比諸水火刀兵。尤有甚焉。慘何可言。當疫氣流行時。則交通斷絕。檢查病人。甚於防賊。故地方秩序。不能安寧。且將疫屍抬至海陂。每聚數千具。潑洋油以焚之。尤慘無人道。迨上海疫核發現。亦欲仿照辨理。風潮大起。幾至兆亂。幸社會出而維持。略爲變通。方能就緒。及奉省開萬國防疫大會。聚各友邦之名醫。而總代表俄醫薩寶羅得尼答詞有云。我代表等。或曾習傳染病理。或究心黴菌科學。於肺炎敗血百斯篤二症。向少體驗。且稱既染之後。罕有能生存者。雖經迭次試驗。要皆無法療治。惟以射種血清有可苟延殘喘者。然亦拖延幾日。終歸於死耳。嗟嗟。與其求於各國而無靈丹妙藥。何如徵諸吾國。尚有良方妙法。吾願同胞勿抹煞中華之方書爲無用。中華之藥石爲不靈。則造福多矣。

▲醫之名實說

常熟張汝偉

天下之事。取乎名者。必失其實。蓋其既貪名者。不再求實。而慕其名者。亦不究其實。互相欺侮。及其終也。則有名無實而已。遑云實至則名歸哉。其他勿論。即請以醫言之。人之目線中所最注重心理上所最吃緊者曰莫如生命而足以禍生命者曰莫如疾病與疾病最有關係者莫如醫與藥醫之用藥也良則可以起沉痾而增人之壽數醫之用藥也不良亦足以釀危險而促人之夭亡夫如是人之擇醫安有不慎且重者乎而無如世之患疾病有一見也曰延醫必取其有名而已以爲彼既名稱于時必有實學者也而孰知世之負名之醫確有經驗實學者固不乏人而廣通聲氣炫利以求名者亦復不少以此求實尚可得乎若夫偶爾暴感以及風寒小疾雖讀數卷方書亦可求售偶或倖中卽邀己功及遇稍深之疾非敷衍塞責以圖遷延時日卽毀謗前醫以爲服藥所誤或歸之病者命數以卸自己責任夫如是而延有名之醫尚可望其疾之瘳乎抑又有甚者老而負名家私亦富左姬右妾遇有人延勉强出診亦不以視病爲仁人之舉抑且以診金之多寡不過爲方案之長短而已實則服其藥平平淡淡而已安有實效云乎哉顧世之病者以及其子孫之心理疾至臨危除巫覡等無益之事外家資苟稍可者又必欲延極有盛名之醫一二次其所費診金使費舟車費酒筵費動輒數百金而服此醫之藥者病仍若也遷延數日死仍死也余見富貴之家屢矣病者亦

云某醫之藥尚不效矧其無名者我死瞑目矣彼之子孫亦以爲某醫既延人事已盡不再求治而孰知無名之醫豈盡無實哉世風如是可嘆不可嘆夫病既爲人所最惡者則人之患病惟求其疾之愈而已安有徒務虛名之理乎苟用之而有效也雖村夫之草頭單方可以起沉痼用之而不效也雖鼎鼎有名之中西醫士皆無謂也蒙年幼無知臨診數年雖不能門庭如市而問津者要亦不乏其人炫人誇張莫之肯信然而往往有極有名之諸醫診過均無效經予診而得痊者甚夥如去年十一期報載痞毒治驗案之類可質也余豈不圖名而妄論名實罪莫可逭然一片仁心惟祈有名之醫診病時勿草草塞責而求實效無名之醫亦須加鞭奮勉臨診時更當愼思明辨以求速愈病家亦須取名實兼至苟有名無實者宜去之有實無名宜取之亦不可執一也診讀之餘偶有所觸泚筆及此爰作醫之名實說

汝偉按昔朱琦伯韓作名實說其旨論士人醫士之類故仿其遺意作醫之名實說稿甫畢適郵使遞神州醫報至翻閱一週心有所喜曰吾道不孤也同里程君有醫界之道德一篇王女士宜先除巫覡一篇先得吾心蒙篇中亦及特未之暢言耳硤

石宋君。少年英俊，提議之作。亦甚妥洽。是則蒙之此篇。特未免畫蛇添足耳。顧念貴報廣徵投稿。有聞必錄。爰敢寄呈。以博諸大方家一笑而已。

補白

◉眞人還少丹

童葆元堂鑒製　包識生編輯

欲得容顏之縹緻當求精血之富强世人肌體瘦弱面色枯槁者皆緣精血不足不能達於肌膚雖有玉容之粉駐顏之術亦難使其如六郎之面似蓮花也有楊氏者方傳海上得眞人還少之丹能添腦府之精能生心房之血使週身之微絲血管貯滿血輪全體之知覺腦筋充盈腦汁有光有色如出水之芙蕖無粉無脂似含葩之芍藥常服之化白叟爲黃童變老嫗爲少婦實非虛言也

（主治）精血虧耗　面黃肌瘦　潮熱盜汗　遺精白淫　牙齒浮痛　耳鳴眼花　腰膝酸痛　陽痿崩漏

（功效）發血生精　甯神益智　煖子宮　降虛火　悅色和顏

（用量）輕劑三錢　重劑五錢　隨症取服

（服法）黃酒　開水　俱可早晚空心服

（宜忌）宜食　鷄牛肉　忌食　生冷膩滯

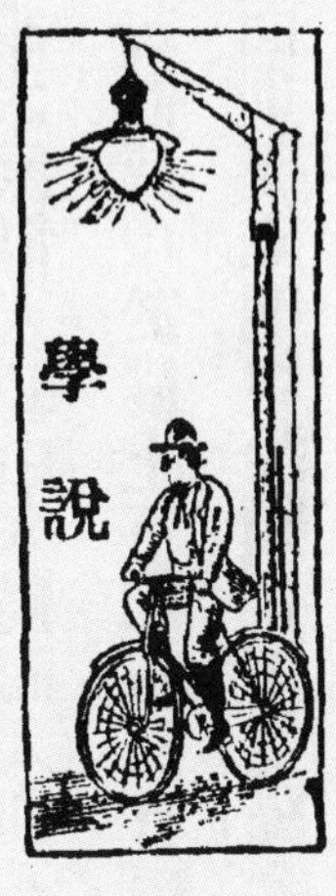

▲傷寒辨

李嘯雲

傷寒者古外感病之統稱也外感六淫有風寒暑溼燥火之分而陰淫寒疾實居其首故人之病外感也亦以傷寒爲最多春夏溫熱令司生長動物咸出植物滋生而人之貪涼飲冷者每足以致疾秋冬寒涼令主收藏動物潛穴植物黃落而人之衣被單薄者每足以受寒蓋人身賴熱度以生存與寒氣相反對故以傷寒爲外感之統稱在古人當時已成習慣而證之於理實有可通非勉強傅會也經曰傷寒有五有中風有傷寒有溼病有熱病有溫病夫區而別之曰風寒溼熱溫而又冠之以傷寒者豈非以傷寒爲外感之統稱而外感之中乃有風寒溼熱溫五者之異耶傷寒論六經提綱但曰太陽病陽明病不曰風爲病寒爲病者蓋以列舉六氣則文詞繁費而無當不若以六

經本病扼要則無論爲風爲寒舉可以現症察之也况提綱而外又明言中風傷寒風温温病諸症苟傷寒論而專論傷寒也則中風風温等症又何容羼入其間而傷寒一書斷不費如許文辭筆墨傷寒一病斷無如許曲折變幻三百九十七法一百一十三方亦可删削過半矣或者不明此理乃有北方傷寒不可治南方温熱之謬說夫中國醫學岐黃探生理之始仲景開病理之源合之神農本草伊尹湯液而醫學之綱要已具自是厥後經晉唐宋元明清諸大家推闡其理條目繁多醫學乃燦然大備今謂傷寒論爲專論傷寒則是自漢至清數千年之醫家盡屬無目而中國醫學乃有如是之缺點直待葉薛諸子出始可謂之完全耶又有爲穿鑿之解者謂傷寒爲傷於寒水之經夫傷太陽寒水之經者名爲傷寒則傷陽明者當名爲傷燥傷少陽者當名傷相火傷三陰者當名傷溼傷君火傷風耶以此知僅拈一寒字以代表太陽斷無此奇怪之命名矣若謂六氣傷人必由太陽而入則三陰直中之說又何解也且經曰邪氣之中人也或中於陰或中於陽上下左右無有恒常中陰則溜腑中陽則溜臟中於項則下太陽中於面則下陽明中於頰則下少陽金匱曰清邪中上濁邪中下葉天士云温邪

上受首先犯肺吳鞠通曰温邪自口鼻吸入然則六氣傷人其從入之道路不同如是又安得謂風寒暑溼燥火之邪盡從太陽而入耶

識生按李君是辯以傷寒爲古人外感之統稱其說實爲確切但指古之社會而言則可指傷寒論以外之書稱之亦可若指傷寒論之傷寒二字則余未敢表同情也按古人作書其命名必包括全書之大旨其立論必節節對題非如後人之作書名是而論異牛頭不對馬嘴者可比也余作傷寒解指爲寒水之寒實根據仲師之本旨有憑有據非臆說也今李君末段非之余不得已再引申其說而辯明之以質諸海內傷寒大家評斷之可也

按太陽爲六經之首古人已有定論無待多辯其證據有三如左

太陽主皮毛爲人身至外之地百邪傷人必由皮毛先入其經脈滿布頭背五臟六腑之氣穴太陽經皆畢具(如五臟六腑之腧是也)仲師即根據內經解剖生理而作傷寒論以太陽之寒水名書其理由一也

太陽篇風寒暑濕燥火表病裏病半表裏病傳陰傳陽無不詳論其統論六淫之

法無不先傷太陽而後傳變之其理二也

其他五經之病無不由太陽病或中風或傷寒之傳變而始傳入本經即直中之邪亦未有不先假道太陽寒水所主之皮毛而能入裏者（暑火濕燥之病必先惡寒而後化熱）其理由三也

總而言之傷寒論當以傷寒論之文章解其題目不能以他書及社會之習慣爲定論也按仲師作書一字一義無不研究洽當必無朦朦昧昧隨便拈來也但讀傷寒者當研其文理更爲要緊其名猶皮毛事也諸君以爲然否

又按傷寒爲六經外感病之統稱余前論已言之亦與李君同意

▲奇經八脈起於何穴終於何穴試擇要言之

湯逸生

人之經絡猶地球之經緯也正經十二別絡十五猶經緯中之有江湖也奇經八脈猶經緯中之有五大洋也正經之脈隆盛則溢於奇經猶江湖泛濫流於大洋也苟不知五大洋所占之部將何以縱橫萬里往來各國而況用藥治病可不知八脈之穴哉蓋

背考之。陰維陽維陰蹻陽蹻衝任督帶謂之八脈。陰維起於諸陰之交。其脈發於足少陰築賓穴。在內踝上五寸腨肉分中。上循股內廉。上行入小腹。循脇肋上胸膈。挾咽與任脈會於天突廉泉。至頂前而終。凡一十四穴。蓋由內踝而上行於營分也。陽維起於諸陽之會。其脈發於足太陽金門穴。在足外踝下一寸五分。上循膝外廉。循脇肋斜上過肩。會足太陽陽蹻於臑腧。循耳後上腦空下額。循頭入耳。上至本神而止。凡三十二穴。蓋由外踝而上行於衛分也。二維所以爲一身之綱維也。陰蹻足少陰之別脈。起於跟中足少陽然谷穴之後。同足少陰循內踝下照海穴。上內踝之上。循陰股入陰。上循胸裏。入缺盆。上出人迎之前。至咽嚨。交貫衝脈。入頄內廉。上行屬目內眥。與手足太陽足陽明陽蹻五脈會於睛明而上行。乃止。凡八穴。蓋循內踝上行於身之左右也。陽蹻足太陽之別脈。起於跟中。出於外踝下。足太陽申脈穴。遶跟上外踝。會手太陽陽維於臑腧。上人迎。夾口吻。會手足陽明任脈於地倉。復會任脈於承泣。至目內眥。與手足太陽足陽明陰蹻五脈會於睛明穴。從睛明上行入髮際。下耳後。入風池而終。凡二十二穴。蓋循外踝上行於身之左右也。二蹻所以使機關之蹻捷也。衝脈起於中極之下。會陰之分少腹之內胞中浮而外者起於氣衝並足陽明少陰二經之間循腹上行至橫骨挾臍左右各五分上行歷太赫氣穴四滿中注肓腧商曲石關陰都通谷幽門至胸中而散凡二十四穴蓋起於會陰夾臍而行直衝於上爲諸脈之衝要故曰十二經脈之海又曰血海任脈亦起於中極之下會陰之分少腹之內胞中上行而外出循曲骨上毛際至中極同足厥陰太陰少陰並行腹裏循關元歷石門會足太陰於下脘歷建里會手太陽少陽足陽明於中脘上上脘膻中玉堂紫宮華蓋璇璣上喉嚨會陰維於天突廉泉上頤循承漿與手足陽明督脈會環唇循面繫兩目下之中央至承泣而終凡二十七穴蓋起於會陰循腹而行於身之前爲陰脈之承任故曰陰脈之海督脈起於腎下胞中至於少腹乃行於腰橫骨圍之中央繫溺孔之端別繞臀合少陰上股內廉並脊裏上行歷腰腧命門與手足三陽會合上瘂門會陽維入繫舌本上至風府會足太陽陽維同入腦中循腦戶後頂上巔歷百會前頂顖會至神庭爲足太陽督脈之會循額中鼻柱會手足陽明至兌端入齦交與任脈足陽明交會而終凡三十一穴蓋起於會陰循背而行身之後爲陽脈之總督故曰陽脈之海帶脈起於季脇足厥陰之

章門穴。與足少陽會於五樞維道。圍身一周。凡八穴。蓋橫圍於腰。狀如束帶。所以總約諸脈者也。夫陽維主一身之表。陰維主一身之裏。以乾坤言也。陽蹻主一身左右之陽。陰蹻主一身左右之陰。以東西言也。督主身後之陽。任衝主身前之陰。以南北言也。帶脈橫束諸脈。以六合言也。醫者用藥治病。十二經十五絡。皆當窮源溯流。況奇經八脈爲綱領大端。可茫然不知哉。抑又聞性命歸一之說。首重任督。前後上下。循環呼吸。爲法輪六候。二脈既通。則百脈皆舒。譬諸鶴鹿千歲長生。非內經所謂聖人治未病者耶。

是篇係予幼時課作。今檢篋得此。不禁回溯三十年前垂髫習醫。如昨日事。歐風漸長。今昔不同。感慨係之。爰獻蕪陋。實不足供採擇耳。著者附誌

▲太陽病發熱而渴不惡寒者爲溫病論

張毅民

內經謂冬不藏精。春必病溫。又云冬傷於寒。春必病溫。斯二旨者。一而二。二而一者也。蓋水冰地坼。君子固密。稍不攝生。則寒邪乘隙中而即發。是爲傷寒。傷寒者。傷於寒之盛也。中而不發。寒氣伏於肌膚之中。待至發陳之際。則變化而爲溫病。溫病者。冬令感

寒。其人稟質強壯。禍不卽發。故鬱於皮毛。而不直中風池。達太陽。延至春季。感發陳之氣。鬱寒化熱。則溫病作矣。故溫病者。傷寒六經外之變症也。彼聖人之所謂冬傷於寒者。推源之論也。冬不藏精者。由來之說也。仲景著傷寒而列溫病於其端。殆亦遵靈素之遺教乎。然攷其條文。則曰太陽病發熱而渴不惡寒者爲溫病。似此經旨。讀者竊不能無疑焉。何則。溫病之原因。內經王冰註謂寒毒伏於肌膚。延至春發。是肌膚爲溫病之病竈也明矣。肌膚屬脾肺。故葉天士吳鞠通輩有凡溫病者。始於上焦。在手太陰之說。何仲景而謂之爲太陽病乎。抑太陽經中舍此而又有所謂溫病乎。何仲景又未詳列其說於其後也。抑亦仲景以麻桂諸方治太陽初起之溫病乎。又何故有禁汗之說也。若謂冬月之寒邪。中於太陽而化熱。夫太陽寒水之臟。寒邪中之。乃同氣相求之故。若寒邪鬱於太陽傳於他經而化熱者有之。然未有寒邪在太陽而化熱。亦未有寒伏於太陽。至春而化熱。遠攷內難。旁覽群書。未之見也。卽攷其本論全篇。亦未見仲景以辛涼甘寒之劑。而施於太陽病中。則愈信太陽中寒無化熱也明矣。註之者。又附會其說。依樣葫蘆。其註云。（且夫太陽病之卽發者有中風傷寒之異。至於不卽發者內經謂冬傷於寒春必病温爲伏邪蘊醇成熱邪自內出其症脈浮頭項强痛故亦謂之太陽病。（但初起卽）發熱而渴不惡寒者。（須於中風傷寒之外區別）爲温病。思此說也。則愈謬矣。何則。伊謂伏邪蘊醇成熱。既邪自內生。寒邪化熱。何尤有頭項强痛之症乎。既頭項强痛。謂之爲太陽病。又何有發熱而渴不惡寒之症乎。夫太陽之病。傷寒中風而已。温病則與傷寒中風迥殊。故傷寒始於太陽。温病始於太陰。傷寒傳足。温病傳手。此千載不易之定論。爲列代名賢之所公認者也。註者欲以初起二字解温病屬於太陽。則温病之初起。謂屬太陽。其後謂屬太陰可乎。抑傷寒太陽初起。謂之爲温病。其後謂之爲傷寒可乎。抑亦頭項强痛之太陽症。與温病之發熱而渴不惡寒症。合而謂之爲太陽之温病可乎。不知呈太陽症者。則不得爲温病。呈温病症者。則不得爲太陽病。蓋一始於上。一始於下。一傳足。一傳手。猶水火之異。陰陽之殊也。太陽症之初起。宜主辛温。温病之初起。卽用辛凉。故此等症。可斷必無。設有之。當治其本寒爲急乎。抑治其標熱爲急乎。若治其本寒。而投以麻桂。則必神昏內陷。若治其標熱。則項强不已。註者謂（治宜寒凉解散順其性而導之如麻杏石甘湯之類）此誠遺害無窮。夫温病初起最忌發汗。鞠通之條辨首用桂枝。註者非之。況麻黃辛熱發汗之猛將乎。服之則禍亂必至。雖有石甘亦奚爲哉。證諸理論求之實驗皆未敢信也。嗚呼此書相傳已數千年。其間錯簡衍文。豈無一二。安能謂今日廬山。卽是當年之面目乎。而註論亦就義以解。讀之者亦奉爲神聖。以是爲尊仲景。吾未見其善學仲景也。總之此節條文太陽病三字。必爲衍文。註此節者。當謂仲景本經旨發明內經冬不藏精春必病溫冬傷於寒春必病溫之旨。其發熱而渴不惡寒。乃溫病之現象也。以此註論則仲景於傷寒中風外。著此一症。其意若揭矣。若不知太陽病爲衍文而泥定此三字。雖以喻氏之賢謂溫病發於太陽。亦難免識者譏其後也。

識生按張君是論辯別溫熱可謂獨開生面但溫病與傷寒實異名同類耳後人昧於傷寒之理不能用傷寒之方以治外感遂臆創一種溫病之治法觀其藥劑及理論又脫胎於傷寒不過改頭換面而已其以桂枝承氣等方並列可知原著者之必有所秉焉然讀者又不知是書卽傷寒論之所變化者以溫字着想指爲熱病之專書與傷寒爲極端反對是批評其用桂枝爲不妥噫以溫病立論而用麻桂誠不妥

也無怪後人之多有闕謬者但原書係時書也非聖書也係理想之書非實驗之書眞理之書也後人每以內經傷寒溫病之意義爲解釋溫熱各書之根據嗚呼根本已錯立論遂乖識生不敏願與諸君討論焉

按內經之冬不藏精春必溫病一語係比喩之辭也非冬天受寒至春天必發溫病也內經論病理多假天地四時五行而比喩之冬不藏精春必溫病者遠之可以比喩一季近之可以比喩一月一日一時也猶言若受寒邪伏於膕肉日久蘊育而必化熱也以冬不藏精之受寒入裏至春陽一動而化熱亦卽仲景所謂太陽病發熱而渴不惡寒者爲溫病之意義同內經所言乃比喩之辭傷寒所論乃實在之病理溫卽是熱熱卽是溫二種論調二而一一而二非另一種溫病也若有溫病何以仲景除此一條外並無隻字道及豈仲景之才不及吳氏耶抑古人故意遺漏使抱病者無藥可服坐視不救歟以余觀之斷無是理卽將溫病與傷寒之誤解辯明之夫太陽病發熱而渴不惡寒者一條仲景原意是由寒病而化爲熱病者也按傷寒第一條言太陽病之總綱第二第三條言中風傷寒之病狀四五條言傳經之傳與

不傳者也此條爲第六條係言太陽病不由表裏經氣而傳而從寒病化爲熱病之理並分三段一段言太陽之寒病化爲熱病二段言陽明之實病化爲虛病三段言少陽表病化爲裏病（見前二期報傷寒講義中）何等明白按太陽病本寒病也寒病本當見寒症也今以寒病不見惡寒而見發熱口渴者明明由寒而化熱也熱病卽白虎承氣瀉心諸症也溫卽熱之暫也熱卽溫之甚也非另有一種溫病也若以古人之書解今人之論實牛頭不對馬嘴諒深知傷寒之理者自能剖白其非

▲鑒別生死說十種

黃眉蓀

▲觀形 其三

人之生也。形與氣合。及其死也。氣與形離。五官百骸。將與氣脫離關繫。由一部份以及全體。忽然變更。失其常態。焉物反常爲妖。形反常則死。以何徵之。徵之于顯而易見者而已。如天柱倒也。目眶陷也。眉系傾也。舌捲唇縮也。循衣摸床也。手掌無紋也。遺糞遺溺也。口張口瞑也。臍突囊縮也。病久遍身腫脹也。身重不能轉側也。貼席之皮肉腐爛也。煩燥舌大語音糊糢也。唇反齒枯。目不見人也。汗如流水。足趺腫起也。鼻掀。耳反張。髮如干麻也。所謂形肉已脫。九候雖調。猶死者。其當此時期乎。至於中風中痰中暑中火。忽然角弓反張。口眼喎斜。手足搐抽。眼直聲啞。不過一時半刻。即復原形。非如久病纏綿。變易形狀。現出敗症者。可同日語也。故爲醫者。當細心體認。于辨陰陽審虛實診脈象察病原以外。更分判其初病之形體如何。久病之形體如何。病至臨危之形體如何。所以預決死生。百不失一者。其以此也乎。

▲察色　廿四

鑒別死生。已當觀形。尤當察色。初病之色黯而澹。久病之色瘦而黃。及至病入膏肓。死生呼吸。而五色之變狀。發現于官骸者。若顯呈危象。與吾人以斷決之資。夫然後吉凶定焉。生死分焉。予在醫社中見垂危症候。必將其形色細意研求。其見于面。施于四體者。有面青面黑者矣。有髮直齒枯者矣。有手足爪甲現青色黑色者矣。有唇青鼻黑人中滿者矣。有面藍如靛白如紙者矣。有環口黎黑。面黯如灰。目黃若染者矣。有眼翻白晴。不見黑睛者矣有病人卒腫。其色蒼黯者矣有目神已散。牙齒忽黑者矣。諸如此類。其在新病時期。忽現此狀。則未可一律斷定若爲久病纏綿陰陽兩敗疊呈如上所云色象。卽盧扁復生。恐亦難爲力矣。故扁鵲華佗察聲色秘訣云。白欲如鵝羽。不欲如鹽。黑欲如重漆。不欲如炭。赤欲如帛裹朱。不欲如赭。青欲如蒼璧之澤。不欲如藍。黃欲如羅裹雄黃。不欲如黃土。分別五色。極爲精細。其如何則病進。如何則病退。徵之于色。具有確鑿可憑者。吾願普天下同志于辨色之法。反覆研究。則一死一生。瞭如指掌。自可收明見隔垣之效矣。豈非醫學前途之大幸也乎。

▲審音 其五

凡呃逆症。分新舊病二種。新病呃逆。有熱極發呃。寒極發呃者。唯久病發呃。爲胃氣欲絕。不久卽死。故內傷之病。纏綿歲月。及至發呃。則危殆矣。盧瘵症候。形羸聲啞。爲危急時期。方其始也。聲嘶失音。調治不愈。逐暫成啞。與初病暴啞。及伏火伏暑。哮喘肝怒所致者。有天淵之隔。所宜細察也。難經云。聞其五音。以知其病。以五臓分五音。宮商角徵羽。分屬諸病。此意深微。尋常人斷難領略。至用西法。診以聽筒。唯血症痰症水濕症。較易聽悉。其深處則又非淺嘗者所能知也。予嘗研究小兒哭聲。其音壯厲洪大發揚。鬱怒多屬于熱。其音微細懶怯悽慘呻吟。多屬于寒。推之大人。其理亦同。況有兼症可憑。外象可察。細心鑒別。自無錯誤。至若煩燥妄言。語音雜亂。暴喘大汗。痰聲轆轆。在久病時期。皆不可治。有斷然者。吾人診脈時。遇病人一言不發。意在試先生脈理者。究之外感之風寒暑濕燥火。審其三部九候。較易明晰。唯內傷久病。則察脈斷病。雖有十分把握。唯用審音之法。可助脈象所不及。診看時可揣測而得者。如吁氣捫心。多屬鬱痛。言辭錯亂。多屬痰火。支頤呻吟。多屬口痛。揉身吱。噯多屬腹痛。聲從室中來。多屬濕邪出言壯厲。先重後輕。多屬外感。嘘氣不止。蹙額攢眉。多屬頭痛。喘急短促。不足于息。多屬氣虛。聲濁言重。咽喉音痲。多屬痰咳。諸如此類。不可枚舉。細審其音。更參于脈。雖病者不言。而斷症若合符節者。實此故也。此審音辨症之又一法門也。

▲辨脈　其六

脈定死生。其理精細。淺嘗者流。未易猝辨。所謂雀啄者。急來三五下。連連搏指。忽然止絕。少頃復至。如雀啄食。是爲肝絕。魚翔者。其本不動。其末強搖。似有似無。忽動忽靜。是爲心絕。屋漏者。脈甚久一至。如屋漏之水。慢慢滴下。是爲胃絕。解索者。散漫無頭。忽疎忽密。如解索然。是爲脾絕。蝦游者。略形蠕動。欲來不來。少焉而去。久之復至。忽然一躍。進退無蹤。如蝦游水中。是爲大腸絕。彈石者。勢急而硬。沉于經絡間。其勢劈劈。如指彈石。是爲腎絕。斧沸者。浮湧指上。如沸羹起泡。無止數可言。是爲肺絕。此皆將死時期現此種脈象。不可救藥也。脈要精微云。長則氣治。短則氣病。數則煩心。大則病進者。察之于寸口。驗之于人迎。則三指有隔垣之照。二豎無膏肓之逃矣。昔王叔和以七表八裏斷人生死。脈之爲用大矣哉。故代止之脈。發見于寸口大淵穴者。五十動而不止。爲無病之脈。四十動而一止。主四年死。三十動而一止。主三年死。二十動而一止。主二年死。十五動而一止。主一年死。此言老病之脈也。至于病危之脈。兩動一止。主三四日死。三動一止。主六七日死。四動一止。主八九日死。此皆古書所傳。班班可考者也。能細心而診察之。則生死吉凶。自難逃于指下耳。

包氏診斷學

閩杭包識生著　　門人蕭退庵校

第一章　診斷學總論

六氣經天。五行麗地。陰陽相薄。雲靁風雨作焉。六經波蕩。五臟傾移。寒熱交錯。色聲證脉現焉。故五臟法五行。六經應六氣。正邪相感。營衛相干。疾病生焉。聖人參天地之道。致知格物。以測人身而有醫。辨動植礦物之性以療疾。藥乃備焉。夫病者幷也。邪氣與正氣相幷也。藥者樂也。除疾苦而令人樂也。色者飾也。飾象現乎外。令人可覩也。聲者申也。申明臟府之象。令人可聞也。證者徵也。徵明諸病。令人徵驗也。脉者幕也。幕絡週身之氣血而動。令人按脉而知其病也。且色爲氣血之華。現乎外者也。聲爲氣血之精。鳴乎外者也。證爲氣血之變。動乎內者也。脉爲氣血之本。藏乎內者也。是故疾病作。則標現乎外。本現乎內。動作乎中。故望其色。聞其聲。問其證。切其脉。而知邪之風寒暑濕燥火。正之表裏寒熱虛實也。

第二章 脈之總論

夫切脉之法。發明于內經。研究於難經。實驗於傷寒雜病論。秉陰陽消長之道。氣血盈虧之理。爲脉學之正宗也。夫熱度漸強。則脉漸急、漸大、漸浮、漸有力。熱度漸弱。則脉漸緩、漸小、漸沉、漸無力。爲物性自然之理。如寒暑表熱升寒降之理由同也。後人不知脉之眞理。各創臆說。分人迎氣口於關前一分之地。別七表八裏九道之僞說。傷食傷寒。一診卽得。甚有診脉能知富貴貧賤。五倫六親之休咎者。益謊謬矣。無怪乎吾國脉學之晦傳也。按西醫診脉。以時計定一分鐘脉來多少至。爲強弱之別。正與內經之滑濇。難經之損至。傷寒論之緊緩。以一息幾至。定表裏寒熱虛實者。法雖不同。而理則同也。識生研究脉學。十有餘年。雖不能發明脉理之精微。亦不敢以不經之說而誤世。多從古聖切脉之原意。參以新舊脈學之實驗。

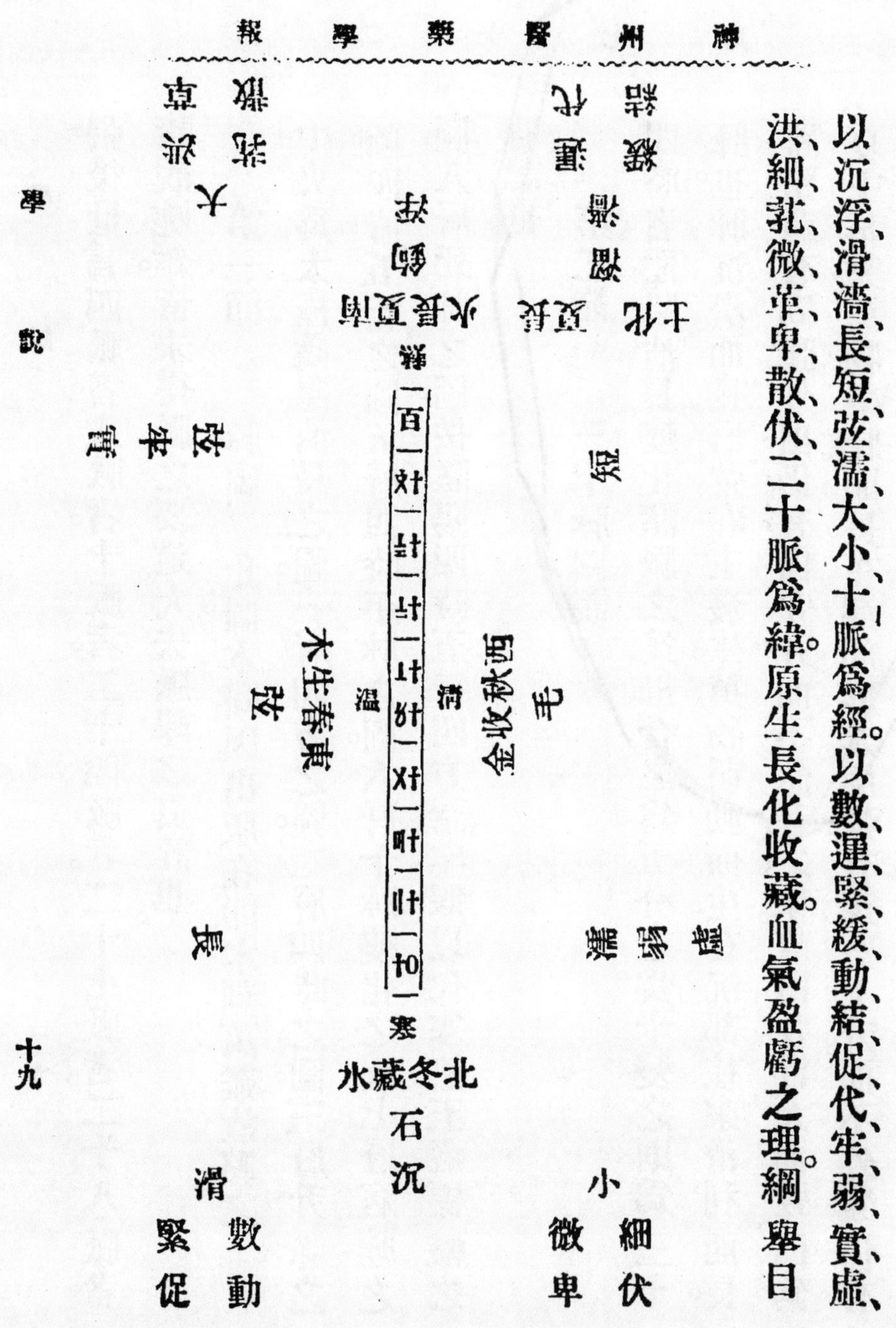

以沉浮滑濇長短弦濡大小十二脈爲經。以數遲緊緩動結促代牢弱實虛、洪細芤微革卑散伏二十脈爲緯。原生長化收藏。血氣盈虧之理。綱舉目

十九

哏後世言四脈者。八脈者。十脈者。二十四脈者。二十七脈者。二十八脈者。諸說哤雜。皆未得脈之要道。大失脈學之眞詮也。

第一節　脉圖　此圖本圓因出版在卽木刻萬難故略之

中央爲太極陰陽消長之圖。一層四方之圖。二層四時之圖。三層升降之圖。四層五行之圖。五層四時平脉之圖。六層十脉變化之圖。七層病脉之圖。八層死脉之圖按陰陽四時五行四方諸字。假以代寒熱五藏標幟之符記也。

第二節　三十脉圖說

四時者陰陽消長變化諸脈之父母。合之爲五。分之爲十。變之則爲三十脉也。脉沉滑而長。曰弦。春主發生。萬物萌動而生。在沉部往來滑利而長。雖蟄藏、有勁強外出。仍有內守。升而不急升之象。故曰弦。浮大而弦、曰鉤夏主蕃秀。萬物榮壯而長。在浮部形大而弦。有茂盛上升。而不外溢。仍有內降之象。故曰鈎。浮濇而短曰毛。秋主容平。萬物凋落而收。在浮部往來澀滯而形短。雖內降有柔耎上升。而不急降。仍有外動之象。故曰毛。濡小而沉曰石。冬主閉藏。萬物靜蟄而藏。在沉部形小而濡。有虛靜下降。而不內陷。仍有上升之象。故曰石。大浮而溜曰濇。居火金之位。介夏秋之間。主布化萬物。平和之象。莫能見流四時而行氣。故曰溜。

沉滑而長曰弦。木生之象也。若生氣太過而發。則變爲數、爲緊之病脈矣。發極則變爲動、爲促之死脈矣。木本柔輭而性剛。大剛則弦變爲牢之病脈矣。剛極變爲實之死脈矣。浮大而弦曰鈎。火長之象。若長氣太過而開則變爲洪、爲芤之病脈矣。開極則變爲革、爲散之死脈矣。浮濇而短曰毛。金降之象。若降氣太過而收。則變爲遲、爲緩之病脈矣。收極則變爲結、爲代之死脈矣。金本堅剛而性柔。太柔則濡變爲弱之病脈矣。柔極則變爲虛之死脈矣。沉小而濡曰石。水藏之象。若藏氣太過而閉。則變爲細、爲微、之病脈矣。閉極則變爲卑爲伏之死脈矣。大浮而濇曰溜。土化之象。若化氣太過而布亦變爲緩。爲遲之病脈。布極則變爲結。爲代。之死脈也。

第三節　十脈消長說

夫浮沉爲天地之位。滑濇爲生殺之機。長短爲有餘不足。弦濡爲剛柔之象。大小爲寒熱之情也。

浮沉者。隨陰陽之升降也。沉爲海底蟄藏之所。沉極必漸漸而浮。蓋藏而必生。生氣漸動。厭厭而升。故受之以滑。滑者、陽氣初生。生而必長。端直而長。故受之以長。長而必强。强健有力。故受之以弦。强而必大。故受之以大。大而必高。故受之以浮。浮爲天頂發洩之所。浮極必漸漸而沉。長而必收。收氣藹藹而降。故受之以濇。濇爲陽氣初收。收而必虧。故受之以短。短而必衰。故受之以濡。濡而必減。故受之以小。小而必陷。故受之以沉。沉爲陽氣已藏。藏極而又復生也。

第四節　十脉變化説

浮沉者。爲陰陽升降上下之位極也。故無變脉。

長短者。陰陽盈虧。有餘不足之位極也。故脉亦無變。

滑濇者。生殺之機也。滑爲陽氣初生。其狀如童子之行。身輕足快。厭厭而行。曰滑。稍進、則兩足亂行。雖亂、步猶可數。曰數。再進則發足亂趨。步不能數。曰緊。又再進。則趨而且猛。氣喘汗出。足如馬奔。曰動。終則閉目而趨。足力將絕。且趨且跌。曰促。至此身困不能行矣。濇爲陽氣初收。其狀如老人之行。體倦足重。有欲行難行之象。曰濇。繼而兩足徐步。有艱難之象。曰遲。後則力氣益減。一步一步而行。曰緩。再後則行而有時欲歇。曰結。終則行數步而必欲坐。曰代。至此亦身困不能行矣。

弦濡者。剛柔之象也。弦爲強健有力。如琴瑟之絃彈人指象。不緊不鬆。曰弦。再緊、則按之勁強彈指。曰牢。又再緊。則按之不耎。如石投指。曰實。至此有斷絃之形矣。濡爲柔耎而無力。如鬆退琴瑟之絃。彈指無力。曰濡。再鬆則按之耎弱無聲。曰弱。又再鬆則絃不成按。隨指而陷。無抵亢之力。曰虛至此有絃無聲。如虛設也。

大小者。寒熱之情也。愈熱則物體愈大。愈寒則物體愈小也。大爲陽氣上浮。其狀如吹氣輪之橡帶。初則突然漲大。曰大。再吹則脹。按之隨指往來。曰洪。又吹則脹而且鞕。按之內空外實。曰芤。又再吹。則脹而且堅。按之不下。如鼓皮狀。曰革。益力吹之。則破裂而氣消。按不成按。曰散。至此無成條之形矣。小爲陽氣下降。如石落水。初則望之略小。曰小。再下、則望之愈小。曰細。又下、則望之甚深。如蟻大。有不能見之象。曰微。又再下。則望之將滅。曰卑。終則望之不見。入水手捫始知。曰伏。至此有按之不得之象矣。

第五節　十脈陰陽說

十脈者。有陰陽升降之機也。左升爲陽。滑、長、弦、大、浮、皆陽也。右降爲陰。濇、短、濡、小、沉、皆陰也。

沉滑而長命曰陰。爲陰中之陽。沉小而濡命曰陰。爲陰中之陰。浮大而弦命曰陽。爲陽中之陽。浮濇而短命曰陽。爲陽中之陰也。大浮而濇居於陰陽之間者也。變脈者。皆隨其十脈之母而定陰陽也。

第六節　五臟脈象說

心肺居上部。故浮大而弦曰心脈。浮濇而短曰肺脈。肝腎居下部。故曰沉滑而長曰肝脈。沉小而濡曰腎脈。脾主中州。居夏秋陰陽之間。故曰、大浮而濇爲脾脈。

第七節　六經脈象說

太陽主頭項最高之位。居乎南方。故脈浮。少陽主頸脇。半表半裏。居乎東方。故脈弦。兩陽合明。故曰陽明。居於兩陽之間。故脈大。少陰主骨髓。居乎北方。故脈沉。太陰主脾肺。居乎西方。故脈緩。兩陰交盡曰厥陰。居於兩陰之外。故脈微細欲絕。肝膽屬木。居東方。亦曰脈弦也。

第八節　脈之別名

古今命脈之名雖多。總不越三十脈象之外。鼓、搏、堅、橫、喘、躁、粗、疏、之、脈、即動、牢、實、洪、緊、數、大、遲、之別名。急脈同緊脈。陷脈同卑脈。格為陽之太過。關為陰之太過。溢為浮之太過。覆為沉之太過。損為遲脈。至為數脈也。

補白

斑龍二至百補丸

童葆元堂監製　包識生編緝

斑龍鹿之別名也二至冬至夏至也百補者此丸能調百脈理百骸祛百邪治百病補百虛增百壽生百子為百鍊金丹能百戰不敗曾百試百驗百發百中而百不失一之藥也本主人齋戒百日口誦大悲經懺百編挑選藥師百名揀取百中一二之藥王價高普通百倍者每料百斤分置百藥籠中製鍊百時取出百補精華力勝尋常百倍百研百篩分杵百個藥臼經百人之力每臼輪流各杵百下百轉搓成小丸百烘百晒裝以百年不壞之器以備諸虛百損者每服百丸百病悉愈而百世不忘此丸之功也

（主治）男子陽事不舉女子月信不調陰陽虧損氣血不足崩漏遺精赤白帶下精神不足身體無力頭痛頭暈耳鳴眼花行步氣急盜汗遺尿

（功效）滋陰益陽補氣養血强陽種子生精健脾烏鬚黑髮反老還童

（用量）每服三錢　或五錢

（服法）空心早晚　鹽湯送下　或桂圓黑湯棗俱可

（宜忌）宜食山禽走獸　忌生冷滑滯

傷寒名數解（續前期）

古之人旣能脩之於我。而究其極致。則著書以述其意也。未必顯於當世。而期之於身後也。後之人頗有其所窺乎。或發其指歸於卷端。題以爲序所以題以爲序者。蓋擬詩書之題序也。是故在秦漢以上。雖有諸子百家。而未嘗聞自序其書也。莊周之於天下。其爲之似乎。未嘗言序也。司馬遷之於史記。自爲之序。則不啻似之已。雖然其次之於卷後。而謂之傳。者自有其旨。豈類於後之題序乎哉。至乎輓近。急於希售。是其自序之所以昉耶。而今仲景氏之自序於卷首者何耶。竊尋其文意。脉理不屬。且其言曰。撰用素問九卷。八十一難。陰陽大論。胎臚藥錄。并平脉證辨。爲傷寒雜病論。乃今質諸終篇。未嘗有本於此者。或似於此。固無足信者矣。至它如五藏府兪。經絡陰陽。及人迎趺陽。三部九候。明堂闕庭等之言。亦皆不與本論相愜也。而其不出于仲景氏之手矣。是必後之點者。不推仲景氏之本旨僞擬以欺人者耳。且夫素難之果成於東漢以降乎。豈可復與仲景氏之言相愜乎哉。

右自序辨

辨脉之法。及其平脉之法。蓋出於王叔和氏也。王叔和氏之於脉診。蓋獲之於天性耶。乃其所著之脉經若干篇。獨極其精微焉。而凡二十有四分爲七表八裏九道也。配之以三焦五藏六府。三其部位。九其診候。以晾病應以推生克權虛實察死生。纖細密悉。莫所不臻矣。此自非獲於其天性烏能至於此乎哉。獨得之道。非所以覺之於它人也。張仲景氏之於脉法。則獨不然。曰在陽則脈浮。在陰則脉沉。大氐浮沉以統之。緩緊遲數滑濇。相差以係之。故浮沉陰陽之位。而陰陽疾病之位也。而緩緊遲數滑濇。悉係於浮沉。於是乎或陽或陰。先定其位。而後輕重緩急之機。覩於其所屬。則可以攷矣。不特此而已。須與證相愜。不苟誣於我。此之爲善攷而善盡矣。惟仲景氏之脉法爲爾。仲景氏未嘗分七表八裏九道也。未嘗配三焦五藏六府也。未嘗及三部九候也。本論之中。其或僟及三部陰陽乎。既黜於仲景氏之本旨也。辨詳於脉候篇。夫仲景氏之脉法之概若此。又烏可以叔和氏之脈診混之乎哉。叔和氏之獨極精微於此也。私淑於張仲景氏也。竊尋其心曲。本當無意乎混之於此。使人眩惑也。惟以其天性之獲於脉診。或至於本論得意之處。旁發其脉法。將以試已之技耶。烏知後人之不謬寫而遂傳於今乎。夫然故。欲讀仲景氏之書。而脩其術於我者。不可不擇焉。擇之有差。不於理而必於事。事存乎辭。而辭之愜事。事之愜人。可取以臨矣。是之謂善擇也。若其於理也。不徒不得乎辭。既不愜事。又奚愜人矣。是之謂不善擇也。今夫如辨脈平脈二法。則不得不與本論相乖也。且如其大浮數動滑爲陽。沉濇弱弦微爲陰。似則似矣。雖然陰陽本是表裏之統名也。浮沉陰陽之位。而緩緊遲數滑濇悉係焉。則其以大動爲陽之位。以濇微爲陰之位。猶可。數滑之不可一爲陽也。弱弦之不可一爲陰也。其謂之何矣。夫數滑弱弦。相與係之於陰陽。以差之者也。而今一之於陽一之於陰者。此蓋一種之陰陽。而非仲景氏所取於表裏之統名者也。如本論曰陽浮而陰弱。曰陰陽俱緊。曰陽脈濇陰脉弦。皆謂疾病之位。而不謂其所候之處。則又與彼背馳矣。同是一陰陽也。於彼如彼。在此如此。何其無定準也。而後之言脉之陰陽者。或以尺寸。或以浮沉。乃其所謂浮沉者。不以其人。而以巳之指也。以指之故。加之以中。嗚乎是何其言之謬乎。浮沉本是陰陽之位。而自存乎其人。豈可求之於巳之指乎。其所謂尺寸。亦惟一脉一動。而無有異也。脉之於動。本是一身之活機。而其所由起。在於臍中。所謂腎間之動是也。而謂起於臍下。非矣。上自頭項。而下抵於四末。莫所往不到焉。莫所遠不逮焉。此乃人之所以生也。夫一身之活機。既起於臍中。頭項而四末。莫所不到而逮。則其於動也。雖欲不一焉得乎。況於尺寸之脈路。出於同一乎。惟少陰與趺陽之來應。低昂少異爾。此其以脈路之所纏繞而來之別也。亦惟自存乎其人。豈可復求之於已之指乎。尺寸亦惟一脈一動。而無有異也。藉令據尺寸及浮中沉等之說。則如陽浮陰弱。陰陽俱緊。爲尺寸可。爲浮沉亦可。而其名於表裏終不可見也。如陽脈陰脈。惟尺寸可言。而浮沉不可二。表裏不可見也。何則陰陽本名於脈焉者也。名於脈焉者。卽名於疾病焉也。非名於指焉者也。若乃脈之於浮沉。自存乎其人。則指之切之也。不敢不從之也。惟脈不爲指之浮沉。指能浮沉於脈乎。因是觀之。陰陽之爲說。或尺寸。或浮沉。紛紛乎不知所適從矣。然則陰陽之義。將何之取乎。夫陰陽表裏之統名也。寒熱陰陽之分也。浮沉陰陽之位也。風寒輕重之別也。緩緊風寒之拆也。是故表爲陽。裏爲陰。陽曰熱。陰曰寒。浮則陽。沉則陰。風寒繫焉。緩緊屬焉。於是乎緩緊之爲風寒。風寒之爲輕重。或浮或沉。熱乎寒乎。惟陰陽爲統之矣。故曰。

陰陽表裏之統名也。夫既浮沉之爲陰陽之位也。所謂陰陽俱緊者。獨似可言也。陰陽之果不在於指。而在於脈也。繫浮沉於緊。則其陽其陰。足以辨其位矣。乃言陰陽而浮沉自在其中也。且緊之爲脈。浮沉相差以係之也。故曰陰陽俱緊。此獨似舉其概而例之者也。是之爲陰陽之辨矣。叔和氏之於脈診。雖獨極其精微之若彼乎。於仲景氏之脈法。其不相依也若此矣。此固其所建之不同也。以不同而欲同之也。豈其不乖乎。故欲讀仲景氏之書。而脩其術於我者。不可不善擇焉。已而善擇焉。則仲景氏之脉法。彰然如指諸掌也。又何從叔和氏之脉診矣乎哉。叔和氏之獲之於天性。而能至於此也。吾之固所不能也。雖吾之已所不能乎。人又或能之也。至其能之也。豈讓乎叔和氏乎。若乃辨脉平脉二法。則脈經之餘論。而叔和氏之金科玉條也。又何取乎仲景氏乎。仲景氏之脈法。既具於本論。當就而審焉爾。且叔和氏果無意乎混之於此。使人眩惑也。雖余之所取舍之若之也亦豈多恨矣乎哉。

右辨脈法及平脈法辨

傷寒之例。亦蓋出於王叔和氏也。其所據而例。肇於陰陽大論。旁及素問八十一難。加之以其所窺此獨契於題序所謂撰用者耶。如其所謂傷寒溫暑。及時行疫毒冬溫等之別。非不纖悉。如大左於仲景氏之所論。何又獨以傷寒爲觸冒冬時嚴寒之病。則如春夏之病。何於是乎至有春溫夏熱之說也。又云四時之氣。皆能爲病也。非其時而有其氣。以病人者。名爲時行疫毒。此豈謂盡無之乎。雖然按斗歷占之之法。吾是之未能信矣。乃案之於本論。未有慊於此者。蓋張仲景氏之所論風寒皆邪之假名。而輕重之別已。寒之所以爲重者。以其最成殺厲之氣也。風之所以爲輕者。以其不若寒之太甚也。故風寒皆假以名于邪者也。夫既有風寒之名。而未見其形。於是乎假陰陽以形其內外。內外既形。而未得其狀。於是乎分其陰陽。各以爲三。以狀其大體。大體既狀。而猶未委曲。于是乎三陽三陰。各委曲其脉證。千狀萬形。莫所不至焉。然後內外輕重之脈證。委曲于此。則何更問四時。而後處之。是故不但觸冒冬時嚴寒之病。雖溫暑及時行疫毒冬溫。求之于脉證。則莫不悉具于其中焉。洽彌于四時。因是而觀之。方仲景氏之時。未有春溫夏熱。及時行疫毒冬溫等之別也。推之于六氣。而命之名。以別之者。蓋亦昉於叔和氏也。人之生於天地之間。誰不受其氣。則推之以六氣者。不爲無其理也。雖然。病之與人俱活。不可推之以理者固衆。縱得之於理。惟在其變態。而不二乎邪。自外自內。何離乎陰陽。或輕或重。何出乎風寒。亦各有其脉證具。則雖變態之千萬乎。必求之於脈證。隨以處之。其又何乖也。仲景氏之於術。不問四時。而取於一邪。千萬其脈證。而極其變態。能極其變態之故。又遂之於雜脉證。奚獨傷寒也。夫如此也。則春溫夏熱。及時行疫毒冬溫等之別。固不足據矣。況於按斗歷占之之法哉。且夫仲景氏之所論而博也。內外輕重之脉證。千狀萬形。往乎來乎。靡往非例焉。靡來非例焉。既而委曲於此也。又復曷須傷寒之例。且其例中顯言搜採仲景舊論。且千金外臺諸書。亦多引之爲叔和之語。則傷寒之例之出於叔和氏也。詎足以證矣。然則此固叔和氏之例。而非仲景氏之例也。何以與本論相愜矣。傷寒之例。亦豈足據哉。亦豈足據哉。

右傷寒例辨

痙濕暍之於脉證也。曰傷寒所致。復曰與傷寒相似。抑此何言哉。既曰太陽痙濕暍。太陽病之外。豈復有所謂痙濕暍者耶。若必爲傷寒之所致。則其爲相似者果非耶。若必爲相似者之果是耶。奚翅痙濕暍。奈霍亂及瘥等之相似。何此獨何以遺於此耶。傷寒所致太陽六字。果不可讀矣。彰彰乎明哉。出於後人之爲也。夫仲景氏之統脉證也。惟是陰陽而已。已而千狀萬態。莫所不盡焉。是以不外於奔豚結胸。火逆水逆。發黃蚘厥等。豈惟痓濕暍之別論哉。有金匱要略者。分部設門。以論雜脉證。而痓濕暍爲始。此蓋後人謬讀傷寒之論。謂惟論觸冒冬時嚴寒之卒病。則必有論雜病之書。於是搜取其散落者一二於諸家。未足以成篇。因又剽竊論中及雜脈證者。僞撰以爲金匱要略耳。何以明金匱要略之爲僞撰也。痓濕暍皆冠以太陽病三字。此當其剽竊之時。猶循其舊。忘削去三字。而獨削去其論中之原文。太陽下篇風濕二條。亦剽竊之。而忘削去其原文。幸足以辨其本旨矣。因此而觀之。痓濕暍本自在於太陽篇者。彰彰乎明哉。且傷寒論有中風。金匱要略。亦有中風。名同而病異。此以一而兼二耶。太陽有奔豚。少陰有下利。爲詳且盡。而亦復載焉。此右取而左忘耶。取唐以降之方。附之各門之後。此前知身後數百年耶。藉令仲景氏之聖。亦豈若此。其明乎。其它複出之與其容疑焉者。不可指數矣。誰謂金匱要略之非僞撰耶。其曰傷寒所致。復曰與傷寒相似。別而論之者。非仲景氏本旨。豈不彰明哉。雖然。觀乎傷寒論有小建中湯。無大建中湯。大小半夏湯。及越婢湯等之特具於金匱要略。則仲景氏之遺方。不爲不存於此金匱要略之不可全廢也。要不過十之二三。宜淘汰以輔其術而已矣。乃今辨正傷寒論。措痓濕暍。而自太陽篇始者。所以復仲景氏之舊也。處方之悉具於金匱要略。則不如就彼而求之之便。故不辨於此矣。

右痓濕暍辨

如篇末載可發汗不可發汗。可吐不可吐。可下不可下。汗吐下後等之辨。豈其不可乎。雖然。其可與不可。既載於本篇。而無所不盡焉。而今又復辨之於篇末者。豈非爲蛇添足乎。截長綴短補之。以其家說者。豈亦出乎王叔和氏之工巧耶。大類乎辨脈平脈二法。及傷寒例者也。夫既本篇之所載。可取以例。則又何加焉。惟至如其於可下之辨。載大承氣湯。及大柴胡湯之證六七條。則本篇之所闕。此可以補之。然則惟此之辨。不可廢也。而亦載之於金匱要略。此豈本篇之旣闕。而存之於此耶。將金匱要略之所載。取之於此耶。又將獨存乎金匱要略者。假之於此耶。要略金匱要略之雖不可信。而比之於此辨可下者。抑猶古也。其不可全廢也。姑讓之於彼固亦無不可矣。然則惟此之辨。不可廢也。亦廢之可矣。其它可發汗。不可發汗。可吐。不可吐。可下。不可下。汗吐下後等之辨。雖似無不可。固已遠於古也。又何足據乎。又何足據乎

右辨汗吐下辨

（余評）以上數辨除自序外皆叔和所附也後世多誤爲仲景之原文魚目混珠誠爲浩嘆然先生已大辨而特辨余故略之

（辨正）痓濕暍爲雜病之首篇爲傷寒轉入雜病之引線叔和移此可謂兩眼無珠而所附之傷寒例及汗吐下等篇更屬畫虎類犬

▲奇疾方註釋（續三年第五期）

天長崇錫綬肯葵氏稿

夏子益曰。眼赤鼻張大喘。渾身生斑。毛髮起如銅鐵。蓋胃中熱毒氣結於下焦。（洪書毛髮如鐵條無胃中二字）治用白礬滑石各一兩。爲末。都作一服。水三碗。煎減半。冷不住飲。候盡乃安。（洪書緩緩服李書無冷字）

綬按眼赤鼻張者。火性炎上。蒸及於空竅也。大喘者熱毒傷及氣分也。渾身斑者。熱毒結於內、外達於腠理也。毛髮起如銅鐵者。熱毒侵於血分也。就眼赤鼻張大喘觀之。似乎病在上焦。就渾身生斑觀之。似乎病屬中焦。此言乃胃中熱毒氣結於下焦。何也。蓋上焦如霧。中焦如漚。下焦如瀆。凡熱毒旺於上焦。其勢較輕。熱毒盛於中焦。其勢較重。熱毒結於下焦。其勢最重。如病在上中二焦。致令毛髮失涵。不過現毛髮枯槁之狀而已。惟其結於下焦。致水道不利。決瀆之官。失其常職。熱毒之氣達於毛髮。呈血之本質。而見如銅鐵之狀焉。言其病在下焦者以此。然熱毒結於下焦。有成燥糞者。有爲蓄血者。有屬蓄水者。本條無譫語大便難等候。則非燥糞可知矣。無如狂。小便自利之象。則非蓄血可知矣。既無燥糞。又無蓄血。非蓄水而何。殊與今人所稱之尿毒性病一類也乎。滑石能滲溼利竅而淸熱。礬石能却水追涎而解毒。滑石性滑。礬石性澁。澁滑並施。有相反相成之妙。滑石味甘。礬石味酸。（徐洄溪云礬石味澀而云酸者。蓋五味中無澀。澀即酸之變味。）酸甘合用。有化生陰氣之能。且二藥皆色白氣寒質重之品。能使結於下焦之熱毒。從水道而出。則決瀆之官。復其常職。而眼鼻喘斑毛髮諸症。均可應手而除矣。冷服者。恐助熱毒之勢。緩服者。先淸上中二焦之餘熖。而後解下焦之結也。

紀事

神州醫藥總會紀事

陰歷二月初二晚七時開常會於事務所會員到者數十人仍請　唐堯卿先生演說中西醫藥學理今記其略於篇兄弟到會與諸君研究是爲第二次辱荷不棄毋限欣幸竊維醫之所恃以治病者在藥中西學說雖有不同之點然亦往往有同一病用中西藥而同一獲效者

昔有一婦人夫病服侍甚殷後不幸夫死而牙痛甚劇來院求治欲吃中國藥不願吃外國藥兄弟乃開六味加骨碎補靑鹽與之服數劑尋愈若用西藥大致係用利大小便之藥此症據中醫學理係動肝火所致而西醫學理云係腦筋痛或受激刺過度是學說雖不同而收功則一也

又中國風氣痛女子居多數風藥之中或加醋或加桑枝羌活柳枝明天麻

西醫用阿四必靈(醋柳礬)阿的必靈(柳枝與醋酸)醫風氣

又女人生小孩後或陰道不能收口用兩頭尖(雄鼠糞)放在火盆內薰烟靈驗非常

蓋鼠糞內含有炭泥酸故西醫卽用炭泥酸治之亦同一奏效也

又西醫醫楊梅毒用水銀薰中醫亦有用之者

兄弟更懷抱一大願擬徵集許多中西簡便醫病之法佈告社會以便窮鄉僻壤倉卒無處求醫之處

譬如有人或生一紅腫之病或生一無名腫毒欲使其不出毒可招一螞蝗放在腫處以杯覆於上毒卽散較吃藥數藥好過數百倍

譬如有人忽然肚痛如絞買藥來不及可用毛巾在熱水內絞起放在肚上卽可止一時之痛於是再開方用藥此法不僅便於病家卽我醫家亦所當知也云云合席鼓掌稱善於是互述簡便治療之法

崔礪山君云絞腸痧疴肚痛有一至簡便之法可用騾糞或馬糞入鑊炒焦黃入水煎數沸飲之卽愈

談瑛君云小兒三朝七日臍風肚硬現青筋重症用紅紙條蘸眞蔴油點火從上照下青筋立散肚鬆而愈此亦一至簡便之法也

楊景堂君云近治風寒喉痛多用養陰清肺湯往往不能愈莫若用廣東甜瓜蒂煎湯探吐各症自愈

包識生君提議擬造總分會會員人名冊大致謂各處分支會雖有數十處而同志散處四方不相連續欲互通聲氣而末由故擬刊一總分會會員人名冊

又提議籌辦編輯醫藥書略謂各處均以編輯醫藥書相督責總會絀於經濟就鄙人之意見本會祇能設一編輯機關而編輯之事不得不使各地同志分任其責

余伯陶君云宜先從徵求編輯人材入手人材既集然後商榷體例有所折衷此事總冀四方同志分盡其勞由總會集其大成

王肯堂君云編輯宜分科尤宜溝通中西

曹翊丞君云編輯醫藥書實爲我中醫存亡絕續之交分科入手宜從簡單或先從內科編輯起體例一切不可不詳加討論

溫州分會來函

頃奉公函並發給證書一百張當卽敬謹收領茲敝分會定於夏歷二月十五日開正式大會呈請官廳涖會監視給發章程悉遵貴總會規定決勿稍有濫予會員名册俟造齊後卽行寄呈台核云云

淞滬警察廳來函

逕啟者案准

江蘇省立第一醫院函開前年敝所詳准巡按使設所製造痘苗並選送巴拿馬賽會得有銅牌奬章至於製造之法葥經敝所斟酌改良比之東西洋所製之漿無遜色而新鮮則過之現屆春令各縣皆開辦牛痘局豫防天花保衛嬰命自必需用痘苗相應函請貴廳長提倡國貨出示通告醫師藥劑師或牛痘局一律至所購辦以期暢銷國貨等因准此相應函達貴會轉知各牛痘醫士購用前項痘苗以挽利權是幸此致

上海神州醫藥總會

來函

來函一　醫藥諸君讀此函其速猛醒

陳裕業

神州醫報社編輯先生大鑒昨閱
貴社新定閱報章程一紙用意周密具見苦心亦以知出版接續維持之不易惟鄙見竊以爲貴會會員旣如此之多報紙縱不推廣及於外界以每會員各得一分計之則如數收値經濟便可從容稿件縱不仰籍於外來卽每次以會員人數三分之一輪轉相間每人三月投稿一次則材料已大爲豐富何致期願相反阻力重來於以知團體結合力之艱難而公衆負責任心尤非易易也近日吾中醫界累受他人極大之打擊乃在會諸君子僅對於醫報一方面已大半勢若散沙良可慨歎抑更有進者
貴報大著固多傑出然其中如某老先生之醫詩蓋尚未知詩爲何物直村俗彈詞而

已又如某篇駢散夾雜語氣牽强掉文弄舌何如平坦之爲愈乎凡此之流爲士大夫所見彼豈能詳察一瑕掩瑜貽笑大雅夫取舍之權是在執事後此者希加意審度業以椎魯下愚何得妄置黑白惟心所謂危敢以直告若荷曲宥幸何各之再去歲第一期醫報中有鄙稿流通醫籍一篇由袁桂生兄轉寄者首段排印脫落數行其下並有錯字祈檢出原稿於下期校勘記中賜以更正爲荷匆匆言不盡意敬頌撰安

▲來函二

阮其煜

啓者接讀　貴報領悉種種之主要意見弟愧無才雖有改良吾國藥物之志欲使吾全國西醫均能實用中藥但力實有所不逮也未知貴醫藥社中有以爲改良藥書爲保存國粹挽回利權之根據者乎苟有之則不妨合同進行將吾國藥書改成與泰西一式去其哲學虛幻之理想證以科學實驗之治療功效合中西之人才訂成以後交

付政府使準定爲中華之揀藥册如英美之有揀藥册然諸君以爲然乎否乎萬不可於筆墨言語上專事誹謗西藥以爲保存國粹之計誤矣

▲來函三

常熟張汝偉

神州醫藥學報諸先生大鑒前呈問答數則蒙已披露今又得慶幸徐君蓮塘包君識生先後惠答一塊疑團如冰斯釋如結斯解莫非貴會有以益我者感激之餘爰佈尺素以伸謝忱茲又寄奉答俞君疑問一則錢事問症一條倘祈先後批露以資研究是爲至幸竊有與貴會商者自貴報闢問答欄後或問或答頗甚發達但是見各不同理有或異執彼論此莫衷一是即如所問一症而所答治法各各不同在所答者要非浮萍之說均有經驗有至理之譚在旁亂者則頭諸紛繁何去何從未免各生私見最妙所答之後請原問之人實地試驗此症以何法獲效以何人所答爲是或偏試無效再請研究以答仍于本欄披露如是則一以謝惠答諸事之苦心一以爲實地之試驗而各人之意見藉之可以消鎔醫學之源流庶幾可以一貫不然徒

問徒答仍在暗中摸索也鄙見如是是否有當還祈貴會酌裁之或以原函列入貴報以曉諸問者亦無不可區區之心臨書默禱不勝盼念之至專此肅請順候

均安

▲來函四

▲宋公祠再造半夏之功

福州林又恩

江蘇宋公祠內精製陳皮其功定喘順氣止嗽化痰海內無人不知其裔孫尙軒氏復有發明一種半夏自名爲再造夏者治疫功用足繩祖武予屢試有驗其功有足述者憶客秋東門嵐山鄉一婦如癡如狂月汎年餘不至腹大如孕痛苦不自知延至臚脹不能起床飲食如故睡每不安服安胎理痰破瘀補血諸劑均不見效又延西醫診斷治亦不瘥予適至其鄰其翁求一診以卜死期之遲早耳按脈弦滑舌淡無苔神識不了了閱前方不下百劑複雜者多又以匆促時間難尋病緒擬此證似作痰伏論治當較合法但理痰藥服之遍矣因思藥不專不足奏效製不精亦不足見功不如單用一

味使常服之或能盡其藥力卽以所帶再造半夏一兩許與之囑研末燉冲薑汁一匙盡一日服完果見週身麻痺胸次欲嘔次日嘔膠痰一丸鷄子大又見腹痛泄瀉一次如蛋白者碗許次日身雖倦而腹脹消腫愈神淸繼用六君法十餘劑食大進汛行而愈

近來一醫藥競爭時代耳不知者皆謂中醫無解剖學識不如西醫之生理熟中藥非製化精純不如西藥之少許勝何哉蓋中醫代有傳人古人垂法後賢硏求其不學者無論矣設有積心硏究十室忠信豈無人乎所恨中藥僞作雜投製化不講卽有良醫而有方無藥用之不靈工欲善其事必先利其器藥卽醫之器也無利器何足與世界競爭予治痰用再造半夏有奇驗者客秋以來指不勝屈可見吾國古傳專藥如得賢子孫製如法藥精選其法其劑誠有足傳茲先述一則乞貴報採擇登諸報端以鼓勵藥業之能守法承祖者亦提倡發明藥品保存國粹挽回利權之一助也鄙人入會注册名直侯前托福建分會長肖岩先生代請改名又愚未知會中已許注册否并此佈告至前年郵寄定購傷寒講義三種此書已在印刷中出版時

祈即先寄交肖岩先生處轉寄可也會事計劃進行全藉諸　會長熱誠不日放我醫界開天闢地之異彩四萬萬同胞之幸我輩得附會末亦有附驥之大榮也居遠心邇臨楮神馳

▲來函五

薛立夫

主任先生　大鑒披閱貴報第廿六期內載　包識生先生有組織函授醫校事不勝雀躍蓋研究醫道促進文明納遠近同志於洪爐一冶莫善於此　貴社諸公皆救時碩彥醫界明星風雨鷄鳴表同情者豈止僕一人祈望早日成立俾鯫生列身門牆得聆木鐸幸何如之茲不揣譾陋僭擬章程六則寄呈採擇藉作他山之助大雅君子倘不棄歟專此敬請

道安

神州醫藥會附設中醫函授學校章程　溫州醫藥分會會員薛立夫謹擬

第一章　總綱

一內務部以京師各醫生雖經考驗而各省尙未舉行亟行從速辦理並仿各國成例擬訂醫師准許狀其辨法卽照司法部之律師證書每紙收費十元凡中外醫學高等專門以上畢業者准予免考餘則須考試及格方登錄行醫本校根據此章特編講義分期印行得此書而研究之寓目會心與直接聽授無異且卒業以後不特古今醫學洞悉靡遺卽應政府試驗可操左券神而明之存乎其人雖不敢謂闡聖賢之精粹改流俗之弊病亦可爲促中醫進步之一助云爾

第二章　門類

一本講義門類共分十科延聘名家分科擔任玆將科目列左

一生理學講義　研究人體各器官之機能及生存之理

二解剖學講義　研究人體各部之形狀位置大小構造及其相互之關係

三病理學講義　如外因內因一切雜病及婦女經期胎產小兒痲症雜症之類

四診斷學講義　如望色聞聲問症切脈之類均屬之

來　函　七

五治療學講義　如汗吐下和針灸按摩熏沐剖割手術等類（拙擬評選古今驗案歸入此科未知合否）

六藥物學講義　表明藥品之性味確實之特效及產地炮製分化等均屬之

七藥劑學講義　如合味方劑配合丹膏丸散酒水各方均屬之

八衛生學講義　使人體得完全之發育健康不生疾病而研究其保持及豫防之方法

九論說　除選擇本校學員月課復加評語外兼採全國醫生投稿以期各抒所長藉獲互相觀摩之益

十質疑答問　如醫學上之疑義講義中之訛誤閱者均可投函本校擇要答覆皆入此欄

其他醫學叢談　醫學格言　醫學消息等足以開豁性靈互換智識者亦隨時選登焉

第三章　體例

一本講義二週刋一册每册洋裝六十面以上每期內容約五萬字全講義分二十期出完約一百萬字以上

一各科秩序均依次排列以便接續研究逐科蟬聯登下决不間斷

一本講義用四號字排成或有間以五號字者

第四章　考驗及獎勵

一閱本講義者本校認爲校外學員每月由講述諸君命題試驗一次應考者可將各案郵寄本校（接到試題限二旬內交卷）删改奉還講義出完舉行卒業試驗評定甲乙及格者當分最優等優等中等由本校發給證書並分別獎勵

一本校特備書藉憑劵値銀一千元爲獎勵之用自五十元起至一元止人數臨時酌定儘一千元書藉分等勻派試驗名次于神州醫藥學報披露成績亦擇尤刋登

第五章　定價及發行

一本講議分二十期出完每二週發行一期每期定價二角二十期四元郵費每期二分全份四角不折不扣

來　　函

第六章 校址及發行所

一本校及發行所設于神州醫藥會內

附則

一本講義雖爲已行醫醫生自修而作若醫學研究所爲直接講習之教科書分門指授更形便利

▲答黃君眉孫營行脈中衛行脈外疑問　劉丙生

僕自閱報以來與眉翁相會於報章者屢矣雖天涯南北遠隔重洋而志同道合心契神交恨不一見荆州抵足而暢聆大教也今見神州二十六期報眉翁問衛氣果從何道而行乎仰見篤學深思脚脚踏着實地迥非浮泛淺嘗之士所能望其項背也僕才智僅中下之資覺內經妙論言氣化之神惜其無圖可考證在淺嘗之輩莫不以爲高談氣運跡近大言欺人遂致斥氣運爲無憑祇五行爲疣贅而一考諸新學生理剖解圖說卽細胞黴菌諸原質點內經所言無一不有實據以新說之微支證內經之妙理愈知中醫傳授之神矣夫營氣者卽新學說之白血球是也此種白血球非貧血之病人之白血球乃一種精氣所結成倘諸體有損壞腐爛之處全賴此白血球化爲多數

赤血球以補之有經營組織之能力凡人身之纖維(卽中醫目力能見之肉線)皆賴此營氣以生之但白血球非肉眼所能見故以無形之營氣名之實則以最精顯微鏡能窺見之其數之比例約五百赤血球之中得其一也此營行脈中也故赤血支發血管中營氣白血球較多於紫血支迴血管也此白血球成分稍減則不能補紅血球故中醫以爲陽虛惡寒而體温不足貧血癆瘵之症作以人參養榮治之者也衛氣者卽新學說紫血球是也飲食入胃借養氣腐化發爲體温內經謂飲食入胃濁氣歸心此心字指心右上房而言濁氣者則指化學家所謂飲食之物質腐化燃燒發爲炭氣與養氣同(爲體温熱度之要素而炭養氣附紫血支由心右下房入迴血總管散布於週身其微細管尾則達於皮膚毛孔之外而化爲汗液垢膩以抵抗天空之壓力(中醫則名曰風寒)故命名曰衛氣衛氣者衛獲我身抵禦外侮六淫之傷我者也衛氣雖向外行亦有時向內人眠寐則衛隨營氣而內行寤則營隨衛氣而外向此理以何證之以人睡熟時較醒時易受風寒也臥倒時較行坐時愈覺怕涼也衛不入營則陽不交於陰而不能寐營不出衛則陰不從陽而不能興則外體之腐敗而不能組織補

苴之外症無完全之日矣此營衛和陰陽交自然之理也而營衛之功用又全在於肺腎二藏呼吸之間肺腎之呼吸與週身毛孔之呼吸互相代替肺呼則縮小衛氣則從口鼻而出以禦外侮毛孔則有向內吸納之功肺吸則肺擴張空氣入內而衛則從週身毛孔吐出以禦外侮吸爲腎所司吸不至腎則天空之氣不到丹田氣海轉瞬非人息息歸根吸吸至腎丹田氣海鼓滿即金丹之母長命之根衛氣外達以禦外侮則全賴吸收空中之淡氣以排泄衛氣紫血球所含之炭氣於體外其爲汗液垢膩皆淡氣排泄之功衛陽淡陰陰陽和合之妙用也衛行脈外則以各血球無處不到幷能穿透脈管墻壁時出時入如洗衣浣布然營氣之白血球是精華也終使歸於心左上房以內養衛氣之紫血球是炭濁之氣終使排泄於體外以禦外侮故勞動汗出多者中醫以爲汗多亡陽此陽字指衛氣之陽而言藜藿之人勞動傷力衛氣虛者補以黃耆玉屏風散服桂枝湯食粥助汗皆濁氣補衛之法也拙見如是未審

眉翁方家以然否如有疵謬之處幸即直言指教是幸

▲答俞君志勤洩溺無關小腸之疑問

沈玉麒

問答 四

吾國內經一書頗足爲生理學之寶筏然意賅辭簡文義古奧其論理之處散見諸篇要非好學深思者未易融會而貫通也降及後世各是其是各非其非師師相承以誤傳誤而究其內經本旨則大相徑庭矣此所以吾醫勢力有一落千丈之日也余讀俞君洩溺無關小腸之疑問(見第三年第五期)於是而益信鄙言之不謬攷經曰小腸者受盛之官化物出焉言受盛胃中一切飲食由此而化爲糟粕之物傳出於大腸也夫飲食下咽自食管傳達於胃中經胃液之消化其精氣上輸於脾散佈於肺其餘物(如篩過之粗麵)由胃而入小腸胃與小腸相接處縮成一口名曰幽門食物由此傳達也食物既入小腸經腸液之功能而一切食物遂盡消於此由小腸而傳入大腸大小腸相接處名曰闌門糟粕由此入大腸由大腸而送出身外也至於洩溺之由內經雖未明言大致已可概見曰三焦者決瀆之官水道出焉膀胱者州都之官津液藏焉氣化則能出又曰水穀幷居胃中成糟粕而俱下於大腸而成下焦滲而俱下濟泌別汁循下焦而滲入膀胱然三焦雖另立一經有部無物當以肺脾腎三經之氣分主之而下焦之直指腎臟也可知攷西書云脂肪小粉糖三質消於體內變爲炭酸與水蛋

白質消於體內變爲尿酸(西名由里阿)經肝臟之功用變而爲尿素炭酸尿素均爲有毒之物必排泄身外人方不受其毒炭酸及水之若干分由肺臟排出尿素又水之餘分由腎臟排出腎之內部有大管二名輸尿管直通膀胱而腎藏遂將水分與尿酸尿素概輸於膀胱由膀胱以泄於體外而內經肝之爲病飧泄狐疝遺溺閉癃則肺脾肝腎四臟實爲溲溺之來原而膀胱爲溲溺之總司由是以觀中西論調所見略同自近古醫家稱小腸爲分泌水穀水液滲入膀胱渣穢流入大腸一似小腸與膀胱有直接之路者此皆理想之誤會有志研究者必須校而正之噫學海無涯一人之智識有限公衆之商榷易明從今精益求精則三人行必有吾師擇其善者而從之其不善者而改之誰謂中醫前途不能奪得金標歸耶

▲產後防護說

沈玉麒

前見顏君論衛生衫與娠妊之關係時式褻衣必從頭上套下兩手伸直高舉此最易墮胎之處發前人所未發事出細微而關係甚大此論一出知所防護有功世道良非

淺鮮愚謂事無細微其關係也愈大國家之亡生命之喪何一不起於細微此余所以有產後防護之說也夫產後惡露不下既有疏通一法而有產下十餘或廿餘朝惡露將淨未淨之際竟陡然衝血昏暈者醫家均謂衝任脈虛而血熱之故而孰知其原因爲早於洗滌之故也夫好潔爲人之特性而在大家爲尤甚當產後瘀血將盡之時百脈空虛早於用水洗滌子宮頻頻擾動血海大開衝任無收攝之力則一身奉生之血橫流衝決醫者卽用止濇之劑而旋止旋衝非惟醫者茫然而不决卽病者亦懵然而無知脫血過多氣火上升危在俄頃者有之噫涓涓不息將成江湖吾願世之編輯女科書者須附入此條爲產後作戒治女科病者亦必誡其家人防護以免誤喪生命也

▲答第二年十二期報華君錦堂問　龔敏

華錦堂問女科證治載胎產時有母活子死子活母死二端各書僅言觀察面色舌色或口唾白沫未經辨別脈法等語敏曷敢妄談維所問生產關繫至重謹據

素日經驗不揣愚昧答之尙懇　同道諸君較正

按婦科胎產者自受妊之日起至九個月零十日止爲足月當生當生時所見之脈象其婦若受妊後常有裏熱必見六七至數脈之離經常有裏寒必見二三至遲脉之離經比其當生之脈象至母活子死產婦必兩尺脈充實兩寸脈浮濡或兩寸伏而不現因左寸屬心主血脈右寸屬肺主氣脈養胎全憑氣血先天氣血無運化之權兒無迴轉之力必死腹中若子活母死者產婦之兩尺脈必見浮濡或見沉促兩寸脈或浮長沉長則母死子活蓋因尺脈主母寸脈主子以上所言能否作據敬求諸明公衡核

▲答布秀雯君問症

洪廷颺

閱本報載有布秀雯君問箇邑文庠周立堂死于吐痰帶血毛之故竊以爲肺瘍之在皮毛者卽西醫所謂氣管炎症蓋肺主皮毛而氣管爲肺之主腦有皮有毛（詳生理學粹）今痰中旣帶有血毛是氣管裏皮潰裂而纖毛脫落也若照西國醫法應服提

淨葶蔴油或以蔴油代之使投葶藶大棗瀉肺湯及桔梗湯惜乎瀉力太薄效驗較遲倘服溫熱辛烈食欲或得加增皮毛易於洞穿颼未知中西之皮毛伏乞　博雅教正爲幸

▲讀醫報第二年第八期沈君少卿駁陳修園傷寒論淺註

陳伯豪

仲聖傷寒文辭奧約義例互陳雖聰敏之士亦難了了胸中成無已爲一代名賢其註解及明理論猶有非之者他若張隱菴張令韶喩嘉言柯韻伯之流雖名稱一時亦未免瑕瑜參半脩園本二張而作淺註欲其純而無瑕蓋亦難矣沈君少卿謂其有背經旨從而駁之是亦有心醫道也曷勝深仰然沈君所云不當處亦多愚讀書殊少本不敢輕動筆墨妄議人非誠以醫理非辨不明故敢以管見所及質諸同道先生

太陽篇十九節喘家作桂枝湯加厚朴杏子佳

肺主周身之氣肺氣不利喘病乃作蓋肺朝百脈調通水道下輸膀胱脾司轉輸之令

肺氣所以不利者乃脾氣不輸也張隱菴解此節喘家二字意謂喘而中風作桂枝湯以解肌加厚樸以舒脾氣杏仁以利肺氣意甚明了脩園多本張說故其意略同特喘家與喘家作句法稍異耳然依張之句則喘而中風依脩園之說則中風而又喘句雖異其實未嘗甚異也沈君云喘家喘未作而病中風則不得不用桂枝湯若作桂枝湯必加厚樸杏子以苦降之治中風而兼防其喘也信如沈君言喘未作則必用厚樸杏子以防喘試問一已作又將何藥以治之乎況四十三節云太陽病下之微喘者表未解故也桂枝加厚樸杏仁湯主之明明以厚樸杏仁治喘與十九節同義何得別彼爲防喘哉喻嘉言柯韻伯皆以十九節置於四十三節之下明同義也其文曰太陽病下之微喘者表未解故也桂枝加厚樸杏仁湯主之喘家作桂枝湯加厚樸杏子佳讀此則十九節之厚樸杏子爲治喘耶爲防喘耶昭然若揭固不待辨而自明矣

太陽篇二十二節太陽病下之後脈促胸滿者桂枝去芍藥湯主之若微惡寒者桂枝去芍藥方中加附子湯主之

病爲中風法當汗解乃不汗解而反下之則陰亡於內陽虛於外下之過甚則脈微而

身寒陽氣益虛欲作桂枝以解表須加附子以壯其陽氣芍藥苦寒恐其亡陰故去而不用說至四也沈君謂若微惡寒爲微見惡寒似然而未盡然也細查書中惡寒及微惡寒從未見不審脈象而概用附子者是囫圇之說未可非也至云中風之表症不解當惡風不當惡寒是又不然若果中風不當惡寒則十二節太陽中風何以有嗇嗇惡寒張隱菴云寒爲太陽之本氣風乃寒中之動氣病太陽而皮毛凝斂則惡寒病太陽而皮毛開發則惡風惡風惡寒從皮毛之凝斂開發而言如風邪始入毛竅未開雖中風而亦惡寒寒入於肌邪傷腠理雖傷寒而亦惡風此理甚明彼傷寒必惡寒中風必惡風之說原不可執

太陽篇二十七節太陽病發熱惡寒熱多寒少脈微弱者此無陽也不可發汗宜桂枝二越婢一湯

沈君謂此湯即大青龍湯去杏仁加芍藥特分兩較輕耳又謂大青龍湯脈微弱者不可服此湯之脈微弱者亦不可服張冠李戴未必不期而合夫大龍湯麻黃四兩此湯麻黃十八銖大青龍湯桂枝二兩此湯桂枝十八銖相去甚遠何得混而不分蓋此湯

分兩甚輕用以清疎營衞非如麻黃桂枝等湯之發其表汗脩園之註原未可非

太陽篇二十四節太陽病桂枝證醫反下之遂不止脈促者表未解也喘而汗出者葛根黃芩黃連湯主之

沈君謂芩蓮苦降使外邪入裏葛根不能解太陽之表邪殊非至當夫病既誤下熱已內侵非芩蓮何能清其裏熱脈既呈促含葛根奚由解表邪愚按此節各家註釋無過柯韻伯者柯韻伯謂桂枝證誤下後邪束於表陽擾於內故喘而汗出利遂不止又謂大熱在裏微熱在表故君葛根之輕清以解肌佐芩蓮之苦寒以清裏甘草之甘平以和中喘自除而利自止脈自舒而表解矣柯氏此說似得其正同道諸君以爲何如

▲答俞君志勤疑問一

張汝偉

三年分五期報問答門中載俞君志勤溲溺似無關小腸之疑問一篇洋洋灑灑不下千言俞君讀書得間搜集內難之經諸家之說及古方之用而有此疑團以詢當世博學高明之士蒙少年寡學讀書不多安敢啓齒顧念醫報爲灌輸智識互相發明而設

爰敷陳數語以就正高明竊謂欲知溲溺之由須明清濁之分內經云清陽出上竅濁陰出下竅又曰陽爲氣陰爲味是五穀入胃先分清濁其清之清者爲氣其清之濁者爲味其氣之清者爲津與液其氣之濁者爲精與血是清氣之中復分清濁也其味之清者爲溲與汗其味之濁者卽爲糟粕是濁味之中復分清濁也是可知溲溺是清中之濁濁中之清者有味有質之品所以出下竅也再按小腸全體生連油膜上循肝膈透入胸中上口幽門與胃相接下口闌門與大腸相通故曰小腸者受盛之官化物出焉既曰受盛又曰化物是必假助他經不言而喻王清任醫林改錯以附小腸者爲雞冠油更名氣府主化飲食卽此意也唐容川中西醫經精義云小腸之所以化物全由胆汁及脾之甜肉汁注入油膜流入腸中而後得化生精液以上奉於心而爲血也故小腸與心爲表裏與肝胆相通與脾胃相連故治小腸者皆治心治肝胆治脾胃之藥也而正治小腸之法反絕無而僅有是前哲治病求本之法讀書隅一反三之理作文章有旁敲側擊之意也故善爲文者不作正面文字善治病者不徒執一經況乎小腸與諸經相聯屬者耶虢之亡害於虞之假道溲溺之利不利其咎亦歸於他經是以五

苓散一方專爲通小便而設而白朮運脾土肉桂通腎陽二苓澤瀉開肺分泄可見通便者未有不及他藏也而固脬飲之菟絲螵蛸尤與小腸無涉是小腸不過爲被累之地而已故曰中氣不足溲便爲變又曰氣化則能出矣可知溲溺是有味有形之物若無氣化何能運行不觀諸般禽獸乎凡有溲有糞者皆有肺無溲之禽皆無肺也則溲溺又關于肺而不在於小腸不觀滿壺熱水乎必先揭其蓋而水得從口出譬之以蓋爲肺以口爲小腸豈不愈明驗乎總之溲溺固受盛於小腸而其利不利之機關則各隨其所在之經而爲病也誠如俞君之所言而俞君何疑也管窺之見未敢自信再願博學之士互相發明以歸至理則幸甚矣

▲答錢君星若問症一則

前人

閱錢君星若所聞尊大人之症僕于瘍科殊少經驗讀其所述狀況不禁爲之悒悒焉昔王士林前輩曾治愈壙丁沈長觀一疾其症與乃尊雖稍異而其理殊同此症見於唐大烈吳醫彙講中大約由於血枯液燥而然其法用臀坐浸于芝蔴油內再日飲蔴

子油不數日可愈此王君所用者夏子益奇疾方也僕一得之愚不敢自矜愿錢君使乃尊一試之浩大神州富於學識者奚啻千萬將來必有以答錢君之問者苟或用而有效庶幾不負僕救世之熱心而全錢君之孝思也夫謹答

來件

◉傳染病預防條例（三月十二日公布）

第一條　本條例稱傳染病者謂左列各症　一虎列剌　二赤痢　三腸窒扶斯　四天然痘　五發疹窒扶斯　六腥紅熱　七實扶的里　八百斯脫　前項各欵以外之傳染病有認爲應依本條例施行豫防方法之必要者得由內務部臨時指定之

第二條　地方行政長官認爲有傳染病豫防上之必要時得於一定之區域內指示該區域之住民施行清潔方法並消毒方法其已辦自治地方應指示自治區董行之　前項清潔方法消毒方法由內務部定之

第三條　已辦地方自治區應設立傳染病院隔離病舍隔離所及消毒所　傳染病院隔離病舍隔離所及消毒所之設備及管理方法由地方行政長官以單行章程

定之

第四條 當傳染病流行或有流行之虞時地方行政長官得置檢疫委員使其擔任檢疫預防之事務並執行舟車之檢疫 於舟車執行檢疫時凡乘客及其執役人等有患傳染病毒之疑者得定相當之時日扣留之 於舟車執行檢疫時發見患者得使就附近各地方設立之傳染病院及隔離病舍治療其有感染病毒之疑者亦同該地方若無正當理由不得拒絕

未施行檢疫之舟車若發見傳染病患者或有感染病毒之疑者準用第二項第三項之規定若在監人出獄患傳染病或疑似傳染病者亦同 除前四項規定外關於檢疫委員之設置及舟車之檢疫規則以教令定之 檢疫官吏及醫師得用免票乘坐舟車但以持有執照者爲憑

第五條 地方行政長官認爲爲傳染病豫防上之必要時得施行左列各款事項之全部或一部 一施行健康診斷及檢查屍體之事 二隔絕市街村落之全部一部之交通 三凡演劇賽會及一切人民集合之事得限制或禁止之 四衣履器

皿及一切能傳播病毒之物得限制其使用授受搬移或廢棄其物件　五凡能爲傳染病毒媒介之飲食物或病死禽獸等肉得禁止其販賣及授受或廢棄之　六凡船舶火車工場及其他多數人集合之處得命其延聘醫師及爲其他豫防之設備　七凡施行清潔方法及消毒方法時對於自來水源及井泉溝渠河道厠所汚物及渣滓堆集場得命其新設或改建或廢棄成停止　八當傳染病流行時得以一定之時日禁止其附近之捕魚游泳汲水等事　九得命令自治區或由該官署施行除鼠方法及關於鼠之設備　建築物因傳染病毒之汚染難於施行消毒方法者地方行政長官得爲特別處分　因執行前項處分得使用必要之土地但須報由地方最高行政長官咨陳內務部　依第三項第三項規定之處分致建築物或土地之所有者受損失時得準用土地收用法之規定酌予償償

第六條　依前條第七欵第八欵對於市街村落之全部或一部停止其所用之水或禁止汲水時於停止或禁止期間內應由自治區供給其用水

第七條　醫師診斷傳染病應者或檢查其屍體後應將消毒方法指示其家屬並須

來件　三

於十二小時以內報告於患者屍體所在地之該管官署其結束時亦同

第八條　患傳染病及疑似傳染病或因此等病症致死者之家宅及其他處所應卽延聘醫師診斷或檢查並須於二十四小時以內報告於其所在地之該管官署前項報告義務人如左　一病者或死者之家長或家屬　二無家長或家屬時其同居人　三旅舍店肆或舟車之主人或其管理人　四學校寺院病院工塲公司及一切公共處所之監督人或管理人　五感化院養育院監獄及與此相類處所之監督人或管理人

第九條　凡傳染病患者之家宅及其他處所無論病患者以外之人已否傳染均應服從醫師或檢疫防疫官吏之指示施行清潔方法並消毒方法

第十條　凡經該管官署認爲有傳染病豫防上必要時得使患傳染病者入傳染病院或隔離病舍

第十一條　凡經該管官署認爲有傳染病豫防上之必要時得以一定之期間使傳染病患者或疑似傳染病患者之家屬及其近鄰隔絕交通

第十二條 傳染病患者及其屍體非經該管吏之許可不得移至他處

第十三條 對於傳染病患者之屍體所施消毒方法經醫師檢查及該管官吏認可後須於二十四小時內成殮並執行埋葬

第十四條 傳染病者之屍體之埋葬須於距離城市及人烟稠密之處三里以外之地行之掘土須深至七尺以上埋葬後非經過三年不得改葬 傳染病者之屍體受毒較重者該管官署認爲預防上實有必要時得命其火葬其家屬若怠於實行得依行政執行法代執行規定行之

第十五條 已殮葬及將殮葬之屍體如有傳染病之疑者該管官吏就其屍體及家宅並一切物件得依本條例之規定執行相當之處分

第十六條 地方行政長官認爲有傳染病預防上之必要時得將其事由通告第八條之報告義務人執行檢查但檢查員以持有執照爲憑

第十七條 已辦自治地方關於第二條第三條第五條第七欵第九欵第六條之費用由自治經費中支出之但由自治會議議決經地方最高行政長官核准得由國

庫酌予補助 地方行政長官爲前項之核准後須咨陳內務部 除第一項外因執行本條例所需之經費均由國庫支出之

第十八條 依本條例或依本條例所發布之告示不於法定或該官署所指定之期限內奉行者處五圓以下之罰金

第十九條 醫師診斷傳染病患者或檢查其屍體後不依本條例報告或報告不實者處五十元以下五元以上之罰金

第二十條 對於該管官署官吏或醫師依本條例之處分或指示不遵行者或依本條例應行報告事項並不報告或報告不實或妨害他人之報告者處二十元以下二元以上之罰金

第二十一條 邊僻地方因特別情事有必須於本條例規定以外變通其預防方法時得由各該地方最高行政長官變通辦理但須咨陳於內務部

第二十二條 對於海外舟車之入境得施行檢疫 前項檢疫規則以教令定之

第二十三條 地方自治之籌備尚未完竣以前本條例所定屬於自治區辦理事項

得由地方行政長官會同公正紳士行之其經費得以地方原有之公款公產或公益捐中擬充如有不足由國庫支出之

第二十四條　關於施行本條例之各種規則以教令定之

第二十五條　本條例施行區域及日期以教令定之

▲大增刊預告

本報自四十五期繼續出版後轉瞬卽至五十六期而全年十二期之數將齊則未竣之專書如通俗內科學通俗婦科學規定藥品之商榷應驗良方伯華醫譚醫士道退盧醫案傷科提徑醫學妙諦及驗案通俗傷寒論囊秘喉書等約尚有數十餘萬言之多擬同五十六期報出版時另出大增刊一厚冊將以上各書設法擇尤刊完並附各書面頁仍以便閱者之分訂零售定價大洋一元凡已購閱四十五期至五十六期全年報者減收半價郵費一角惟須限本期報到一個月內預將價銀及郵費每冊共銀六角寄至本社卽當將書寄上空函不復過限須照零售收價不折不扣書已付印購者從速

紹興醫藥學報社發行部啓

上海采芝堂

監製大悲救苦玉雪丹功效之鐵證

本堂之大悲救苦玉雪丹係前清御醫陳蓮舫夫子授方特製與市上玉雪救苦丹大相懸絕茲略舉其成効如下乙巳年關外大疫萬國紅十字會會定製數百箱分送疫地功効大著出乎各種治疫藥之上乙巳年七月二十五日時報專電載六月十三日關外新民屯來電云冬青電均悉新濟泰順二批所運大悲救苦玉雪丹十二箱避疫散十一箱當即在津提運出關分送各藥以玉雪丹爲最効特聞任錫琪徐信泰謨蒸 觀此電文可見本堂監製大悲救苦玉雪丹爲希世寶品成效昭彰本主人近更加料監製精益求精凡海內外各界諸君如欲防疫起見請速向本堂購備此丹禆得免除疫癘之危險恐未遇知爾此佈告茲將此丹之性質及用法列后

此丹專治傷寒天行疫癘時氣傳染一歲之中一方之內男婦大小病患相似謂之瘟疫並治中風中邪癰疽瘴瘟熱毒壯盛霍亂絞腸急痧暴症命在呼吸不及延醫服藥及自縊溺水魅魘卒死心頭尚有微溫或癲邪狂走狀類心瘋或誤中食毒藥毒一切跌撲損傷瘀血在裏百虫蛇犬所傷毒氣內攻但用此丹內服外敷應手神效百發百中有起死回生之功又治婦人月閉鬼胎小兒驚癇客忤等症每用一丸重者酌加小兒半丸滚水化開送下本堂揀選道地藥料擇天醫療病良辰於淨室中誦大悲寶懺一永日虔誠修合應驗如神並將療緊服法略詳於后

惟是藥本品貴倶皆珍品購者珍藏幸勿穢褻 或善良君子施送濟人其功德豈有限量哉 虛勞孕婦忌服

一治傷寒時行瘟疫寒熱頭痛胸悶嘈酸一二候身熱不解神昏譫語開水化服一丸如身熱不盡再進一丸立有奇功

一治痰厥不省人事用陳胆星五分冲開水化服一丸

一治肝氣厥逆不省人事用生石决明二兩煎湯一茶盃化服一丸或開水化服亦可

一治小兒痧症時疹用西河柳五錢煎湯化服一丸未透足再進一丸輕則半丸

一治癰疽發背腦疽疔毒一切無名腫毒外用土牛膝一兩搗汁調藥半丸敷之內用開水或生甘草三錢煎湯化服半丸大症一丸未成即消

一治爛喉痧症痰涎壅塞口禁身熱命在頃刻急用開水化藥一丸徐徐灌下立刻回生再進一丸即愈

一治一切咽喉急症服之立瘥或用荷葉三錢煎湯化服亦可

一治小兒急慢驚風身熱嘔乳驚悸抽搐便青用鈎籐一錢煎數沸去渣量兒大小和服半丸或一丸作四次服之立效如月內赤子胎驚不乳用藥一丸分作四塊研極細末安在乳頭上與小兒吃乳同下立愈

本堂開設上海

英租界拋球場

每盒售洋二角

批發八折

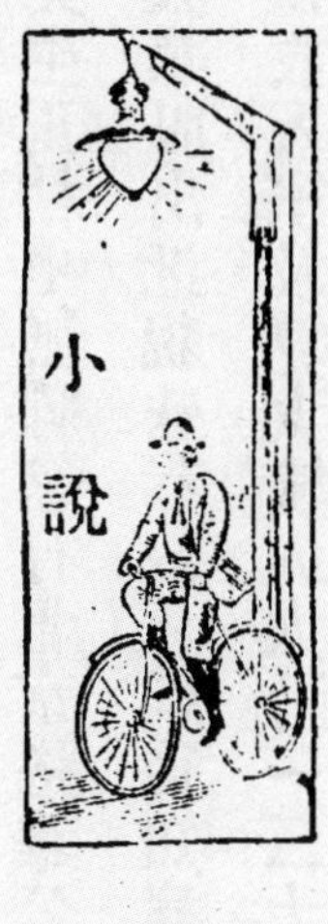

▲錄新聞報諸著▼

（義律）

◎今日之新藥品

（一）帝製送命丹　本丹以六君子藥品爲原料佐以新鮮馬勃用最上拍工精製成丸體形圓滑功力宏大無論如何健壯之人服之有藥到壽終之妙世有求死弗得者幸勿交臂失之

（二）臨時續命湯　本湯重用熟軍爲主專一抵制客感佐以收納邪氣調和營衛安神定痛諸藥品每服一劑可延長壽命至二十四小時之久如有病入膏肓明知無救者可服之以暫留殘喘

（三）厚面散　常人面皮愧則顔赤怒則青紫無可掩蓋此社會作僞者之大憾也本

藥房有鑒於此特從化學研究製有一種厚面散塗之者而面皮立時麻木可任人嬉笑怒罵恬不爲怪

(一)中華再造丸　本丸以雲苓肉桂爲主加以川廣各省道地貴重藥材製合而成品味純正功效神速主治瘋狂癲癇麻木不仁等症並能鎮心平氣凡有楊梅結毒此句可參觀前快活林「楊梅」小說)尤能藥到病除

(滑稽小說)相思先生

(高潔)

相思先生不知何許人以善治相思症得名凡請相思先生療治者無論男女老少相思先生皆斷之爲相思症病家初聞其語頗以爲異及聆先生炒解則莫不色然以喜霍然而愈於是相思先生之名大噪

一日相思先生正枯坐無聊忽有北京路華公館僕人踵門延請相思先生乃欣然從往既至主人華服出迓貌殊恭敬茗談後知病者爲主人之大姨太太相思先生於是抖擻精神摳衣入室及見大姨太太乃一二十許麗人珠圍翠繞儀態萬方惟病狀懨

憔神情消索而眉梢眼角間更隱隱含有苛色似鬱怒傷肝者相思先生於切脈之頃細加審察診斷既畢偕主人出擬藥劑主人悄問曰小妾之恙究係何症請先生明以教我相思先生悍然曰如夫人無他疾苦所患者乃純粹之相思症主人聞言兩頰立赬恧然曰小妾雖然出身微賤亦頗嫻禮教寒舍又家法綦嚴決無帷薄不修之事先生所言得毋誤歟相思先生曰據不才診察所得參以脈理決定如夫人之恙確爲相思症毫無疑義主人怫然變色曰先生休矣奈何辱人如是言次拂袖而起相思先生笑曰主人且稍安毋躁相思一症凡與七情有關者皆屬之初非專指男女情愛言也如夫人雖生長錦繡叢中又寵擅專房然而不如意事或亦不免主人試一潛心思索如夫人平日可有渴想之事未能如願者乎主人沉吟有頃拊掌笑曰先生曷不早言觖望之事小妾誠不能免自山荊見背一切家政悉由小妾主持小妾屢以扶正爲請予固無可無不可者徒因族人中梗事遂不果小妾居恒切齒怨詈引爲憾事結想之由豈即此歟相思先生大笑曰何如此扶正一舉實爲如夫人患病之確因而亦相思症中之目的物也今事既不諧則病根已深縱令岐伯復生和緩再世亦無補於事矣

主人唯唯相思先生即興辭而出越日相思先生又被一顯者邀往視疾顯者病勢危殆相思先生診察之亦斷爲相思症家人譁然甚有嗤之以鼻者僉曰我家大人年逾七旬持躬素嚴不近女色垂二十年矣庸有相思之疾先生之言豈其夢囈乎相思先生力辯曰君等第知其一不知其二凡心有所思不能慰情者久之皆能成相思症非僅男女之欲爲然也貴居停爲政界中人宦塗況味當已艱苦備嘗或求爵賞而未得或謀利達而未遂一事違心即成斯疾君等豈能知之顯者伏枕呻吟曰汝曹蠢蠢安知醫理先生眞神乎技矣吾自入宦場迄今垂五十載尊榮富貴已足炫耀當時所耿耿不能釋然者徒恨未獲開藩授爵福蔭子孫耳帝制復活頒行封爵令我以爲爵爺一席當可操券而得不圖第一批封爵令發表我名乃落孫山之外維時尚有第二次策封之希望今者帝制業已取消封爵制亦必無形消滅我其絕望矣嗚呼痛哉言竟齒擊身顫喘息不已相思先生知顯者之疾決難救藥亦逡巡而退

相思先生嘗言一日醫一少年書生診斷所得又決爲相思症少年丰度翩翩狀若臨風玉樹相思先生默念此子綺年玉貌春思必濃所患相思症或果因東隣處子而起

也迨後細探家人口吻則又大謬不然蓋少年貌雖美而行止頗拘謹終日除伏案吟哦塗鴉滿紙外是未嘗出戶庭相思先生後詢家人曰然則彼病中有囈語乎曰有之彼常執一報紙書空咄咄聲斷續不可辨惟聞一二細語曰「嗟乎獨鶴何靳此方寸地不令吾揚眉吐氣耶」又曰「美人美人豔中愛寵吾恨命薄秋雲才輸襪線不克與卿共居尺幅之上吾將無顏視息人間矣」相思先生聞言恍然大悟問家人曰彼所屬之稿曾付郵筒否家人曰數數見之惟不知何往耳相思先生笑曰此子所患之相思症與人大殊彼蓋欲在快活林中占一席地藉與封面美人相親相近不圖雙鯉頻投卒未如願於是積思成痗遂患相思重症吁亦癡矣會當致函獨鶴請其衡文稍寬俾解文園渴病也（完）

人參再造丸

治男婦眞類中風中寒痰厥氣厥偏風偏廢頭痛鬼魅偏身麻木四肢不遂骨節疼痛筋脈拘攣不能俯仰口眼喎斜頭目眩暈紫白癜風左癱右瘓一切風濕諸痺及小兒驚風等症此丸驅風散火釜氣養血活絡調元舒筋骨逐頑痰治療甚大靈驗非常眞有回生之效故曰再造幸弗輕視每服一丸小兒減半孕婦忌服湯引列后

一中風中熱中痰中溼中祟生薑湯下

一卒然暈倒不省人事竹瀝湯下

一偏身麻木半身不遂溫酒湯下

一痰迷心竅淡薑湯下

一種癲互癇金器煎湯下

一陽明頭痛川芎白芷各三分煎湯下

一骨節疼痛手足拘攣溫酒湯下

一夜夢鬼交失神失志燈芯桂圓湯下

一山嵐瘴氣琥珀研末冲湯下

一急慢驚風薄荷三分煎湯下

一諸氣不順廣木香三分煎湯下

一腸癰痔漏大便純血及糞後下血焦槐米二錢煎湯下

一痢疾初起紅白相雜及久痢不止炙甘草一錢煎湯下

一淋管作痛便血便毒生甘草稍五分泡湯下

一從高墜下畜血在內蘇木五分童便半杯煎湯下

一小兒月內將丸泡湯日服以解胎毒若夏月炎天服少許不生瘡癤

雜俎

▲中西醫同鎖談（續前）

黎肅軍

急性熱性病每爲胃新炎之原因正陸九芝所謂凡有感冒腸胃卽不健運非必傷於食也

近世盛行之鬱血療法卽吾國之角法角法始出於肘後方外台亦有角療骨蒸法此種醫用器具價廉製便晉唐時已弘其用而何必購諸外人直爲觀美也哉惟俗間不諳器械消毒每與不潔物混諸斂籠中爲可笑耳

工業之不發達醫學亦受其影響以通便一端而論西醫有浣腸器考北齊道興治疾方導以葦管肘後方用竹筒內入肛門是中醫有浣腸法也使古人居今當必舍拙劣迂笨之竹筒葦管而用纜便之浣腸器矣又何中西醫之不能乳水交融耶

雜俎 二

攝涅瓦即遠志根西醫用治喉頭氣管加答兒木經主治欬逆上氣景岳謂痰火上實者當避故炎性劇烈之加答兒西醫亦忌用之

讀人體解剖學知諸筋皆跨關節以收縮而營骨骼之運動素問五臟成篇曰諸筋者皆屬於節

生血之原因有種種經曰起居不節用力過度則絡脈傷陽絡傷則血外溢血外溢則衄血陰絡傷則血內溢血內溢則後血如此云云殆新醫學上所謂因勞動身體而血壓亢進致受壁破裂而出血者也

痰欬之併發症胃之侵害頗多蓋以橫膈膜之運動受强劇之振盪遂至誘起嘔吐腸於欬嗽發作時亦往往因肛門括約筋不十分閉鎖致大便及腸瓦斯不隨意而排出又膀胱括約筋於欬發作時失緊閉性而漏泄小便者有之證以內經五臟欬久傳於六腑之各狀相一致也費伯雄各爲立方以治之

腦居身體最上之部位大腦皮質有運動中樞延髓內有呼吸嘔吐中樞內經云諸痿喘嘔皆屬於上所謂上者指腦而言腦若罹病則不能營完全之運動而痿弱或呼吸

困難而喘息或起反射運動而嘔吐也

金匱曰肝水者其腹大不能自轉側脇下腹痛時時津液微生小便續通西人行病理解剖檢査知肝臟結締織增殖復收縮而變硬因名之曰肝硬化中西醫皆推本於肝誰謂中醫不知病灶之部位解剖的診斷哉

韋鐵髯醫學指南上二卷四册脾胃症內有胃症補心條即近譯內科學中之神經性消化不良症也而何必臭素加里臭素那篤里母之爲愈哉

通常流行之痲疹病原菌雖未明確昔張景岳已有傳染之說痘瘡亦然黃坤載亦辨其爲傳染此等學理與近世頗相吻合且爲吾華所唱導宜何如光大而尊崇之然猶有目爲胎毒者噫醫學統一之難言矣

凡貧血之諸組織中起官能障碍最速且著者莫如神經系與筋肉即先發耳鳴蟻走狀感覺筋之搐搦全身痙攣等刺戟症狀故治風先治血血行風自滅之語不爲無見

旃那也硫苦也大黃也皆治腦出血之藥物彼機要以中臟者宜下爲言張子和以下爲法毋乃不謀而合歟

▲小靈蘭醫案雜錄

海昌隱壺主人蔣澤久先生著 硤石何心怡錄

葉香巖先生云肝爲剛臟者蓋肝有將軍之名性剛難制禀東方生生之氣忌伐宜和喻西昌已有柔變爲剛之說而洄溪非之謬矣夫難經言五行之常也葉氏言人身之病也其理本殊其體亦異如果肺爲剛而木爲柔則肺爲嬌臟之名何來耶

葉氏又云溫邪上受首先犯肺逆傳心包肺主氣屬衞心主血屬營蓋邪在肺以氣分下行爲順內陷營分爲逆也而章虛谷以心屬火肺屬金火本尅金而肺邪反傳於心故曰逆傳也然則以內傳肝臟爲順有是理乎況難經云從所勝來者微邪豈未讀耶

用藥如用兵攻病如滅寇寇既盤踞已久則巢穴堅固兵難直入故有寒因熱用熱因寒用等法使無格拒之虞喻西昌治胡太封翁之症以姜桂爲小丸以參朮爲外廓者亦此意也大寇兵每喜刼奪路糧故以參朮爲外廓者乃誘之以其所喜也故徐洄溪有云孫武子兵法十三篇治病之法備矣洵非誣也

或問仲景傷寒論云寒傷營用麻黃湯風傷衛主桂枝湯爲一定之法然麻黃湯衛藥多何以反治傷營（未完）（餘容續登）

▲胡瀛嶠宣言

胡震字瀛嶠世居浙江餘姚緣父陣亡幼失庭訓以致學問毫無至中年就醫僅習眼科於內科一道更屬茫無頭緒自丁未戊申間吾紹以醫藥學之不絕者如縷同人冀有以振起之而設醫藥學研究社交換智識邀震入會得廣見識次第創辦醫藥學報嗣見滬上與甯波鎮江杭州等處之醫會聯袂成立於是數千年昏昏熟睡之國醫學若見東方之曙光漸有聞雞起舞之慨上海有中西醫學報也醫學世界也南京有醫學報也甯波有衛生醫學報也鎮江有醫學扶輪報也杭州有醫學週刊也何其發達之速有如是耶黃炎有靈亦當額手稱慶噫嘻根抵不固枝葉未易繁茂不轉瞬而所謂中西醫學報醫學世界南京醫學報衛生醫學報醫學扶輪報醫學週刊者如曇花之一現不知不覺而泰半消滅矣嘗見扶桑三島各地官私自設立之醫學會百數處

與刊行之醫學報數百種我國幅地之大人民之衆與夫醫學發達之最早乃反不能相較於百什豈不可異之甚也耶雖然原因厥有多端要而言之不外上無積極之提倡下無聯合之團體有以使然吾國自滿淸中興尙稍稍有醫學政治如詔勅編纂金鑑等書此後遂一任人民之家自爲師無復有政府之聞問也至國體之雖如前說有各處醫會之成立又非聯爲一氣之舉易起易滅無怪其然諸君乎我醫界藥界諸君乎震言至此不禁欲距躍三百也何則蓋震所述上無積極之提倡者自前年請願政府許以保存中醫中藥之後近又聞 大總統批令設學提倡也下無聯合之團體請觀今日之會非其事實歟吾紹醫學會於去年奉總會令改組分會之函後極愿遵行者亦維聯成一氣爲培植根抵之謀冀他日各分會設立與各醫報之刊行有持久之望也已

文苑一

寄上海神州醫學報編輯部

▲北絳舟中作

黎伯槃

水壓風生趣銀瀾繞舵齊雨餘千樹翠海闊萬山低幷楊人偕物方言東與西一程安穩渡小坐得端倪

舟行海水生瀾色白如銀余思其中必攙入有空氣由於舟行排水激成高度壓動空氣入於其內遂簇生無數細白之點至空氣放出而後散首句所云即指此仲景作甘瀾水法取水二斗置大盆內以杓揚之水上有五六千顆珠子相逐取用子按水上珠子即換入之空氣所變動也

文苑二

▲讀書樂

李嘯雲

讀書樂羸得俗塵蠲世事閑門渾不管陳篇開卷便纏綿許我識眞詮

讀書樂醫籍細鑽探生理纖微多剖解病機萬變盡包涵中外合同參

讀書樂報紙喜流傳千里神交如晤對四方響應共鑽研醫藥結良緣

讀書槃古藻映青大識得酸辛眞趣味嘗將甘苦著鴻篇便是活神仙

◉海外醫談

黃眉孫

提蛇

星洲有一外江人手携藥箱沿門自稱能醫行至小坡加啡茶店有患心氣痛者彼即毛遂自薦看脈後言病者胸藏一蛇心爲蛇咬遂致作痛若欲痊愈須銀五元彼爲捉去其痛自止病者駭異取銀如數交訖該醫開箱取藥散和淸水服之不一刻喉中蠕蠕作癢張口視之喉見現一蛇頭若隱若現時在店門口圍看人多皆言眞是神奇嗣後用小鐵鉗將蛇向喉間取出約三寸許急放入箱內心痛果愈病者大喜言心痛已經三載今得先生治愈擬用玻璃罐貯蛇和以水銀爲一生記念品醫言此蛇余要留爲治病之用不能還也病者怒曰此蛇在吾心腹中馴養三載無價之寶先生何得奪去若定要此蛇須交百金作販賣品少一文不賣也該醫再三哀求取向所得之五元還之以求了事病者大疑收回銀後硬將該藥箱檢看其蛇已不知去向矣後一日當

症復發毫無見效足見此蛇乃障眼之術非眞有所謂蛇也

腫硬

有道士陳某年將六十忽患腫脹彼素知醫自己調治數月不愈其子請余診看自心以下至小腹皆腫硬如石以手捫之如捫玻璃無一毫軟處再用手彈之若彈金石濛濛作聲復用力按之皮與肉粘連無些微顫動兩足如象蹄大而堅硬不痛不癢不能行動喘急異常若多食洋烟其勢略緩因病者素食洋烟也脈浮部全無沉部微細欲絕以聽筒聽之心部發血聲較微細再聽腹部伸縮之聲微而且緩已有兩月不食粥飯食即噎膈吐後方快大便亦兩月不行余驚問久不飲食何以不死答云唯食牛乳及蘿湯茶水所以小便如常耳病者不願請醫服藥云凡治腫脹并治蠱症各種法門皆已用遍今已將死何用調治哉余未開力囑其子預備後事又後十餘日方死此症與尋常腫硬不同尋常之症腹部堅硬處或如杯大或如椀大其餘皮肉尚無他異爲血爲痰爲濕爲火隨症醫治自可消散且所謂硬如石者不過處有其形未必實有其

其事也以骨肉之軀忽成金石之體爲余所罕見故記之

◉醫醫奇聞

醒

松有某某兩先生時醫也欲悉其里居則在九峯之南三泖之東欲詳其姓氏則有荆州之稚仲孝之稱二先生門庭若市診治不遑舍己耘人操心過度邇來爲二豎作祟不居於肓之上膏之下而乃居於此醫之臂彼醫之足一則覺痲木不仁一則生肉兒一塊荆州君乃延朱衣先生針其臂豈知針後病者竟疼痛長宵寢不安席針者亦躊躇達旦鼓聽譙樓二君之兩不能痳各有由來當試針時醫者如放脫手之鑿而二豎如試吞劍之術連針陷入於肉中雖針者原非有意如毒矢之暗中關公之臂而某已不勝斷頭針之苦楚矣今延西醫割治尋覓無蹤荆州君六旬甫屆花甲一週所憾者適値太歲在乙卯之次與先生之丙辰生似屬木火太過血不榮筋故得此症且甲形如錐乙形如刀荆州君不幸是以受刀針无妄之災自此悔星一過可卜老運亨通至仲孝先生者體質素虧膝下之奇症於今三年矣似瘤非瘤中凹邊凸勢竟漸高而先

生不容豎子之贅居前此用柔軟之手段未得驅除今則施強暴之行爲誰敢攀附乃請西醫割之併割他足之好肉以補其缺而割後步履維艱又得足跛之症實則先生之足患不必割二豎有知見若輩短其衣長其足碧其眼糊其鬚早已退避之不暇奚庸割爲非虛言也古不云乎小兒之啼郝玭可怖病夫之瘧石虎能痊故敬告我同胞無論有形與無形之症倘湯藥無所用即剖割亦無所濟不若借西醫以威嚇之不亦較湯藥剖割之爲愈乎嗚呼二豎子誠惡作劇哉此則好肉做瘡彼則剜肉醫瘡何二先生之道同志合若此耶余閱醫藥學報爲傷寒溫熱諸症弄得頭暈眼暗今假二先生之病以醫閱者抑鬱之病不禁聞之於耳筆之於書以博同人一笑王爾

◎神州醫藥學報校勘記

錢縉甫

辨傷寒論裏有寒用白虎湯　傷寒論脈浮滑此表有熱裏有寒白虎湯主之徐君蓮塘云向讀此一節滋惑之甚後見來蘇玉楸二家論說恍然悟裏有寒之寒字實魯魚帝虎之訛又云傷寒論脈滑而厥者裏有熱也白虎湯主之據此足證白虎湯所

主之證必是裏有熱愚按此一條前人疑之者非一要而言之裏有寒必不可服白虎湯此爲一定不易之理包君識生乃精於傷寒論者其言曰此非誤字柯黃諸說皆非并詳引全書以明寒字之不誤可謂苦心孤詣然鄙人之意以爲醫書傳世究以顯淺爲要今語人曰裏有熱當服白虎湯此人之所共信也又語人曰裏有寒當服白虎湯此人之所共疑也然則曲爲之說徒耗心力若謂古人之書不可輕改則不如竟闕之質之包君以爲何如

識生按仲景之書不可以他書同日語也前辯白虎湯當以白虎證諸條互相解說若疑識說非者實未窺仲景之門堂也以裏有寒爲錯誤則仲景書中之錯誤甚多可删去大半今引數條而比例之大青龍證云太陽中風脈浮緊發熱惡寒身疼痛不汗出而煩躁者此湯主之又云傷寒脈浮緩身不疼但重乍有輕時無少陰症者此湯主之觀上二條中風全是傷寒症傷寒又是中風症古人多謂有誤先生觀之亦必云有誤矣但仲景之書非今人之醫案可比也其立論有正面反面比喻記實變化莫測卽此二條一爲風極似寒一爲寒極似風故中風而現寒症傷寒而現風

症也若有錯誤何以太陽中風之下且註汗出惡風者不可服可見中風未極其表未實汗出惡風表虛也大青龍治表實中風者故不汗出身疼痛脈緊可用汗出則不可用矣又陽明篇大承氣症在篇首則再三叮囑不可亂用且先以小承試之轉失氣則可用否則不可用篇末之大承氣症則令人閱之如墮五里霧中書云傷寒六七日目中不了了睛不和者無表裏症大便難身微熱此爲實也急下之宜此湯又云陽明病發熱汗多者急下之宜此湯又云發汗不解腹滿痛者急下之宜此湯等條皆糊糊塗塗說過去並且無一症是大承之的症先生閱之必更不明不白又必曰究以顯淺爲要今語人曰大便不通五六日潮熱譫語舌黃而燥脈大而實當服大承氣此人所共知也抑人所共信也又語人曰無表裏症大便難身微熱當服大承氣發熱汗多當服大承氣腹滿痛者當服大承氣此人之所共疑而共駭也嗚呼今以此二湯與白虎比之更覺錯誤更當闕之若曲爲之說亦不過徒耗心血而已悲乎仲景死矣無言可以與諸君辯白一部傷寒論被人東刪西闕書不成書今識生非好與人尋口舌爭是非不過作仲師之辯護使而已幸老先生諒之閱報諸

君諒之

辨袁君擬廢五行生尅之提議　五行之說原本乎河圖洛書內經實暢言之張仲景爲醫中之聖其治法亦不外乎內經而其著書如傷寒論金匱皆實言病理診治方藥不言五行蓋仲景非謂五行可廢也直言病理診治方藥無庸論五行也古人云善易者不言易仲景旣精熟乎五行生尅之理下筆時規矩從心不言五行而五行生尅之理自莫違正猶善易者不言易耳不然試取仲景書而以五行推闡其義有不若合符節者乎故愚見以爲五行生尅吾中醫萬不可廢袁君才大學博縉甫未敢違異然阿私則心不能安故特辨之如此　雖然嘗平心論之中醫之妙在善察五行生尅而中醫之良法美意何嘗全憑乎五行生尅近有人專於此討生活連篇累牘刺刺不休不獨不足以發明醫理反使吾醫家多一重魔障是留隙以待人之攻也此西學家所以抉此詆我也此袁君所以有廢五行之提議也夫五行豈眞可廢哉五行生尅純任自然卽如傷寒論六經太陽寒水陽明燥金少陽相火太陰溼土少陰君火厥陰風木天經地義無可移易假使五行而可廢中醫俱可廢矣包君識生云世之拘於五行者食古不化也前輩中尤以黃坤載爲甚縱不可廢當破除迷信其平允之論乎

定價表

费須先惠空函恕寄　概收大洋銀毫加水

定價

項目	一月一冊	半年六冊	全年十二冊
現欵及匯兑	二角五分	一元	二元

郵票以三分之內者五份以上不收郵票

郵費

	一月	半年	全年
本國	一分半	九分	一角八分
日本	二分	一角二分	二角四分
外國	四分	二角四分	四角八分

廣告

等第地位	一月	半年	全年
特別一面	二十元	一百元	一百六十元
特別半面	十二元	六十元	一百元
普通一面	十二元	六十元	一百元
普通半面	七元	三十五元	六十二

聲明

特別告	論後正面概作特別	木刻電版
普通白	後頁夾張俱是普通	費須外加

第二十七期

編輯者　神州醫藥學報社

編輯所　上海老垃圾橋浜北延吉里　神州醫藥學報社

印刷所　上海老垃圾橋浜北延吉里　神州醫藥學報社

總發行所　上海老垃圾橋浜北延吉里　神州醫藥學報社

◎注意◎本社介紹上海五馬路王大吉經售四川

啓者本店法製半夏麯出售二百餘年歷有奇效各省馳名近因時局開

通講求衛生前清上貢蒙　奬有案本店配合精良加製衛生藥品或食

前或飯後每服五六分能益脾和胃開胸化積消痰大有益於人身乃衛

生之極品也近今各處假冒範記之曲時有查獲有礙衛生伏望　同胞

購時特加注意以免魚目混珠本店向託寶善街王大吉藥店獨家經理

並無別家請認明範記兩字庶不致誤每兩售價大洋三角

新試驗如久病痰疾哮喘不語痰擁寒喉間不出用西洋參湯服曲一二三

錢即出如痰滯胸膈者用蜜薑一二三錢呑曲即愈無不奇效

保寧府謬復泰範記半夏曲確爲價廉之除痰聖藥

中國郵務局特准掛號認爲新聞紙類

神州醫藥學報

第二十八期

月出一册准陽歷月底發行

神州醫藥學報第二十八期目錄

◎論說

衛生與家常積習之關係說　丁茂水

◎學說

包氏診斷學（續）　包識生

藥物學

藥參新編　頑鐵

◎醫書

傷寒名數解　惟忠子

◎醫案

急救法治驗　湯逸生

虫積治驗　前人

治驗一則　錢星若

血球脫落　張遹荃

老鼠抓鬆土治頭風痛　張遹荃

醫案二則　楊燧熙

產後小便不通治驗　章壽芝

產後腸癰治驗　劉丙生

胃癰治驗　劉丙生

產後厥逆譫狂治驗　劉丙生

◎問答

問案一則　錢星若

◎通信

來函一　束子熹

來函一　包識生

來函二　鄭肖巖

◎新聞

目錄

時疫治誤之慘劇
廣德組織醫藥分會之先聲
廣德又發生一不明不白之庸醫殺人案

◎紀事

神州醫藥總會紀事

◎雜俎

枵腹與槍傷
人生動作之時間
飛行病

▲時評▼

◉果誰爲大醫王耶

桃園居士

浩刼當前生靈塗炭而卧榻之旁張牙舞爪思欲取而吞之者復大有人在吾國人民莫不皇皇然問將來擔當國事者果何人大好河山果能不落諸外人之手而爲奴隸牛馬乎予則以爲此不必問諸他人但問**國民自己自今以往果能不造罪業以召殺刼乎**古詩有云欲知**世上刀兵刼**但聽**屠門半夜聲**　徐佛蘇弔湯覺頓文謂憶曩年初識湯時卽見其眉睫間帶有愁殺氣誰知**當日妄念**竟**成爲今日之讖兆**又癸丑年報載某君弔宋鈍初文亦稱其相貌單薄難肩重任臨死之前又見其容貌憔悴而色無神**偉人誕生**且**多應刼況戰禍之興死傷之衆**謂非**刼數使然歟**或曰此佛氏迷信之談今日戰爭乃爲改良政治政教修明則戰爭自無從發生信斯言也**政教昌明**莫如**法蘭西德意志矣**法**蘭西爲共和政治之母國**

其提倡法學之人物若盧梭若孟德斯鳩久爲世界言法治者所崇拜德國之科學昌明世界幾無比倫然而今日之戰禍則以德法爲最甚巴黎街市婦女全穿孝服至不許有笑聲則其死亡之衆悲慘之情豈尙能一朝居耶此二國者。一則爲富强之帝制一則爲文明之共和而結果乃爲是吾故曰。刀兵之禍人民之刼運也欲免此刼惟有提倡不殺主義孟子曰。人人親其親長其長而天下平又曰仁民而愛物子產命畜生魚湯網準開三面吾國民而欲獲太平之幸福其亦從孝親戒殺振興實業諸方面加之意乎

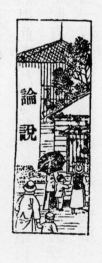

論說

代論　錄廣濟醫報

衛生與家常積習之關係說

丁茂水

尙書洪範五福。二曰富。三曰康寧。近世西哲則謂康健即黃金。是合洪範二者爲一。以富多從康健而來也。蓋人苟身體衰弱。則纏綿病榻。不任職業。一年所擲之光陰。不知凡幾。家人侍疾。醫士診治。一身所耗之資財。不知凡幾。且體衰則心力亦衰。所治之事業。必委靡而無精神。失敗而鮮利順。推不康健之害。恐富者漸轉爲貧。而貧者無論矣。說者因謂我家之貧。由於我家之弱。我家之弱。由於我人體育之不注重。衞生之不講求。豈不然哉。今人競言體育矣。衞生矣。而往往陳義太高。一概效法歐美。非平常中等人家。財力所能爲者。而於飲食起居日用瑣碎。轉因狃於積習。未及振刷。實則家庭之間。至爲切近。不容忽略。且又最易改變。不過一舉手。一投足之勞。而於體育衞生。大有關係。此又何所難而不亟於改良乎。著者不敏。聊舉家常器用。抉其弊害。稍提數端。以供閱者之研究耳。

一　蚊帳門帘　衞生以清氣與日光爲至可寶貴之物。日光所照。而致病之微生虫。或曰稚則不易於此生活矣。故地之高燥向陽者。人多健康無病。而陰翳低下之區。瘴癘易行。因致病之稚多賴此而生長。此其明証也。清氣則爲人身營養呼吸所必需。血液因之清新。肌部賴以滋益。人於清氣。猶魚之於水。不可須臾離也。西人於此二者。最爲注意。故宅基必空曠。門窗必洞開。使空氣可以流通。日光得以射入。凡室中器具。有足以阻空氣遮隔日光者。如門帘等物。概屏勿用。而無蚊之地。則更不用蚊帳。非直此也。近益主張戶外生活。或支篷湖濱。或設榻廊下。以期多受日光與清氣。此必確有見地。非貿然出此者。我國則不然。室之四週。環以高垣。絕無隙地。窗戶本屬狹小。復垂重帷。臥榻不問有蚊與否。常覆以幔帳。帳料除夏季用葛外。垣以綿布綢紗爲之。厚不通風。其色多黑。一若甚恐清氣之漏入者。且洗濯不勤。塵垢堆積。有礙攝生。莫此爲甚。因此之。故國人而患癆症者（俗名肺痨）益多。夫房屋之改造固難。而器之改良實易。所有窗簾門帷。儘可撤除。俾免閉塞寶貴之空氣與日光。至帳爲禦蚊計。不得已而用之。亦以透風之薄紗（如六角紗等）爲宜。庶睡時呼吸靈通。不致營衛有阻。則受益自無限量矣。

二 蘆花帚 雞毛帚 凡人身之致病。概由於微生物之寄生也。近世醫家考察。極確。然爲微生物之羽翼。使得飛揚四達。侵據人身者。則塵埃是也。據意國克高士博士云。計一格拉姆（約合中國庫秤二分六厘八毫）塵埃中。約有微生物五百萬至二千五百萬。此種微生物。雖非全足以致病。其中有痧症。瘵症等微生物。亦復不少。且肺膜極嫩。偶遇塵埃吸入肺內。能割碎肺之泗膜（即肺內之內皮）使病種乘隙而入。故塵氛之地。發生者。當望而卻步。西人居室。墻必期光潔。其四隅不成直角而成弧形。至陳設一切。又日趨簡單。總使塵埃不易容留。及掃除時。不用帚拂。而用眞空吸塵機及電力灑掃機。或用濕乾布抹之。則誠法之美矣。我國習俗。壁間多懸字畫。室中堆積舊物。藏垢納污。莫此爲甚。每日清晨。以蘆花帚掃地。并以雞毛帚四處拂拭。是惟恐塵垢之不起。而擾之使動。不知塵垢動時。所含之微生物。較靜時特多。其數約六與七十之比。故掃除一役。雖爲家常瑣事。於衛生上實有莫大之關係。苟能仿照西法。不用掃帚。改用吸塵機。或煤油刷固妙。否則未掃以前。亦當先以溼木屑及浸濕碎紙。偏撒地上。然後掃淨。使塵埃黏於木屑碎紙之中。而棹椅等物。則宜以濕布揩抹。勿用雞毛帚。事簡而易舉。且用雞毛帚只使塵埃飛起。粗者逾二三十分時。細者逾一時半。無不重行落下。去而復來。亦屬徒勞。

三 公用之杯箸手巾 我國舊例。杯盤盌箸。悉皆通用。非若西俗食必分盤刀叉。不相接觸。不惟清潔。且免傳染疾病也。蓋人之口涎中。多含微生物。嘗經醫士取公用之杯。以顯微鏡窺察。於杯口上如針尖大之一點內。發見無數口涎之膩汁及唇皮之膚胅。各膚胅所含之病穉。約十至五十不等。職是之故。往往一人患病。蔓延全家。因病未發時。其口之穉。早藉杯盤盌箸。爲傳遞之媒介矣。至杯盌之裂紋。如碎後補釘復用者。洗滌不淨。更易容留。欲絕其弊。應採西制。各具盤箸盌等。各有餚饌。無論家常宴會時皆然。至於杯箸二者。用之更繁。且常入口。尤當改良。日本削木爲箸。外裹以紙。食後楚去。每次宴客。易以新者。美國於學校公衆地方。所置茶杯。用噴水法。飲時水能噴射不必與之接吻。并有鉛製之摺疊杯。以便各有携帶。日本更用紙杯。隨用隨棄。事雖不同。其意一也。他若手巾一物。僅供洗面。當與飲食器具不同。然於目疾及皮膚病之傳染不可不防。試述一事以資左証。余診治一人。曾患目⿸疒粒炎症。（俗名沙粒）或名痣眼。互相傳染。徧及家人。初不知其故。考其病史。首由一人患之。因家常手巾公用。逐漸傳徙。以致全家均患是症。由此觀之。家庭之間。所用手巾。應有分別。而酒樓茶肆等公共之地。尤弗輕用。惟我國盥沐。習用熱水。雖爲較善。然所含之微生物。非經猛烈之熱度歷數時之蒸煑。不能殲滅。卽不能無傳染之慮也。可不愼諸。

四　雨水缸　居家用水。或取之河。或汲之井。而城市之中。河水大半淤滯濁汚。色如墨瀋。井則內地所鑿。多係淺水。於是講求飲料者。輒以雨水爲至清至潔矣。按雨水經過空氣。含有空氣及炭酸氣。凡他水所不能鎔解之鈣炭强礬及鎂炭强礬等質。雨水均能容解之。故必經堅硬石層。濾爲清泉。方較純淨。其經灰石或經他種易於容解石層者。並含有鹽及鈣鎂之雜質。此種泉水。於家庭日用。頗不相宜。若今之雨水。由屋面流下。而屋面之間又塵垢堆積。一切敗腐朽爛穢汚之物。無所不有。皆隨之流下。且收儲缸中。曠日持久。覆蓋不密。尤易令細菌繁殖。時屆夏令。則有蚊類遺卵。孑孓之滋生。恃爲淵藪。因而傳佈瘧疾。肆虐人類。（蚊之媒介已詳前期）西國各城之地方政府。於用水最爲注意。雖一小鄉鎭間。必爲之導引山泉。蓄儲池中。用化學藥品濾之使淨。以應各家之用。我國今日雖未及此。而砂濾之法則不難倣行。（砂濾瓶各處多有出售自製亦易）使所飲之水。必以細砂濾淸。（砂須常換）濾後加熱使沸。俾水中之稚。無復生存。飲之方不爲害。如內池汲水不便。必用水缸存儲。則宜將屋時常掃除。以淸來源。而水缸或覆以蓋。或覆以細紗。使平時塵埃不入。夏季則蚊蟲絕跡。向之傳佈瘧痢等症者。至此始無所放其技已。

五　無罩煤油燈　五官中之構造。最爲精微。體質最柔脆者。莫如目。顧用目者。每於光線之角度及瞭之保養。不知加意。卽就用燈而論。內地向用油盞或蠟燭。其光黯淺。頗費目力。自煤油輸入。大率多用煤油燈。惟燈製粗陋。且多無罩。（內地土貨率以洋鉄爲之不加燈罩）一則易肇火災。二則燈受風煽。油質化成黑烟。耗油實多。三則烟焰薰蒸。牆壁屋頂俱作黝色。則無一清潔處。四則煤氣吸入口鼻。毒中肺經有此數毒。而日之損傷。更不待言矣。歐美於煤油一物。僅代柴薪之用。除窮鄉僻壤。尙用燃燈外。餘皆改用煤氣燈與電燈。於燈之製法。配製得宜。近時並嫌燈光直射。與目光之抵觸。因將燈裝置平頂夾層中。使光可煥發。而燈不顯露。尤爲盡善。而吾國家常日用之燈。固不必精美若此。但舍無罩之燈。改置有罩。所費無幾。獲益甚大。幸勿以爲細事也。以上數端。於衛生實際上大有關係。事雖瑣屑。常宜致意。庶幾多種之疾病。可消除於無形也。

近日有數次就診於病家。其所致病之故。多如上述。常見病者之臥室。緊閉窗戶。重圍蚊帳。入其室。濁氣觸鼻。令人作惡。及抵病者榻前。則見蚊蠅蜎集於帳內。不知此等蚊蠅旣吸病者之血液。又必復吸他人之血液。卽能將病者之毒以種人。日漸蔓延。卽所稱謂疫症也。當今瘧疾播傳甚廣。瘧症中之一種。因瘧蟲(卽瘧症之微生虫)生長不齊。則其寒熱無一定之時間。中醫士云溼熱症。誠非是也。(須用顯微鏡察血內之蟲)初不醫治。亦能釀成不可救之病也。推其致蚊之故。均由雨水瓦及陰翳之地而不改。良以滅蚊類之所致。常見人之隨地吐痰。積習相沿。不加禁止。爲余之所深痛。因癆症喉症及各種痰病，莫不由痰所傳染因此痰內含有病穉，被日晒乾隨風塵飛揚。人或。吸之其病即起可不愼歟。而有心於衛生者。可先擇淺近易行者急起而改良之。誠係養生之美素。亦爲致富之奇方。願吾同胞三致意焉。

包氏診斷學（續）

第三章　脈之解剖生理

人身之經脈有三。曰動脈。靜脉。腦經是也。動脉發血。靜脉迴血。腦經通神智。靜脉與腦經。皆不能跳動。故按而不知。維動脉受心房發血之力。而能跳動。診之能知人身氣血之多少強弱。故以動脉定之。

第一節　動脈之解剖圖說

（圖後刊）

動脈者。起自心房上有二總管。一入肺內。一出身體。出身體之總管。由心而達臀近心之上。由總管分爲二大支。二大支之根旁又分二小支。二大支循臑內出臂至尺澤。達于寸口。出魚至合谷。終于指末。其二小支。由胸循頸之人迎。過頰車。上頭維而止。近臂之下支。分二大支。下腹。循脂抵蹠上。終于趾末。其質爲紳縮皮所成之管。有放寬收縮之性。本大末小。狀如樹支。逐漸分支。愈分支其管愈小。至於目不能見。遇身皆是也。

第二節　脈動之原因

脉之所以能動者。脈管內有氣血在焉。血有形故目能見。氣無形而目不能見。然血無氣則不活。氣無血則不生。血之與氣。猶水之與火也。人死氣盡。火滅水凝。故脉不動也。

第三節　氣血循環之理

氣血循環之遲速。全藉熱度强弱之力也。熱力强則氣血活動易行。故心房收放之力亦速。熱力弱則氣血凝滯難行。故心房收放之力亦遲也。按氣血由脈管發出。即隨支管滲于肉中。如江河之水滲于土內也。復由靜脈受肺與心房收吸之力。血由肉中復入靜脉支管。達于總管。流于心房。

爲一週也。大約強健及勞動之人。則氣血循環之時間速。虛弱及安閒之人。氣血循環之時間遲也。

第四章 脉之部位

動脈之現者。每在骨窩肉薄處發現。以人迎寸口爲最。以其位無肉。在筋骨之間故也。尤以寸口勝於人迎。長自腋下至於指末。皆按而知之。故寸口爲脉之大會。其次則人迎之脉。因頸前無骨。按之內陷。故不及寸口之定準。至若頰車合谷趺陽。亦有動脉。則更不及人迎矣。故古人取寸口以決五藏六府死生吉凶之法也。

第一節 三部九候部位圖說

寸關尺者。手太陰脈所過也。以同身寸。自肘之橫紋尺澤穴。量至掌後手外踝足得一尺。故曰尺脉。再由手踝之中。量至魚際腕上指紋足得一寸。故曰寸脈。以尺脉除近肘九寸。加入寸口之一寸。合爲二寸。分作三份。每份作六分有奇。近尺者曰尺脉。近魚者爲寸脈。中間一份。借寸三分借尺三分。合作六分。爲關脈。關者尺寸之關陰陽之界也。故曰寸關尺。

（圖後刊）

先君桃初公曰。按內經診脈法。失傳久矣。其兩傍外內前後上下等位。古今註家皆不能指出何處。細考經文。是謂醫者。橫指以診病人之直手。非示人自看者也。夫以醫之右三指。診病人之左三部。醫之左三指。診病人之右三部。於醫者診病人之脈。是從對面數來。故先言尺。次言中附上。即關脉。又次言上附上。即寸脈。醫者數之爲順也。若以病人之藏府軀殼言之。是由下數上也。若以病人之手豎而觀之。是由上數下。正是病人臟府軀殼正面之圖也。按自下數上者。人之根本在尺故也。後世從難經三部圖說。多先言寸者。以人身藏府自上而下故也。內經以尺爲先。在病人是倒數。於醫者又爲順數也。所以醫者須知巳之指。以診病人。便當悟出病人之臟腑軀殼全圖。悉在指下。其兩傍外內前後上下等位。一診了然。再閱後圖。則知前人圖註之訛。而脈學所以不能傳者。皆因部位不明故也。今特列圖明於後。

略圖

醫之右三指診病人左三部之圖

醫之左三指診病人右三部之圖

左	尺	中附上	上附上
外	腎	外 肝	外 心
裏	腹	內 膈	內 膻中
傍	季脇		

左

右	尺	中附上	上附上
外	腎	外 胃	外 肺
裏	腹	內 脾	內 胸中
傍	季脇		

右

按是圖之內外。即難經傷寒之浮沉也。指頭向外按之。則在筋骨間之軟肉處。按之沉下。故外者即沉部也。指頭向內按之。則在手踝骨間。按之指不能沉下。而在浮部。故內者即浮部也。按此內外係對醫生之指而言。教人診脉指向外按內按。爲外沉內浮自然之理。非對病人之手而言 皮膚爲外。筋骨爲內者也。學者細悟之可也。

第二節　內經之部位圖說

脈要精微論曰。尺內兩傍。則季脇也。尺外以候腎。尺裏以候腹。中附上左外以候肝。內以候膈。右外以候胃。內以候脾。上附上右外以候肺。內以候胸中。左外以候心。內以候膻中。前以候前。後以候後。上竟上者。胸喉中事也。下竟下者。少腹腰股膝脛中事也。

先君桃初公曰。尺內者。肘中尺澤穴至關爲一尺。于尺內分出一寸。居關之後者名曰尺內。尺內內字。包括尺部之內而言也。以下四內字。俱作尺裏之裏字解。見尺裏。兩傍者。以病人形身言之。左尺之左。右尺之右。皆爲兩傍也。尺之兩傍。主人身之側傍。其位居脇之盡處。在臟附之外。故曰兩傍。則季脇也。季者末也。猶杪之謂也。而兩傍內經雖曰季脇。須知關寸兩傍。亦有腋脇兩部也。尺外者。尺指病人左右二尺也。外者以醫之指微屈。則指之肉隆起。自隆肉二分以外向外二分按之。以候病人之腎藏也。正當隆肉二分之中平按之。則爲尺裏。以候病人之腹中也。自隆肉二分以內。向內二分按之。以候病人之季脇也。候關寸指法倣此。內外詳于圖內。經尺裏。即仲聖所謂尺中是也。細考兩書。皆有明文。尺裏尺中。俱候腹中之疾。與腎絕無干涉。所以然者。尺外乃是腎位故也。中附上。上附上者。以關寸之地。比尺內其形更高。故曰附也。附者阜也。猶云高阜之上也。亦爲附尺而上至關上。附關而上至寸上也。中附上。難經曰關是也。上附上。難經曰寸是也。前以候前。言關至寸爲前。以候病者形身之前之疾也。後以候後。言關至尺爲後。以候病者形身之後之疾也。上竟上者。猶言上境之上。即寸以前也。下境之下。猶言下境之下。即尺以後也。而兩傍前後。上境之上。下境之下。皆指軀殼而言。藏府以外之事也。按內經此法。不但候藏府。而且推及六合。無微不到也。惜乎後人不解。以致失傳。今不得不贅言贅筆。以洩六朝之秘焉。夫人脈動處。大約長六分。闊亦六分。惟寸尺兩極各餘一分。後人以寸之一分。左爲人迎。右爲氣口者誤矣。其實即上竟之上。下竟之下之地。以候胸喉股脛之事也。而醫之指外。即病人之臟位。以病人形身言之。推出爲府。再推出爲傍。病人之傍。即醫之指內。以病人形身言之。推入爲府。再推入爲藏。寸上之上。自胸喉推至頭項。尺下之下。自少腹推至足也。醫之指外。即病人之內。病人之內。即醫之指外也。醫之食指之前。以候病人上部以上。無名指之後。以候病人下部以下也。若部位洞明。而指法活動。脈學之道。盡於此矣。按五藏六府各一。惟腎有二枝。故二尺俱候腎也。後世以左腎屬水。右腎屬火。有以膀胱水位於左尺。而命門三焦小腸火位於右尺也，或以大腸屬金。小腸屬火。以火歸火位。金歸金位。配於兩尺也有以表裏配於二寸者。至若三焦。有分診於寸關尺者以寸爲上焦。候宗氣。關爲中焦。候營氣。尺爲下焦。候衛氣。傷寒脈法。尺候營氣。寸候衛氣。關候中洲之氣。與難經相合。當以仲聖爲正。而內經三焦論氣之源所出非診脈法也。三焦固當候於寸關尺。而營衛則當候乎尺寸也。總之脉法貴乎臨診細心尋按。隨機而變斷不能粗心也。

第三節　難經之部位圖說

十八難曰脈有三部。部有四經。手有太陰陽明。足有太陽少陰。爲上下部。何謂也。然手太陰陽明金也。足少陰太陽水也。金生水。水流下行而不能上故在下部也。足厥陰少陽木也。生手太陽少陰火。火炎上行而不能下。故爲上部。手心主少陽火。生足太陰陽明土。土居中宮。故在中部也。此皆五行子母更相生養者也。又曰脉有三部九候。各何主之。然三部者寸關尺也。九候者浮中沉也。上部法天。主胸以上至頭之有疾也。中部法人。主胸以下至臍之有疾也。下部法地。主臍以下至足之有疾也。五難曰。肺有輕重何謂也。然初持脉如三菽之重。與皮毛相得者肺動也。如六菽之重。與血脈相得者心部也。如九菽之重。與肌肉相得者。脾部也。如十二菽之重。與筋平者。肝部也。按之至骨。舉指來實者腎部也。

按難經之部位。以內經大同小異。惟六府附診於五藏也。先從病人右手寸部起。右寸屬手太陰肺手陽明大腸。五行屬金。金生水。水下降於尺足少陰腎足太陽膀胱。皆屬水。故在尺部也。足厥陰肝。足少陽膽。皆屬木在左手關上。木生火。火上升於寸手太陽小腸手少陰心。皆屬火。故在左寸。手厥陰心主手少陽三焦。皆屬火。火生土。土居中宮。足太陰脾。足陽明胃。皆屬土。故在右關也。按二尺屬水。候腎與膀胱。左寸屬木候肝膽。左寸屬火候心與小腸右關屬土候脾胃。右寸屬金。候肺與大腸。即尺水生左關木。木生左寸火。火生右關土。土生右寸金。金生二尺水。爲子母之相生也。

更以寸關尺分三部。三部分浮中沉爲三部九候也。

抑又肺主皮毛。皮毛間爲肺脈。心主血脉。血脈間爲心脈。脾主肌肉。肌肉間爲心脈。肝主筋。筋間爲肝脈。腎主骨。近骨者爲腎脈也。

略圖

浮中沉	腎膀胱	肝膽	心小腸
	尺	關	寸

浮中沉	腎膀胱	脾胃	肺大腸
	尺	關	寸

按此圖與內經分配同。內經言內外。難經言浮沉。同一理也。上中下部主頭身足之疾。亦無異。參觀十難。表裏相配。與此同也。

第四節　傷寒雜病之部位圖說

五藏風寒積聚篇曰。諸積大法。脈來細而附骨者乃積也。寸口積在胸中。微出寸口。積在喉中。關上積在臍傍。上關上積在心下。微下關、積在少腹。尺中積在氣街。脈出左積在左。脈出右積在右。脈兩出積在中央。各以其部處之。太陽篇曰。脉浮、頭項強痛而惡寒。脈陰陽俱緊者體痛。脉陰陽俱浮名曰風溫。陽浮而陰弱陽浮者熱自發陰弱者汗自出。脉浮者不愈。浮爲在外。脉浮者病在表。尺中脈微者。此裏虛。尺中遲者。營氣不足。血少故也。脉反沉當救其裏。陽脈微者先汗出而解。陰脉微者下之而解。尺脈濡濇者。復不可下之。陽脈濇陰脉弦。法當腹中急痛。關上脈細數者。以醫吐之過也。脈微而沉。其人發狂者。以熱在下焦。少腹當滿鞕。脈沉結。少腹鞕。脈沉而緊。心下痛。脉沉亦在裏也。寸脈微浮。胸中痞鞕。氣上衝咽喉不得息。沉爲在裏。三陽合病脉浮大。上關上。爲傷寒表裏上下之部也。

按仲景脉法有二。傷寒六經之脉。病在氣血者。以難經三部九候爲準也。雜病五藏之脈。病在形體者。以內經分配藏府爲準也。以氣血之病能流通全體。故以上下浮沉定之也。形體之病。祗在一處。故以各部之位定之也。五藏風寒積聚篇曰。寸口積在胸中。胸中有心肺。爲上部。爲上焦。與內難經同。微出寸口積在喉中。即上竟上者。胸喉中之事也。關上積在臍傍腹內有脾胃。爲中部。爲中焦。以與難經亦同。上關上積在心下。關與寸相連之部。即胸與腹相連之心下也。微下關積在少腹。關與尺相連之部。即腹與臍相連之位也。尺中積在氣街。氣街爲腎氣發生之部。亦與內經同也。脉出左積在左。脉出右積在右。與兩傍爲季脇等同也。兩脈出積在中央。中央可通兩傍也。傷寒論曰。脉浮者。病在表也。頭項强痛也。是以浮候表。候皮膚。候上部也。脈陰陽俱緊者。俱浮者。體痛也。風濕也。是以尺寸候全體上下之病也。陽浮者。熱自發。陰弱者。汗自出。是以寸候衛。候氣。候陽也。以尺候營。候血。候陰也。尺中脉微者。此裏虛。是以尺候少陰腎也。尺中遲者。然以營氣不足血少故也。是以尺候營血也。脉反沉。當救其裏。是以沉候其腹中也。陽脉微者。先汗出而解。陰脈微者。下之而解。是以寸候表。尺候裏。寸候皮膚。尺候腹中也。關上脈細數者。以醫吐之過也。是以關候中焦。候脾胃也。脈微而沉。其人發狂者。以熱在下焦。是以沉候下焦也。少腹也。脈沉而緊。心下痛。是以沉候少陰也。寸脉微浮。胸中痞鞕。氣上衝咽喉不得息。是以寸候胸以上至咽喉也。三陽合病。脉浮大。上關上。是以關上候膽候少陽經也。當合觀三聖之書。則切脉之道盡矣。

第五節 反關脈部位說

反關者。脉由尺部斜上手外踝之後。而至合谷。不由寸部而循魚際入合谷也。手踝後部位不深。故不能定浮沉長短。而別其病也。

第五章 診脈法

脈要精微論曰。診法常以平旦。陰氣未動。陽氣未散。飲食未進。經脈未盛。絡脈調均。氣血未亂。故乃可診有過之脈。此爲診脈之大法也。

第一節　診脈之禁忌

大凡診脈。以安靜爲要。故勞動時不可診。大飽不可診。太飢不可診。飲食初進不可診。遠行不可診。醉後不可診。大寒大熱未已時不可診。人聲喧亂不可診。啼哭時不可診。身體擾動不可診。衣服太緊不可診。手鐲不鬆不可診。手未放安不可診。臥而手不順不可診。此爲診脈之禁忌也。

第二節　診脈之預備

未診脈之先。醫生指甲宜去盡與肉齊。手冷者以火煖之。病人臥者。必使其手伸而不強。能坐者必坐。而診之。先以手枕或衣服書冊枕高其腕。約一寸許。手伸而肘微屈。外踝朝天。內踝接枕。若以掌朝天。則不合醫生之手勢也。衣服手鐲當鬆去。乃可診之。

第三節　診脈之手術

預備已畢。醫生乃以右手診病人之左手。以左手診病人之右手。大指按堅腕後。以食指按寸。中指按關。無名指按尺。手勢作空拳狀。照脈圖三部九候以次診之。先診浮部。次診中部。次診沉部。次診寸關尺部也。若醫生之指細。病人之手長。部位闊者。三指當離開少許。或醫生之指大。病人之手短。部位狹者。或小兒。當以二指代三指。移動診之可也。市上大多醫生。不知寸關尺部位。往往在尺下按之。殊荒謬也。亦有以一手診病人左右之脈者。亦不可。及指甲長者。皆不能定浮沉之脈。必失脈之眞相。必以左右手交換。方合部位之形勢也。

第四節　診後之審查

診脈後。若脈不能對證。當審查其是否有犯禁忌。或生成之異。或反關。更當問其平素之脈體如何。或摩擦其脈路所經之處。復診之有變異否。危症更當注意也。

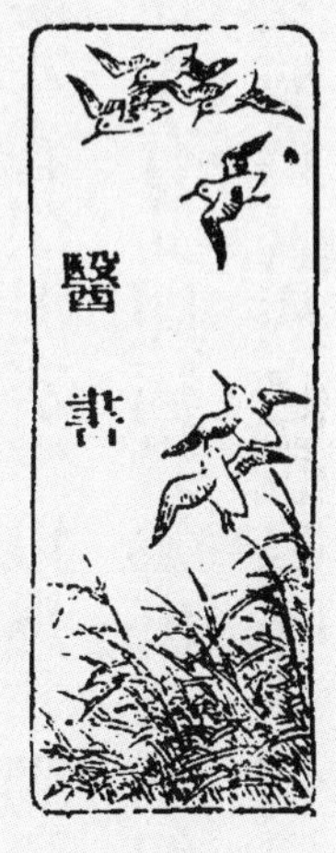

傷寒名數解（續）

惟忠子

寒五名

凡人之所病者。通謂之疾。指曰邪。名曰寒。寒即邪之名也。而義之所岐。凡五焉。邪有輕重而統以爲寒。拆以爲風。風其最輕焉者也。寒其最重焉者也。故風自寒拆。惟寒統之矣。是乃傷寒中風之辨也。（識按）寒爲六氣之一爲千古所定之鐵案者以邪之輕重別爲風寒則大謬矣

寒又有內外之別矣。而其自外焉者。必能爲熱。此之爲陽也。其自內焉者。必能爲寒。此之爲陰也。寒即裹寒之寒。以吐利言之矣。是乃內外之辨也。

（識按）以寒在表多熱在裹多寒故外而發熱內而吐利也若在表者必屬熱而無寒在裹者必屬寒而無熱則余不敢贊同也

醫書　一

寒也者。邪之名也。而義之所岐。凡五焉。有指邪氣者。有指痰飲者。有指吐利者。或對熱。或對溫。如曰傷寒。曰寒去欲解。曰寒實。曰被寒。曰胸有寒。曰裏有寒。曰寒格。則皆指邪氣者也。如曰寒飲。曰久寒。曰胃上有寒。則皆指痰飲者也。如曰寒分。曰寒下。曰裏寒。曰藏有寒。曰寒多。則皆指吐利者也。如曰惡寒。曰往來寒熱。曰寒少。則皆對熱者也。如曰手足寒。曰厥寒。曰藏寒。則皆對溫者也。凡寒之歧爲五義者若此矣。(余評)辯別五種寒症確有獨解之處而統爲傷寒。拆爲中風。外焉而熱。內焉而寒。雖如不均。而其實則一也。一也者何。一寒而已。寒也者。邪之名也。能爲此數者之疾。而病人者。惟邪而已。故以寒爲邪之名者。正義爲然矣。(識按)風寒爲六淫之父母其症冰炭其治丙丁今先生混而爲一大誤

後之說傷寒者。深泥寒字。以爲非觸冒冬時嚴寒之氣。則不得名爲寒也。於是乎遂至有其卽病者爲傷寒。不卽病而其寒毒藏於肌膚。至春變爲溫病。至夏變爲暑病之說。嗚呼此何以知其卽病之與其不卽病。而其寒

毒之藏於肌膚。至春至夏而變乎。倘能知焉乎。不若速施之治。而不使其寒毒之藏於肌膚也。又何俟其至春至夏而變乎。誰謂素難之不妄乎。今審仲景氏之所論。未嘗問四時。雖其邪之或自外焉。或自內焉。而統名爲傷寒焉。寒也者。邪之名也。故不問四時。統名爲傷寒者。是爲正義矣。奚翅觸冒冬時嚴寒之氣焉巳矣哉。傷寒之名。蓋自古有之矣。仲景氏據而述焉已矣。風溫溫病。雖載之於太陽篇。而徒論其被下被火之逆。不及其方法也。然則其所謂風溫溫病者。何方之處乎。此惟以寒爲嚴寒之寒。不辨傷寒中風之爲輕重。與自內自外之爲寒熱。而不知一寒之統名於邪之爲古義。而強爲之說者也。不可從矣。（余評）冬不藏精春發溫疾一語內經設比喻之辭後人誤解傷寒之道遂乘今得先生大聲疾呼不知喚醒多少朦朦昧昧之遊魂也

三陽三陰

三陽三陰者。表裏之統名也。外內之分也。識按以表裏內外指明三陰三陽之地位誠爲洩千古之秘奧

醫書

凡疾病之於變。千狀萬態。不可得而窮極焉。雖然。其所統者不出乎陰陽也。雖乃不出乎陰陽而又不能無淺深緩急。於是各岐而爲三矣。而又喚三陽以表裏。是惟喚之在三陽。而非謂陰陽以統之表裏也。夫三陽之爲表也固矣。而其所主在熱。而其脈則浮。然則熱亦不一。而其所名而喚者凡十二。而其所統者五。雖乃統之於五。而非若配之五藏之類也。要亦不出其表裏之二焉。惡寒發熱。爲太陽爲表。是其在三陽最淺而最緩也。往來寒熱。爲少陽爲表裏。是其在三陽。其表稍深於太陽而其裏稍淺於陽明。所以爲之半也。此二者。必兼惡風寒也。論曰有熱惡寒者。發於陽是也。身熱。惡熱潮熱。爲陽明爲裏。是其在三陽最深而最急也。此獨無有惡風寒也。若倘有焉。則是爲其表未解也。例曰微惡寒者。表未解是也。故太陽爲表之表。而陽明爲表之裏也。若乃以其淺深緩急之次。則當自太陽及少陽。自少陽及陽明。而反篇少陽於後者。蓋欲先示其爲表裏也。（余評）反篇少陽於

後者隨經氣之次序而定非先示其爲表裏也

三陰之爲裏也固矣。而其所主在寒。而其脉則沉。寒卽裏寒之寒。而以吐利厥冷言之也。然其寒亦不一。而其以淺深緩急。岐而爲三者。亦猶三陽也。而不可復以表裏言之也。則直舉其形狀而示之也。（識按）三陰有承氣白虎症亦不可謂概屬寒也腹滿而吐。食不下。自利腹痛。手足溫而不渴。是爲太陰。此其於三陰。甚淺而甚緩也。此無有發熱也。若脉浮發熱。則取之於表也。例曰。太陰病。脉浮者。可發汗。宜桂枝湯是也。脉微細、但欲寐。欲吐不吐。心煩。自利而渴。手足寒。或咽中痛。是爲少陰。比之太陰。則稍深而稍急也。此亦無有發熱也。若反發熱。則亦取之於表也。論曰。少陰病。始得之。反發熱。脉沉者。麻黃附子細辛湯主之。又曰。少陰病。得之二三日。麻黃附子甘草湯微發汗。以二三日無裏證。故微發汗是也。脉太微。或全無。消渴。氣上撞心。心中疼熱。饑不欲食。吐利甚。四支厥逆。是爲厥陰。比之少陰。則太深而太急也。此雖有發熱微熱外熱。而皆屬身熱。頗殊太陽之發熱也。且其脈之與厥冷。亦不相似也遠矣。三陰亦有惡風寒而無發熱爲其分論曰無熱惡寒者。發於陰是也。此專乎少陰而言之也。如厥陰。則篤危之極也。而有寒有熱也。少陰亦不爲不篤危。而不若厥陰之甚。少陰亦不爲無寒熱。而不若厥陰之甚。不惟寒之極能爲厥。而熱之極亦能爲厥。是以特擅之厥陰也。雖均爲厥乎寒熱之分。不可不辨矣。（余評）辨三陰之寒熱表裏確能洞見精奧

夫三陽之主熱也。惟以惡風寒。辨其表裏。三陰之主寒也。惟以發熱辨其表裏。此爲法矣。且有始於熱而之於寒者。有客於寒而主於熱者。乃三陽中論三陰之方證。三陰中載三陽之方證。交往交來。而能變能化。是乃張仲景氏之術之機活也。亦不可不審矣。由是而觀之。雖於三陰不言表裏。而在其淺深緩急之次。太陰則裏之初也。太陰則裏之本也。厥陰則裏之末也。本末猶表裏也。（余評）辯三陰之表裏見解甚佳

若以三陽三陰合而言之。三陽則始。而三陰則終也。而三陽爲表裏。三陰爲本末。惟少陽太陰爲之間。而少陽間於三陽。太陰間於陰陽。此其所以篇少陽於後。媲之於太陰也。凡是皆統之於陰陽。各岐而爲三。次其淺深緩急。以示之轉機。便人易辨別者也。夫三陽三陰者。表裏之統名也。外內之分也。而表裏之外。非更有陰陽也。如曰發於陽。曰發於陰。曰陰陽俱虛。曰陰陽自和。皆以三陽三陰言之。豈在表裏之外乎。(余評)此指三陽爲軀殼之表裏指三陰爲臟腑之表裏也

夫疾病之於變。雖千狀萬態。不可得而窮極乎。靡不惟陰陽之統焉。體之於大而爲陰陽。體之於小而爲表裏。大以創之。小以成之矣。故陰陽者。表裏之統名也。表裏豈非外內之分乎。後世陰陽之說。紛紛紜紜。加之以五行。欲以中仲景氏之論。豈其不益迂也矣哉。六經之名。出於素問。本是經絡之義。各有其部位存焉。蓋自古有之矣。仲景氏乃假此以分表裏之部位。配其脉證。而爲之統名也。惟是假之於經絡。是以視以爲經絡。則莫之

非經絡也。雖然。尋仲景氏之所論。專在外內之分。而非取之於經絡。則其於本旨。宜喚爲三陽三陰爾。又奚以六經稱之之爲。或曰。或稱六經。或喚三陽三陰。本是一也。則稱六經。宜如無害然。奚更喚三陽三陰之爲。曰不然。六經本以經絡名焉。而仲景氏假之表裏之統名。則雖其所指之不異。而其所推之不同也。故取之經絡焉。則遠推之於理也。取之表裏焉。則邇推之於事也。推於事之與推於理也。固非無徑庭矣。與其趨理於遠。寧從事於邇。是故不稱六經。而喚爲三陽三陰者。此蓋仲景氏之本旨也。（余評）說三陰三陽一篇條條是道

傷寒中風

三陽三陰。本是爲辨傷寒之狀而所設也。凡疾病之將速至篤危者。孰若傷寒之最太甚也。是故先於百病著。惟傷寒而已。張仲景氏之建規則也。以傷寒爲主焉。惟是以傷寒爲主。而又既不能無輕重也。於是乎謂其重

者爲寒。謂其輕者爲風寒。曰傷風。曰中。亦惟輕重之別已。乃其於脈證也。亦既不能無寒熱也。於是乎謂熱爲陽。謂寒爲陰。陽曰浮。陰曰沉。亦惟寒熱之分已。乃其熱之與寒。亦既不得不之而復之也。於是乎各岐而爲三。雖乃岐而爲三。而又既不得不相交或及也。於是乎立合之與併。以盡其變矣。而其又復愈之而愈變也。變之又變。不得不遂之於雜脈證矣。夫既岐陰陽各三而名三陽以表裏。以確其淺深也。如三陰則緩急直至。故鮮及表裏者矣。張仲景氏之建規則也。以傷寒爲主焉。而又辨其輕重。而出中風也。則傷寒中風。惟是輕重之別已。然後凡之所統也。惟在寒熱之分而不出於陰陽二者焉。夫惟統之於陰陽。而建之規則也若此。可謂簡且約矣。能察其機而制其變者。其惟張仲景氏之術耶。苟欲爲仲景氏之所爲也。厝其規則。將焉是依。不可不愼而守也。愼之不外。守之不內。是之謂能循規則矣。若夫傷寒中風之於別也。惟舉其脈證於太陽之篇首。而不舉之於陽明以下何耶。傷寒中風。惟是輕重之別已。而三陽三陰。各有其脉證具焉。則其於脈證。未嘗無輕重焉。然則各就其脈證。而較其輕重。則傷寒中風之別。可以辨知焉爾矣。於三陽三陰、太陽爲之首。故舉其脈證於此。而示其輕重之別。以例於陽明以下。至於厥陰也。（謙按）寒確有陰陽邪之別不能以輕重分之

合病併病

三陽三陰。以統其外內也。又繫三陽以合併二者。而辨其相交或及也。於是乎脈證無有所遺焉。蓋合也者。謂在其始也。而既已太陽陽明及少陽之脉證之相交見者也。併也者。謂未離於太陽之脉證。荐及於陽明少陽者也。之二者之於輕重緩急也。合病爲最重最急矣。併病之於合病。雖若稍輕稍緩乎。不若太陽之最輕最緩也。故併病亦不爲不重且急矣。以其荐及於陽明少陽也。合病之所以最重最急者。以其始而既已交於陽明少陽也。此皆三陽之變脉證也。乃其治之也。亦名有法焉。故其於合病也。

論曰。太陽與陽明合病者。必自下利。葛根湯主之。又曰。不下利。但嘔者。葛根加半夏湯主之。此皆雖其邪之既在於陽明。誘諸其表於發汗者也。又曰。太陽與陽明合病。喘而胸滿者。不可下。麻黃湯主之。此雖其邪之實於胃。先誘諸其表於發汗。然後下之者也。又曰。太陽與少陽合病。自下利者黃芩湯主之。此以其邪之客於中位。不宜發汗。亦不宜下。故惟於中間而制之者也。又曰。三陽合病。腹滿身重。難以轉側。口不仁而面垢讝語遺尿。若自汗出者。白虎湯主之。此以其邪之熾於二陽。不宜發汗。亦不宜下。故挫其勢於裏者也。是皆治合病之法也。其於併病也。例曰。二陽併病。太陽初得病時。發其汗。汗先出不徹。因轉屬陽明。續自微汗出。不惡寒。若太陽病證不罷者。不可下。下之爲逆。如此可小發汗。此雖其既及於陽明。而其表之未除也。必先其表而後其裏。故復例之曰。外證未解者。不可下也。下之爲逆。論曰。二陽併病。太陽證罷。但發潮熱。手足漐漐汗出。大便難而讝語者。下之則愈。宜大承氣湯。此竢其表之已除。而後攻其裏者也。此其一則太陽證未罷。一則太陽證已罷。純於陽明。此皆先表而後裏者也。例曰。太陽與少陽併病。頭項強痛。或眩冒。時如結胸。心下痞鞕者。當刺大椎第一間。肺俞肝俞。愼不可發汗。發汗則讝語。又曰。太陽少陽併病。心下鞕頸項強而眩者。當刺大椎肺俞。愼勿下之。又曰。少陽不可發汗吐下。發汗則讝語。吐下則悸而驚。論曰。本太陽病不解。轉入少陽者。脇下鞕滿。乾嘔不能食。往來寒熱。尙未吐下。脉沉緊者。與小柴胡湯。此以其客於中位。發汗吐下。皆非其所宜。故惟於中間而制之者也。是皆治併病之法也。二者之於治法。其有先後若此。故合併之設名。以別之者。以此其治法有先後也。夫既三陽有合併之名。而三陰獨無有者何耶。曰。合併之爲名。其相交或及者也。而三陽有之。則三陰亦不得言無焉。惟不設其名耳。設其名者。以治法之有先後也。不設其名者。以治法之一於救裏。而無有先後也。故仲景氏之設名也、莫不關於治法焉。故三陽三陰之於名。此其治法之綱。而合病併病之於名。此其治法之目也。三陽之相交或及也。比之三陰。雖急而猶緩。此其治法。所以有先後也。三陰之相交或及也。其證雖緩。口凵已急。此其治法。所以一於救裏也。故非惟三陽有合病併病。三陰亦有之、惟不設其名耳。三陽之設合併之名也、必關於治法焉。假如二陽併病。其始也是太陽證。而既及於陽明。則陽明似可攻。然太陽未離。則先發其汗。而後攻其陽明。此之爲法也。於是既離於太陽也。謂之陽明病。既純於陽明也。無有併之名。故併病者。未離於太陽之名也。如太陽少陽併病、及少陽陽明併病。則於少陽制之。此之爲法也。併之於名。豈非關治法之有先後乎。如三陽合病。則或於少陽制之。假攻陽明。不以承氣而以白虎。此之爲法也。故例曰。發汗則躁。心憒憒反讝語。此言桂麻之不可行也。又曰。下之則額上生汗。手足逆冷。此言承氣之不中攻之也。合之於名。亦豈非關治法之有先後乎。它尙有不曰合病併病。而所謂合病併病者。亦當因此而推之而已。三陰之不設合併之名也。直舉其脈證。以具之治法。惟於太陰及少陰。其治法有一二似有先後之序者。論曰。太陰病。脉浮者。可發汗。宜桂枝湯。又曰。少陰病。始得之。反發熱。脈沉者。麻黃附子細辛湯主之。又曰。少陰病得之二三日。麻黃附子甘草湯微發汗。以二三日無裏證故。微發汗也。此或以脈浮。或以發熱。皆取之於表也。於厥陰。則變先後之序。先其裏而後其表。論曰。下利腹脹滿。身體疼痛。先溫其裏。乃攻其表。又曰。傷寒醫下之。續得下利。淸穀不止。身疼痛。急當救裏。後身疼痛。淸便自調者。急當救表。例曰。下利淸穀。不可攻表。汗出必脹滿。此以身體疼痛爲表也。又霍亂之於治法亦然。是皆陰陽之相交或及者。而治法之有先後者也。它尙有其相交或及。或自熱而之寒。或表寒而裏熱者。凡是等之類。若命之名。則亦當曰陰陽之合病併病。而今不設其名者。以治法之一於救裏也。

其有先後者僅。不過二三何則。陰陽之脉證與。治法之殊異固。不可同其名也。而其有合併之實。亦不可異其治法。是以三陰不言合病併病。而亦有治法有先後者也。夫三陽表也。而其中有表裏。以先後其治。三陰裏也。其治法一於救裏。故不言表裏。是故三陰不言合病併病。亦猶其不言表裏也。時或言裏證者。不得已者也。要在於隨脈證。則又何煩命之名。拘此而施其治之爲。惟是體之於大。此之爲陰陽。體之於小。此之爲表裏。雖其脈證之裂及於百千乎。莫不統而盡焉。故如合病併病。亦皆依於茲矣。如曰轉屬。曰轉入。曰轉繫。則惟於併病乎言之也。假令其始於太陽。荐及於陽明少陽也。二證之相倂。是其併病也。既離於太陽。純而於陽明少陽。是之爲轉也。既轉而未純。是之爲屬也。故轉入者。其既純焉者也。轉屬轉繫者。其未純焉者也。可見併病之輕於合病。合病之重於併病也。乃其於治法。先太陽而後陽明。非太陽則少陽。惟其一證而一方。仲景氏之所爲。大氏爲然豈有并二三而治之之術也哉。其拆陽明而爲三。建太陽陽明。少陽陽明。正陽陽明之目者。蓋出乎後人之杜撰也。其如正陽陽明。則姑舍旃。惟其爲太陽陽明。爲少陽陽明者。此何所異乎併病也。夫旣載合併二者於三陽。而辨其相交或及也。莫不盡而竭焉。而又復載之於陽明篇首。更曰太陽陽明。曰少陽陽明以混之名。最爲無謂也。要之皆是三陽之變脈證。則繫之以合併二者以歸之於其一證而一方之治法。庶乎不遺而恨焉。豈可獨私之於陽明。拆以爲三。更建之目焉矣哉。

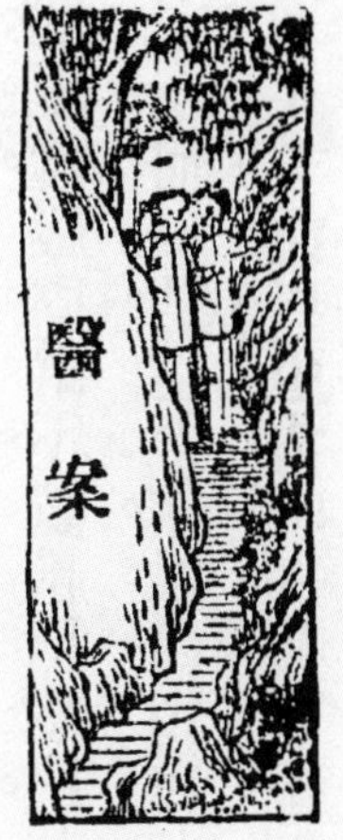

急救法治驗

甪直鎮湯逸生

丁未十二月初八傍晚。忽聞淞濱有人落水中。經渡船救起。既而知諸生嚴某也。（嚴時在某省充教員）當時頗不省人事。旋乃甦。適嚴之父（老諸生）母俱不在家。其鄰趙某（亦老諸生）知嚴之皮衣脫於岸。疑其自投泊羅。問之嚴。佯託遇祟不認。趙仍疑焉。視其指缺金戒。恐其阻止投江之策。復作吞金之計。又問。又不認。趙無奈。忽憶春間趙之妻患病奄奄。邀予診治。按之脈滑如珠。往來流利。予以無病告。且曰此結胎脈也。乃僅以安胎養血立方。趙當時以妻自壯年生一女孩後。經事從未準期。必停二三月或四五月而至。以致十年不孕。況年逾四旬。形容枯槁。今雖居經四月。豈信受孕。然此言雖不信。而仍服予方三劑而康健。後果產麟。所以堅信予之脈理。遂欲邀予一決。予思吞金脈象古無明文惟食滯之徵右關沉滑然金爲重質腸胃必有見象也既至察其脈軟且遲惟有飢寒之象即以未吞金戒決之既又細辨其右寸獨飄飄忽忽乍有乍無乍遲乍速殆非如風吹毛之兆耶況象見肺部肺必受傷遂決其必吞毒物嚴大不爲然趙問予服何毒則壞肺予曰予曾診吞生鴉片脈右部俱伏或乍至則促數不匀而左部全見平脈吞水銀亦必犯胃大腸決無獨犯肺之理若砒則吞下即發燥毒而肺極嬌嫩首當其衝肺部獨壞其必吞砒歟趙曰砒何以不壞胃乎予曰不然先壞肺則是也特未壞及胃耳蓋冷水可暫解砒性今水中救起故砒性未甚發作待水之冷性退則砒之毒性必仍歸發作也趙曰有何見象予曰必見血沫曰何以無有予曰水性未退耳其時觀者如堵疑信參半少頃血涎上壅愈壅愈多予遂令預備羊一防風一兩甘草五錢且曰非比病論醫者可以主張此須自認方能與服俄又面黑目赤音轉嘶喉間漉漉嚴固辭不認趙驚然曰如此幾阻塞以斃不如如法與服予曰伊父母俱不在家奈何於是趙力作擔保謂與其坐以待斃孰若盡入事之或可冀挽回於萬一遂先取生羊血與服當時固甚恐上下交塞而速其斃誰知羊血服下血沫亦降

漉漉亦平也繼卽以防風甘草煎湯涼服服畢純平坦境矣嗣因痰中微帶紅屑用麥冬阿膠白芨藕節等調理數日全愈旋悉嚴同事某教員欲奪其職出以恐嚇之策故嚴若是耳所吞者紅砒也吞砒之時又似鳥驚弓因復投河而金戒係在車站行李內後承嚴某之父與趙某聯名贈匾欣與慚幷記之以自勉脈理上研究云

光復前木鎮陸鶴山傍晚吞水銀（據云放在燒餅內吃的）家人知焉遂覓治法或曰食韭菜或曰食荸薺實皆無稽所以無效至夜殭臥不動骨硬膚笨口噤目閉聲息全無其家人來叩予門邀治之予診其兩脈全伏（左脈稍有形蹟右脈絕無影響）囑用花椒一斤以半斤炒熱臥在身下待冷時復以另半斤炒熱換之換時須兩人扶其走屢換屢走引其外出（據云第一回走兩足不能移動第二回稍能舉步第三回頗自由矣花椒內確見有水銀引出）復用淨泥甘草糯米三味煎湯與服引其內出（據云始不能咽繼漸能飲）及夜半而能言語全無病苦矣夫予用三味雖自出心裁而川椒却係古法古人眞不予欺哉抑予又有感焉小技亦能救人（此種急救法往往目爲小技而忽之故不記憶者甚多）宜乎有書必覽貧家都是性命勿謂無錢不行

(予治此不受謝半文)總之爲醫者以蒼生司命爲己任其庶幾乎

自醫愈陸姓之吞水銀後三日忽聞何某之子吞自來火頭或以川連等療之無效越一日死有友人問焉曰君治吞水銀有方法治吞自來火頭有無方法歟予曰向之治法參古法耳今之治法從未發明無古法之可憑也但古人立法亦不過推其原因治之與今之化學家若合符節否則失之毫釐謬以千里矣今欲治此亦惟推其原因爲要務想自來火頭不離乎硫黃質與燐火質也夫凡物必有一陰一陽天然之生尅米不去礱糠則完全是穀穀雖隔夏礱出依然新米此日前之事人人知之鷄子黃中有硫黃質則雞子白必能尅制燐生於地入地不見則井底泥又必能尅制其後半年之間附近效何氏子之欲入枉死城者約有數十起嗚呼此等風氣一時之怪氣歟其時悉以予有治法來問予仍一一舉前言以告依法治之皆無恙(據云祇服鷄子白已愈)而此風亦遂息予甚快焉爰誌之以就正有道

◉蟲積治驗

前人

本鎮張阿三者成衣爲業一日予忽見其默坐陳梅庭門首骨瘦如柴膚浮面淡氣息奄奄手執小盆盆中盛熟麵糯米糉各少許陳君善戲謔因見予而言曰世有所謂不喫粥飯者吾向未之見而今實見之予笑問其故陳君曰此人患腹痛飢亦痛飽亦痛時攻時鳴食粳米食物更痛且嘔蓋已半年未喫粥飯矣若麥食糯米食食下痛尚能忍所以乞餘於鄉人若是耳然終無鼓腹之一日將何以久留人世乎予見其兩吻俱白口中涎膩知必有虫積焉囑其常服使君子肉每日二十粒蒸熟飢時食並用韭菜作羹亦每日食之乃從大便出寸白虫斗許一月而瘳飲食如常迄今五六年蓋居然强壯人云

▲治驗一則

錢星若

病症龐繁不一而足倏忽變遷奚能捉摸醫必心敏手捷病達何所藥隨其更須百轉而不亂病自遁矣實症必下虛症宜補理之當然者也然必施之於時之當早下則轉虛早補則妨邪遲下則下之不應晚補則補之不及苟當下而補當補而下更不堪

言矣臨下而無畏下臨補而不畏補斯可與言治補下矣鄙人習醫有年管窺蠡測之見不敢出而問世於舊年八月間蒙諸同人不棄愚陋邀在本地公醫藥局盡義務診治貧病勉列局員迄今日計診有一千七百餘人每一臨診必殫心竭慮不敢稍形疏怠於今年初春張姓婦來診天癸適至誤食生冷遂致瘀滯膠固不化少腹脹滿堅痛二便秘塞苔黃而膩脈滑背部時覺形冷當其時溫疎表邪通導腑濁是循理之治服之竟如投石表邪不從外解反從內走裏急更甚痛脹叫呼懊憹徹夜無寐易方用蔞實郁李薤白枳寔檳榔靈旨延胡菔子茺蔚之類通陽以泄濁服後堅脹如故大便得下澀而不暢色來紫黑因思瘀滯非下不可緩攻不如快下來日易方投以攻下之劑宗仲景桃仁承氣湯去硝加蔞仁牛膝山查薤白枳寔之屬是日傍晚腑濁續通黑垢仍滯澀薄中雜有紫瘀凝塊少腹堅勢稍減得可近按蘊蓄雖去而未淨復診再輕製其劑用錦紋桃仁丹參牛膝生草杏仁豬苓防已澤瀉等味分兩減前十分之七服之又下黑垢頗多膨脹轉爲陣作少腹柔軟惟小溲甚少再用川連知柏柏子仁牛膝川斛苡仁豬苓車前滑石等服一劑小溲仍然鮮利膨脹略覺轉甚舌苔灰垢化而不淨

脈來和平○餘邪壅塞腑氣○故致膀胱氣化失宣○邪反無道可走○再易方用宣清導濁法○方用蠶沙滑石豬苓赤苓苡仁蔻仁車瀉防已牛膝通草竹叶黃柏等服二劑小便暢利膨脹如失惟屢經苦藥攻逐胃氣必損再投充養脾胃數劑而愈若使用下之時畏縮不決徒是遷延誤日正氣日弱苟復欲用下恐下不勝其下矣得無誤於病者哉我故曰臨下而無畏下臨補而不畏補庶幾有濟矣

▲血球脫落

張滿著

海門縣南鄉茅姓婦年近五十其夫其子均學界中人家道不甚厚該婦素勤儉操家惟謹前六年忽患血崩症去血甚多臥床一月不藥而愈厥後屢下黃水或淡紅血旋發旋止惟覺腰酸氣乏而已民國元年夏初麥登場勞力過度覺氣滿不舒腹脹如鼓小便點滴不下越一日一夜病者大窘其子奔告急狀且請治法其日風雨交作荃適以精神不怡而惡風遂命小女叔眞往治之其子亦素知其能唯唯而去至其家日過午見病者起坐不安時時欲扶家人之肩繞室行之家中啼哭聲悲訴聲雜以病者究

醫案　八

苦弊幾使人耳目無所措小女叔眞診之以其胃關不運宜蒸動腎氣以啟其閉用金匱腎氣丸治之藥甫下一小時病者索便桶溺甚多但未暢耳二煎入口遂湧泉而出如是又勿藥矣其後腹屢脹屢止無大苦惟自言眞似腹內藏珠按之不得然終有物以繫之亦聽其自然而已至舊歷醉司命前一日忽有物墜下半墜半留梗其戶甚苦之有言產胝者有言陰茄者有言子腸脫出者計無所出乃請穩婆中之有經驗者研究之該穩婆云此產胝也余可包治病者欣然從之講明酬洋四元加以旱稻米數升送其資念四夜飯也講定卽動手納入不知其物堅靱異常逆而入之殊覺不易穩婆遂竭生平全力用 強硬手段推入 之病者痛不可 忍而昏絕矣歷一 時久而蘇既而曰物已入矣阻塞其戶口奈何穩婆其時驕色滿面答云安眠幾日自然復原家屬亦感激不已奉酬以去不知此血熱成球非產胝比也仍梗于戶口不能起坐大小便均在床上以冀其不再墜下於元旦日夜飯時全家用膳陡聞病者大哭曰吾死矣腹中之物與腹脫離關係又墜如前家屬卽慰之曰請安眠無恐其婦曰吾欲起而下之卽死亦作一輕鬆之鬼矣家屬不能禁遂攜便桶於床側甫坐定其物滾滾而下彼時全

家人小張惶萬分遂扶病者上床病者曰目下雖死亦瞑目矣問曰何故曰無累墜腹中甚舒其家靜候至曉一無動靜天明出其物視之其物堅韌如皮球灰黃色大如碗口以刀破之內有粘血惡物外皮厚一分許遂埋之是日病者索飲食似無所害惟流出血膿亦不多問治于余且告病之所由來荃曰幸哉天佑之也大凡瘀血成塊有蠕動而成象者有腹大如胚胞而死者痛苦萬狀變動不一今成血球而下君家有積德矣荃思是病由濕熱而崩血血下而濕熱未去所生之新血從濕化而爲腐由熱蒸而成形其成形也當時必有所濕有其濕必有其滯血球之滯必繫于血室之內子宮之口球重下墜而滯蟠遂絕其血膿即從該處出也荃不假思索以當歸赤豆湯爲君加以桔梗桑皮花粉連翹丹皮茯苓澤瀉等藥治之一劑而血膿止再劑而神清氣爽矣因病不多見筆之以供研究云

◉老鼠扒鬆土治頭風痛

[illegible]適荅

大凡偏側頭痛經年累月目爲睛耳爲聾甚且腦爲傷而死者有之推其病原有風熱

有寒濕受病不同而治法亦異茲今姑舍內治而言外治夫外治法仲聖有風摩散驗方有艾炷法有丁附生姜熨法江湖醫生有用斑蝥去頭足貼于太陽穴以膏藥蓋一小時以取水泡泡起去毒水法并有藥肆中常備之丁桂散又有一種外感時熱目赤頭痛用冰片膏藥貼之外治法之治頭風痛者甚多茲今得口授之秘方曰鼠抓鬆土（鄉人床鋪下甚多）檢淨雜物入鍋炒熱用本布包熨冷則換之適可而止再病再熨如前法茲聞之而喜其有理遇其症而用之果然有効今錄之以呈吾同道之研究且以告同胞之有斯病者再用湯藥以治其內則善矣

按頭風痛必兼風寒濕三氣居多經云頭爲諸陽之會喻西昌云頭另爲軀殼與六經之表法不同所以內治必合乎外治甚當夫土本具冲和之氣以治濕老鼠抓鬆取其輕揚散風再入鍋炒熱以去寒一物而三法備以治頭痛殊有精義推而廣之鼠抓鬆土固佳即非鼠而雞抓土狗抓土及野獸之善于抓洞之鬆土想亦可以取用之然究不如鼠抓土之細潤也道維子又識

●醫案

楊燧熙

前清宣統三年正月下旬有徐世裕請診問係何業云在鎮城西門外文華銀樓後作煤爐化銀責任診脈浮數有力舌質光絳少苔咽疼有碍納飲視之白腐身體肢節疼痛不能轉側屈伸尤甚毛孔隱隱微紅寒熱頭疼如刺脘悶不寬更衣不降症經四日矣閱服之方辛温苦寒疎散攻下兼備余曰爛喉痧症是也宜用養陰忌表俾痧透喉痊否則音嗄痰促項腫舌干脈沉可慮即用中生地一兩五錢麥冬五錢薄荷甘草各二錢銀花連翹丹皮白芍桑葉川貝各三錢元參五錢活水白葦莖三錢六神丸十四粒爲方吹以秘藥一劑後諸症較減惟神糊譫語原方去銀花加龍胆草青寧丸各一錢服二劑喉白漸退痧達熱清更衣得下後以養陰清肺善後養正等湯出入調理一星期而愈

按此症當夏至後而發夏至一陰生素質屢受熱薰陰失充長之權而有消爍之慣加天陽之暗耗空氣之阻塞瘦人多火火灼金傷所必然也經曰亢則害承乃制故李笠翁云天之四時而無夏則人之病也即稀然必參天之燥濕地之卑下人之強弱年之老幼體之寒熱精之藏否亦有病之既往者再審其脈辨其症如盤走珠活

潑潑地病有變化藥難一致鄭梅澗先生重樓玉鑰書載養陰清肺洞主仙師力劈表散志在養陰每有肥人多濕酒客中虛咽痛色白者須求他法勿可拘泥同志研究者當毫厘千里之際細心揣度則民生永無夭札而生齒日益繁也

◉醫案

楊燧熙

客歲歲底吾鎮喉疫盛行一羅斯疾家人易於傳染甚至舉室皆然究其原因天時人事互相爲患天之寒煖失當冬應寒而反温卽冬不潛陽陽化內風風火相煽火煎津液或痰故經云陰精上供其人壽人之喜怒失常每有勞逸不均先傷於氣其水升火降精秘血盈之人不可得也當此世界文明愈文明愈競爭起居不一衛生失講原爲謀生而累衛生者也秉之未飢先食未寒先裘雪茄不棄爐火圍烘不顧消陰爍臟詎識精氣虧損方今萬事勞其心諸慮傷於脾加之膏粱厚味醇酒肥鮮炙煿煎炒祇圖香燥甘美適口充腸後傷於陰而不覺耳百病多起於此前數日陳君耀如令役清晨叩戶求治云主人喉痛非常燧卽應診咽雖疼色白不腫苔亦白幸宣脈不數寒熱頭

疼按之疼減非外感之喉乃氣虛陽弱必勞役之所致也伊云誠然因據述斷經營喪葬諸事勞碌太甚等情燧憶去歲本醫報載劉丙生先生大著喉症治驗一則用獨參補之而愈者彼時以爲創見今見陳君形症顯係陽弱氣虛勞傷所致當宗內經勞者溫之之義卽用含鐵肝油二〇、〇薄荷油二滴亞拉昆亞護謨末五、〇在一日內分三次食後兌開水服之外用過滿奄酸加里〇、三蒸餾水二〇〇、〇化之令其含漱一日三次點喉定痛水用甘油二〇、〇加波匿酸〇、一加意油二滴融化每日用新筆塗布咽喉三次內外等法連用二日全愈

此案與初一日寄上之案遙遙相對前是實熱夾風溫此是虛寒與勞瘁也

◉產後小便不通治　章壽芝

畢君懷之如夫人素體豐肥肝脾氣旺痰濕營熱偏勝之質本年九月下旬胎前卽形小溲不暢彼等以爲胎氣所致產後卽可痊愈并未診治十月上旬分娩娩時甚屬艱難不料產後竟至不通腹脹如鼓百法無效第三日早遂送至寶蓋山西醫女科病院

診治女醫士用象皮條塞入前陰吸氣裹射尿即流出惟早出入暮又脹非該皮條不能收效如是數日總不能自解西醫又用清水由穀道射入冀其大小便同出施法半日點效罔無而病者疲憊已極不勝其手術之擾于是相延十餘日依然如故畢君與余素稱世交感情最洽因是過商挽余一診第因情難推辭只得赴病院一走詣院時托爲親戚來問視者診其兩脈細數尺部獨大氣色既佳飲食亦好惟小溲不能自解大便稍形祕結此外並無他種病狀余輒語畢君曰如夫人質素健旺瘀濕營熱自然兩勝後百脈空虛濕濁敗瘀乘虛下注小腸受盛失司膀胱氣化無權蘊結化火以致愈塞愈壅當此氣體漸復若不從速圖治猶恐或成癃疾斯時危險誠不可測然溼熱化火蘊結堅固非苦寒清化不能爲功勿以產後宜溫泥守俗例也畢君曰然於是即擬導赤散加味清小腸之火開膀胱氣化佐以化瘀滲溼方用　細生地四錢　細木通一錢　甘草稍一錢　粉丹皮二錢　當歸鬚二錢　桃仁泥二錢　粉萆薢三錢　石菖蒲一錢　西滑石三錢　車前子三錢　淡竹葉十四片服後至半夜溲有赤濁如膿兩酒杯腥穢觸鼻隱約似疼是時正值女醫士來施手術病者告之醫士閱後

搖頭者再又邀二醫士來共視皆以不佳于是謂病者曰既在我醫院當從我法蘭等亂服他藥將來或有意外本醫院不能負責言畢似甚憤懣匆匆遂去蓋病者服藥已爲所知詰朝畢君復來述其顛末繼哂曰區區濁物已能自解正予我人希望之地該醫士反驚訝不已足見醫理淺陋與我國相埒奚啻天壤其手術固未盡善病情尤屬茫然若不速離該院是挺而走險久則必至僨事仍將原方乞余增減余曰昨夜所行赤濁如膿溼熱化火內結少腸余言已著但火勢熾甚當稍加瀉火之品于是去桃仁滑石菖蒲加製軍三錢　黑山梔一錢　白知母錢半　川黃柏一錢　兩服已通惟溲時仍未如曩日之暢知是餘濕未淨遂去製軍丹皮竹葉加廣木香一錢赤茯苓三錢建澤瀉錢半通氣化溼知母黃柏用鹽水炒三服霍然當此競爭時代人民醉心西派余述此症并非自炫已能正可令世人見西醫學術之一班

▲產後腸癰治驗案

劉丙生

辛丑秋朱翼清婦半產之後腹痛甚不眠不食嘔吐鎮江諸醫束手越河王氏名醫也

身價之昂冠於一郡醫治多日亦辭不治時朱住於演軍巷祝姓後進因祝子肺勞病待斃者余許其能愈亦延余一診余見其兩尺洪大數長舌心黃刺如小舌現症日渴不能起床斷爲大腸癰當下去其膿包始愈用增液承氣湯七劑下一二寸徑圓毯剖之薄膜之內皆紅白相雜之膿也遂愈祝姓子因朱之定力其病亦愈後十年復患肺勞因朱已另遷無人定慰之遂信不堅更西醫治月餘吐血三日而死後尸身如靑蓮色甚矣信醫之難如國家用將也信用而不能堅忍雖有韓信不能滅項與劉也

▲胃癰治驗一則

城內東關帝廟巷口北康木菴妻辛丑年五月曾患胃癰外潰症經余治愈今年七月復患胃痛嘔吐手足逆冷大汗如雨或戰慄如瘧延余余見其舌光無苔脈則右關微弱如無唇舌爪甲色皆紅紫自覺自咽喉至中脘有一硬管不能轉動俯仰左脇有硬塊自利一夏未愈前外潰處時有隱痛余斷其胃癰累及上脘變硬是硬性炎兼潰瘍之候病以鬱火釀成陽病陰脈胃之生機將盡也因用白虎合增液承氣薄荷椒梅與

之大黃白三錢用起一劑嘔吐減二劑五錢關脈稍起三劑用八錢烏梅用一箇胃脘輭化能納四劑用一兩利止僅大便一次五劑用一兩二錢脇下輭化六劑用一兩四錢能起床矣止以財力所阻未克去滓病根慮復發難治今年已五十一歲矣再遲恐更難治矣

中街北口盛姓婦年四十五症與康姓婦相似但現貧血症狀右關如無舌色淡而中有洋元大一塊黃白色余斷爲中脘癰用法亦如前案但加歸身白芷少許以和其胃陽止痛排膿大黃用至二兩方下去膿血而愈　以上二症若以陽病陰脈棄之不敢以通爲補則可惜矣　門人屢以醫案爲請余以無甚發明雷同之案不必登載惟此四則古書未經發明可以作胃脘以通爲補之證據目今醫學當中外兼收取其所長而棄其所短也

▲產後厥逆譫狂治驗案

劉丙生

今年四月楊家門蘊園學堂校長童雪舊之次媳妊娠將足月忽發子癇症老名士沙

氏之子斷爲熱症服藥後分娩產後仍厥逆昏糊因更醫鎭郡諸醫多用溫補無效更劇延余時已誤治多日余見面如冠玉寶光猶存唇爪皆紅脈數大而長有力振指兩尺尤甚因謂童曰沙君之診斷是也豈可成敗論人哉顧無以俗醫口頭禪產後宜溫補一語橫於胸中而誤事也此病熱達極點陽明胃寔有餘之症也今寔其寔而作虛治誤用溫補大錯矣所幸四診未現絕象可救但不可再誤耳是日余方被其戚王某所阻未服其父董綬之聞信自上海帶烏金二帖來與服熱度甚高厥逆更甚其大伯用西法以冷水浸濕毛巾覆其頭蓬勃如釜蒸氣須臾再換亦然其大伯謂其父曰大熱之症確已顯然速服劉方可以激倖因煎余方服之厥稍囘譫狂作次日復延余以增液承氣湯加鹹寒犀羚三甲以大黃一兩取汁服灌之盡一劑而下黑泥一箕神志清楚次早知飢食粥一大碗午後復糊厥延余余曰此食復也復下之至十五劑兼用大黃敷胸腹始下黑鉄灼米糞大半小桶確如其粥數厥逆譫狂始定而神志尙有妄言妄笑之時但不大狂耳診其脈舌下證皆無惟覺右寸稍短耳其病當愈而今竟不全愈細切之脈象和平熱象全解百思而不得其故因令勿藥容余細細研究思索二

日始悟此必其伯用冷水浸髮覆頭之時血遇冷而凝結遺熱在腦之故因用手法按摩用行血藥熱熨之再用薄荷油點鼻孔使通腦用一日再診其脉則右寸伸長矣始悟右寸短者非肺氣不足故也乃腦受冷水壓力之故也於是余放胆並用薄荷油半小瓶乘睡熱灌入口內須臾驚醒索飲嗽口至是神志清明不復妄言妄笑矣此腦經熱血被薄荷油之辛涼祛散故神志如常矣共計用去犀角一叚羚羊角一支半梨子五十斤荸薺五斤大黃斤許外治者半斤鴨子湯調理而安若泥於產後宜溫補一語尚有生理乎西人以譫狂爲神經病治腦其理可信而其治法寔不可從冷水覆頭其害猶如此其大况冷浴冰罨者乎眞熱症尙不可用防熱逼內攻致人命於頃刻何况非眞寔之熱症者乎卽此可以知中西治法優劣之判矣

大增刊預告

本報自四十五期繼續出版後轉瞬即至五十六期而全年十二期之數將齊則未竣之專書如通俗內科學通俗婦科學規定藥品之商榷應驗良方伯華醫譚醫士道退廬醫案傷科捷徑醫學妙諦及驗案通俗傷寒論叢秘喉書等約尚有數十餘萬言之多擬同五十六期報出版時另出大增刊一厚冊將以上各書設法擇尤刊完並附各書面頁仍以便閱者之分訂零售定價大洋一元凡已購閱四十五期至五十六期全年報者減收半價郵費一角惟須限本期報到一個月內預將價銀及郵費每冊共銀六角寄至本社即當將書寄上空函不復過限須照零售收價不折不扣書已付印購者從速

紹興醫藥學報社發行部啓

紹興醫藥學報社發售書目

闕氏精選集驗良方	二冊	四角
疫症集說	四冊	八角
鼠疫抉微	一冊	四角
傷寒表圖序附	一冊	四角
傷寒論章節	一冊	四角
傷寒方歌	一冊	四角
叢桂草堂醫草	二冊	三角
喉痧症治要略	一冊	五分
鴉片烟戒除法	二冊	三角
痰症膏丸說明書	一冊	一角
醫學會會員課藝	二冊	四角
看護學問答初集	一冊	一角
吳鞠通醫醫病書	一冊	二角
理瀹駢文摘要	二冊	四角
重訂醫醫病書	二冊	五角
溼溫時疫治療法	一冊	三角
存存齋醫話初二集	二冊	三角
傷寒第一書	六冊	六角
醫方簡義	四冊	三角
王孟英四科簡效方	四冊	八角
醫齋第一種	二冊	二角
新醫宗必讀	一冊	三角
重訂廣溫熱論	六冊	八角
感證寶筏	八冊	一元二
馬培之醫論	一冊	二角
一至四十四期醫藥學報		一元六

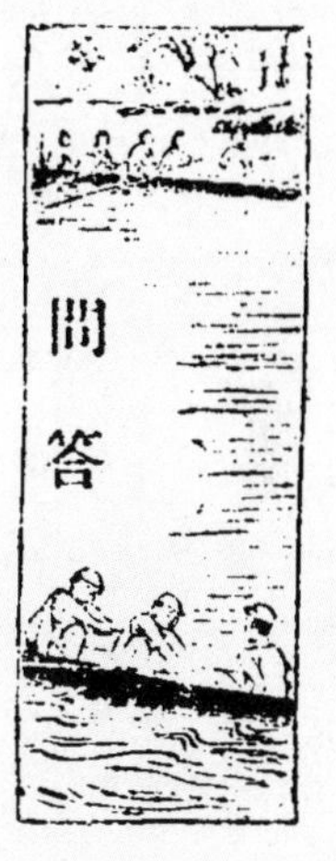

◉問案一則

錢星若

嘗觀婦科書中於胎產一門有速產兔腦丸每治臨盆胎元遲下輒見應響服之藥必從小兒男左女右掌握而出其說沸揚婦科衆書似有確見者余尚懷疑每詢之婦科各家確有其實見與否衆咸含糊而無確對蓋飲食入於胃由胃傳脾其次入腸而分走道路然飲食既若是之運行而湯藥入於口恐無亦非如此之分走況乎丸藥入胃胃中不無水汁得無釀之糜爛然後分走至脾至腸否則丸而不散藥力從何佈達況胞胎系於臟腑之外有形無質之湯液方能流送入內若有形有質之丸藥末藥斷難佈進胞絡然既不能藥質傳內何以服兔腦丸後胎元即應藥而墮蓋是有意矣詩云狡兔有三窟取其性專趨下而直達下焦腦爲靈敏之物無微不入助以辛香善竄之

問答二

品服後質既不能入籍其氣味內竄胞胎即遂其氣味之下達而墮矣是以應効如神若欲藥從兒掌握出不知藥入腹中從何道而入兒之握豈胞破後藥至耶抑別有引藥之路耶不然胞未破時藥入腸胃何以能此曲意隱理余不得知之也想名賢著書必然參徹理奧反覆至再斷無疵誤諒中必有深意藏焉余雖習醫學術未精一知半解難能洞徹玄妙之機故適暇緣筆錄之以登入報端質問婦科大家得有確見與否伏維垂教曷勝殷企

上所問者屬閒談之事與生命疾病上一無關係似不能登入報端然際此學術競爭雖有纖芥之不明斷不敢默而不討論況此意義面試問答門中恐不可少故敢載入問答一門惟有瀆　高明之清神耳　（星若附誌）

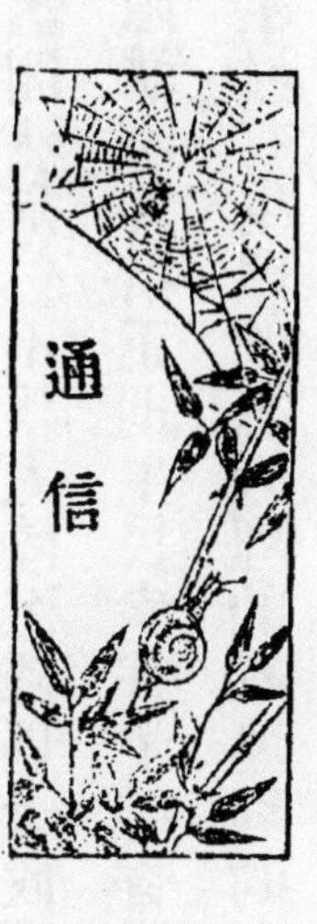

⊙來函

神州醫藥學報社轉袁君桂生併海內外諸同志先生偉鑒竊謂醫藥學之報較各報尤爲重要所以昌明舊學灌輸新智棄瑕擇瑜融會中外保生命之權挽亡失之利業斯者自應各閱一份有所發明旋當公布報端細流漸積何愁不成滄海終有達到優勝之日奈世多昏迷尚未覺悟購讀該報者既寡投稿諸君尤寥若晨星狂瀾洶湧僅靠諸君子之少數人而砥柱中流再熱心擔負欲其猛進直追勢所不能接閱上月貴報有擬廢五行生尅之提議不知者以爲袁君作斯文乃是確實之情而不知袁君苦心假爲此說激刺道友興起反對欲其同任責務從五行根本上解決嗚呼我同人當聞聲發奮奕然而予又何說焉惟袁君既用反文引人入勝人猶不

來函

知辜負袁君一片又錯寶貴時機則予又不能忍於言矣且予與袁君雖未識荆屢覩袁君佳作瞻仰彌殷何敢有所異議希袁君垂諒是所深禱夫本經素靈及難經傷寒金匱等書謂悉是數聖親筆原屬不然其中謬誤固有但非神聖孰能語之道可爲百世不惑之法者甚多無不片言居要守之不殆如陰陽五行尤爲天經地緯無不可推之理所以西學批五行爲中醫理想之談而其中精微細研之與彼生理各學無不吻合姑取五行對證之以俟同儕參考正五音者必法師曠之律呂成方圓者必法公輸子之規矩五音方圓乃不重之末技尙不能無所遵循矧醫爲人之司命若放棄其大聖之繩墨別開生面另樹一幟雖西醫學術之進步一日千里竊恐泛取而寡當終難步他人之後塵仲師云天布五行以運萬類人禀五常以有五藏經絡府兪陰陽會通元冥幽微自非才高識妙豈能探其理致哉予何人斯敢以管窺蠡測然當仁不讓大陸沉陷匹夫攸責天道未墜杞人先憂故不憚煩謹以一得之愚就通人指正則生民幸甚予謦香服膺不既矣或議我迂腐亦無所辭謹按五行生尅有生理的有天理的有地理的有物理的姑舉生理的相生一端言之

◉生理之五行相生一端說

心屬火當賴肝木以生肝木生心火之道在肝主之腦神筋心之職司在運動生陽心無神筋撼搖則不能運動心不能運動則肺亦不能司呼吸無呼吸則酸素莫入火何由而生考運動神筋有隨意的有不隨意的運動心臟之神筋乃不隨意的不隨意的神筋所以能運動者以冷熱之感應而然也蓋神筋得熱則鬆得冷則緊一吸則神筋得冷而緊一呼則神筋得熱而鬆故呼吸感應於神筋使一緊一鬆神筋一緊一鬆遂致心臟一縮一張然神筋得熱則鬆得冷則緊此常理也倘得熱過劇不惟不能放鬆而且反益於堅設得冷太甚不但不能收緊而且反愈濡軟此又其變性也心臟因神筋生動力換言之卽筋生心也筋生心古聖已有明訓而筋中含著神智內經亦既表彰曰道生智玄生神此二語人多滑口讀過予今始恍然大悟神筋既從頭腦脊髓而發源腦髓同類深藏骨中腦髓究爲腎主之骨以生腎主之骨所以能生腦髓者以肺皮之霧露能淖澤注於骨洩澤補益之也腦髓既屬於腎

則內經之腎藏志技巧出焉所藏所出寔在腎所主之骨而不在內外腎之本體而作强之官乃專指骨說歟夫腦由腎水所生故人之聰慧善記者腎水之精充灌於腦而然也但此有原生的與練習的蓋善思想者腎水之精引而上之久則腦力進化而變大所以記性致强而實貴之學問特別榮辱可以永懷不忘人之運動剛敏者肝木之精電足流於腦髓分佈筋也人之靈明善覺者心火之精光富射於毛脈交按於腦髓枝神筋而然也故善覺悟者必腦有所誌筋有所觸炸彈不敢近因炸彈暴烈之象先早爲光電攝引映入腦際腦際既映入暴烈之影一有聞見神筋卽輒然惕而令影現心悸而內省試觀人之凝神察微之頃吸長呼短蓋欲多吸酸素能增旺心火使益明燎也人之頑鈍不活潑者脾土之精膏肥滿於肌肉障碍電流光射而然也人之堅固耐苦者肺金之捍氣衞實於皮毛保護血脈神筋少受壓剌而然也綜以上詳之則腎之腦髓相生肝之神筋肝之神筋相生心之活血心之活血相生脾之肌肉脾之肌肉相生肺之皮毛肺之皮毛相生腎之腦髓大略可推至於內藏相生之義如水穀入胃胃壁心血逐簇血簇則熱旺而能備化爲火生土中

焦如漚遊溢精氣上歸於肺爲土生金肺呼炭吸淸氤氳復轉爲淸凝而下漑滋於決瀆洲渚爲金生水腎泌去其溺留其精液循脈入肝爲水生木肝排泄其胆汁餘其精華循脈入心爲木生火心假肺呼吸吐其炭酸納其酸素其血脈更瀰漫遍體陽明受血最盛又終而復始爲火生土也可見五行生尅之中由無形而生有形素問謂精食氣形食味味歸形形歸氣氣歸精精歸化也焉能廢棄五行之理哉

◉生理之五行相尅粗淺說 續前稿

胆汁入胃糟粕無留滯之患即木尅土也脾爲胃行其津液則水無泛濫之處此土尅水也小溲通而血熱泄體溫不致亢進爲水尅火也心運熱血過肺肺金不致達於堅成是火尅金也肺行淸肅灑潤而降肝葉不得怒張諸筋不得勁張乃金尅木也總之生理的其相生乃濟其缺乏其相尅乃制其餘蓄故相制實所以相成也凡病不越虛實二字一臟虛立有一臟奮起生機而來代補之一臟實旋有一臟亢發尅機而來替瀉之故病之不藥自愈者皆五臟更相生相平也

按德日掘强其得醫學進步助力頗巨我國醫學不能進化實五行生尅爲一大阻碍但五行確我醫門最要之統系猶如火也不幸自仲景以後輒納葫蘆中而弗彰愚謂五行生尅之道貴而隱欲醫學鋭升非將此葫蘆劈開則火不能光耀貴報廢五行論書后有包君附論殊深欽佩惟愚本稿有與包君之意不甚吻合則予之謬誤自誠不知祈包君賜駁斧正爲感再本稿尙有十分之九未遑謄清呈遞如蒭蕘可採盼卽示一明片以便繼稿續寄　江蘇東臺南安豐市東子嘉杜撰丙辰三月十三日

業師　程仲宜夫子閱允呈政

是月讀貴報廢棄五行論美哉斯文換骨金丹復閱東君大作贊語甚多尙希潤色令予有宗專希打破疑團以免偏僻東臺南安豐張漢書拜干

◉復東子嘉君

包識生

子嘉同志人鑒。讀大著。悉足下抱保存國學之宏願。同人等不勝企慕之至。同人才學譾陋。端賴諸君子時匡不逮。藉以發揮中學之精神。但吾國五行之學。傳之賢聖。大之可以明數理之窮通。小則可以應民生之日用。吾醫學亦應用五行之份子也。然足下所述五行生尅之理。以空談証實際。指形指物。鑿鑿可據。惟愚與足下之意思亦有不甚吻合之處。擬先與足下商榷焉。

若謂愚亦贊成袁君廢五行生尅之論也。又贊成諸君保存五行生尅者也。噫若是識生竟是一個騎牆派矣。吾敢曰吾非騎牆派也。確有正當之理由也。前版中識生按語有云。五行不過以代物體之符號也。又云縱不能廢。亦當破除其迷信。又辨明其水火中仍有水火。然此不過概而言之。未盡其意也。今得足下賜教。不得不詳言之。以達其未盡之義。

按五行生尅。吾國四萬萬人。個個皆識其生尅之理也。非特吾醫學一界始識也。何以言之。夫金也至堅至剛。水土木三行。皆不能損其毫末。惟入火中煅之。則金失其本性。任人造作。故曰火尅金也。木性雖柔。水土亦不能傷其本末。以熱火焚生木。亦不能致命。惟三寸之金斧。雖十圍之大木。即立刻橫臥於地矣。欲鋸之鉋之鑷之。任人所爲。不過用此金屬而已。故曰金尅木也。土爲五行中最大最多之物。不怕水溺。不懼火焚。不畏金斫。惟遇草木。則土即失其自由權。何以言之。不觀乎土地有草木乎。有土之處木必生於其上。以遮蓋之。使其不能見天日。土中有各種滋養料。木必吸收之。無論何處土地。竟無法能使木不生于土。不來侵伐也。是故曰木尅土。水有合羣之力。木火金皆不能害之。惟一遇土則止其流。甚則可使涸竭。故曰土尅水。火性最烈。惟遇水則立刻消滅。故曰水尅火。此即五行相尅之理由也。

若五行相生之理。更爲明白。金生水。金者堅硬之物。皆屬金。(如石之類)若遇空氣。則立生潮濕。又有金石之地。多生泉水。天屬金。亦能生水。水生木。木無水則枯死。木生火。木得火則大盛。火生土。萬物經火化。立變爲土。土生金。金類皆產于土中也。此五行相生之理也。人人皆能道者也。

若以五行之意義而化合之。其理更有深奧者。請再言之。書曰天一生水。地二生火。天三生木。地四生金。天五生土。此五行爲古聖所作。五行所根源者也。

按天地初開闢以來。爲混沌世界。陰陽未判。五行未分。吾國所謂太極是也。太極一動一靜。而陰陽分焉。陰陽分而五行之父母備矣。五行之父母已備。由天之淸氣。地之溫氣。一升一降。而化生五行焉。書曰丙辛化水。卽天一生水也。天何以會生出水來。亦卽化學之法也。其法以一金屬堅硬之鐘形物。下置燈火一盞。熱氣上升至金而凝成水卽丙辛化水。天一生水之法也。按天屬金。猶辛器也。丙屬火。卽火也。地中之溫氣至天。而變爲水。故曰天一生水。丙辛化水。天已生出水矣。水入地中。而又依化學之法而化出火焉。書曰戊癸化火。戊地中之土也。癸天一所生之水也。水入土中。冷氣與燥氣互合而化出火焉。如以米穀麥豆置袋中。灌以水。則立卽發熱而火生焉。是卽戊癸化火之謂也。按米麥猶土也。加之以水。水癸也。卽戊癸化火也。卽地二生火也。水已生矣。火又生矣。由是水火相交。而生木焉。書曰丁壬化木。丁屬火也。壬屬水也。水與火各半混合。則不冷不熱。而爲溫度。溫氣氤氳。在天地交界之處。而生木矣。木性半屬天。半屬地。故枝葉在天。根在地也。更從化學之法。比論之。以酒一瓶。置於爐火之傍。時受溫度之變化。一二日卽化爲醋酸也。曰食小菜亦然。按醋卽木味也。卽丁壬化木。天三生木之謂也。木已生矣。半在天空。半在地中。木性上降與天氣交而金生矣。書曰乙庚化金。乙木也。庚金也。木受金氣之侵。而木從金化矣。故木受天氣尅伐。不能榮于天。而蘊于地。千年變化。而爲煤。由煤而變鐵。卽地四生金。乙庚化金之謂也。木性下降與地氣交而土生焉。書曰甲巳化土。甲木也。巳土也。土不勝木。木氣而又不勝金氣。日日受金之消磨。木質枝枯葉落而變成土焉。卽甲巳化土。天五生土也。以上所謂十化合干之出處也。卽五行出產之原理也。

再言五行之關於醫學者。肺金也。肝木也。腎水也。心火也。脾土也。是五行分配臟腑之說也。肺屬金。故其所出之唾色白也。肝屬木。故其所出之胆汁色青也。腎屬水。故其所出便尿色黑也。心屬火。故其所生之血液色赤也。脾胃屬土。故胃中吐出之粘液色黄也。此論其形也。若論其用。則又非五行生尅所能包括也。如肺有病。實者當尅之。尅金者火也。用火可乎。然每觀尅肺之藥。多用蘇桔葶藶。此非火藥也。虛者當生之。生金者土也。每觀生肺之藥。又多用芪參姜麥。此非土藥也。可知論五藏分配五行。則可以五行爲治病之作用。則不可也。其他臟亦然。聊誌數語。以答東君。俟異日當作一醫學與

五行之關係以補此未詳者也

◉福建正會長鄭君肖巖來函

總會諸先生執事聯璧昨閱二十七期貴報內登溫洲薛君立夫所擬中醫函授學校章程大章頗見妥善唯第二章第五節治療學汗吐下和而不用溫清二法不無脫略且擬評選古今驗案歸入此科似頭緒紛繁編輯不易鄙見編訂講義當以保存國粹爲惟一宗旨如生理學以內經靈素爲標準病理學以傷寒金匱爲準繩間有與西說牴背處則取西學之所長以正其訛其他科學可類推之其第九節論說下有兼採全國醫生投稿及第十節質疑答問歸入此欄其他醫學叢談等亦隨時選登各節此皆編輯醫報之事與醫校無涉似可删去當否酌之復閱前二十六期內載宋君无我所論今日急宜設中醫函授學校經包君識生附評有云本會去年早經提議刻下正在組織丙辰正月當能發表捧讀之下不勝欣慰深表贊同此事爲今日當務之急若能成立本分會當服章組織分校與總會之醫學校直接吾國改良醫學一致進行在此

來函

畢還望

貴總會熱心提倡速爲開辦以慰醫林之霓望有不僅鄙人馨香禱祝以求之耳

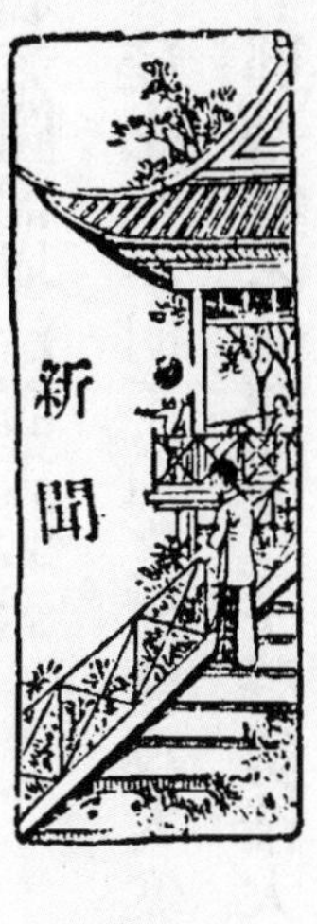

◉時疫治誤之慘劇 (濟)

廣德自交春以來天時不正奇冷異常時疫盛行近日嬰孩發生一種痲疹證者不知凡幾被醫誤治殤命者日有所聞頃有住居北鄉之胡姓子年十齡天花痲疹前均出過忽于昨(三月二十八號)感受時疫發生痲疹請某醫治某醫不諳病理見其發熱咳嗽遽投以陳夏藿防荊羌桂芷等品乃藥一入口未及四小時之久而嬰孩周身皮膚遂變爲紫黑色大氣喘促須臾斃命又有住居本城東門內之程某家道小康年五十餘只有一子今甫五齡亦染是證該(兒)叔父自命善治初次投以苦寒繼之投以溫補嬰孩因之而殤現兄弟間正在糾葛經伊族及地方董保調理尚未息憤聞欲訴官究辦嗚呼手足之情因醫而生齟齬不云慘乎以上二則係余(記者自稱)親目

所見非道聽之言故敢錄之以爲業醫者鑒

●廣德組織醫藥分會之先聲

廣德僻處萬山交通不便風氣素不開通業醫者向無團體力以研究故每遇奇難之證不能互相討論以致病者坐以待斃莫可挽救兼之西醫充塞本城除原有體仁醫院別科醫院外客歲又新開一慈惠醫院故一班抱病者皆求救於西醫仰給西醫以致中醫中藥大有一落千丈之勢茲有戴君雪舫（醫界偉人）與劉君金鏞（藥界偉人）有鑑於此特於上月初旬邀集醫藥兩界在舊藥業公所開談話會籌議組織神州醫藥分會以聯絡感情討論學理所到者一致贊同當推定戴君雪舫爲臨時正主任劉君金鏞爲臨時副主任其臨時辦事各職員亦一律推定刻下正在進行聞俟手續完竣開大會後卽行將簡章及會員名册彙集以正式公文呈請
上海總會頒發圖記塡給證書云云

●廣德又發生一不明不白之庸醫殺人案

廣德城區有鄧某者本一學界巨子聲勢浩大日前其孫染患時疫痧癥證由樂姓醫

診治聞樂醫投以清凉解毒之劑未效復又改就吳姓醫吳醫素稱兒科聖手不知投以何藥數劑亦未愈延至十餘日嬰兒爲之殤命鄧某愛子心切方在憂憤之際聽他人之言不歸咎於後醫而歸咎於前醫遂仗其勢至縣公署報告樂某不得已亦起訴於法庭刻已票傳質訊矣尙未悉執政者如何剖斷俟會審後調査清楚再爲續聞

開設英大馬路西市坐

童葆元堂

人參再造丸

治男婦眞類中風中寒痰厥氣厥偏風偏廢顚痫鬼魅徧身麻木四肢不遂骨節疼痛筋脈拘攣不能俯仰口眼喎斜頭目眩暈紫白癜風左癱右瘓一切風濕諸痺及小兒驚風等症此丸驅風散火豁氣養血活絡調元舒筋骨逐頑痰治癆甚大靈驗非常眞有回生之效故曰再造幸弗輕視每服一丸小兒減半孕婦忌服湯引列后

一中風中熱中痰中溼中祟生薑湯下

一卒然暈倒不省人事竹瀝湯下

一偏身麻木半身不遂溫酒湯下

一痰迷心竅淡薑湯下

一種癲狂癇金器煎湯下

一陽明頭痛川芎白芷各三分煎湯下

一骨節疼痛手足拘攣溫酒湯下

一夜夢鬼交失神失志燈芯桂圓湯下

一山嵐瘴氣琥珀研末沖湯下

一急慢驚風薄荷三分煎湯下

一諸氣不順廣木香三分煎湯下

一腸癰痔漏大便純血及糞後下血焦槐米二錢煎湯下

一痢疾初起紅白相雜及久痢不止炙甘草一錢煎湯下

一淋管作痛便血便毒生甘草稍五分泡湯下

一從高墜下畜血在內蘇木五分童便半杯煎湯下

一小兒月內將丸泡湯日服以解胎毒若夏月炎天服少許不生瘡癤

北關南石庫門內便是

◉神州醫藥總會紀事

陰歷三月初二晚開常會會員到者二十餘人

進行計畫因受時局之影響頓生障礙新入會會員自大會後截至四月初旬止計醫界十一人藥業兩家均已填給證書今將姓氏列左

陳壬平君　廣東佛山人　黃少岐君介紹

陳无咎君　浙江義烏人　沈劍生君介紹

周靜山君　江蘇富陽人　陶葆珍君介紹

程明心堂　　朱堯臣君介紹

中和藥房　　丁甘仁君介紹

金冠甲君　京兆大興人

談　瑛君　廣東順德人　楊景堂君介紹

張孟雷君　江蘇無錫人　王　鳳君介紹

第二十八期

張汝偉君 江蘇常熟人

陳根仙君 浙江紹興人 顏伯卿君介紹

徐偉存君 江蘇青浦人 沈書天君介紹

徐訪儒君 江蘇吳江人 倪銘三君介紹

陳洪就君 廣東東莞人 朱伯艮君介紹

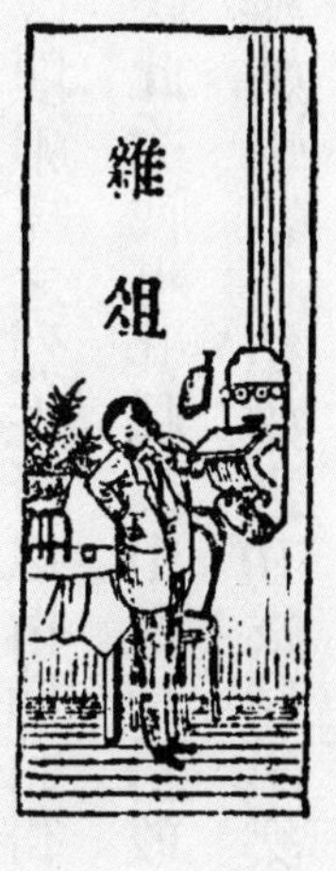

⊙枵腹與槍傷（鶴）

據英國海軍軍醫倍特納氏之實驗當羊胃空枵時若射以〇三、〇三〇彈則彈丸之出入口皆生徑〇、二吋之穴如於胃中充水時射之則入口之徑固與前同而出口之徑竟達〇、七吋以是斷定食後胃部之受槍傷較諸食前爲危險

⊙人生動作之時間

英人近曾調查人類一生活動之時間悉不勤不惰治事有恆而無病者六十歲中睡眠時間占二十年進食時間占三年九月遊樂時間占七年六月勞動治事占十七年六月散步運動占六年三月安閑占二年六月化妝理髮沐浴等占二年六月

◉飛行病（譯大陸報）

歐戰軍隊中飛行家在空中擊動甚厲是病名曰飛行病受病之原因大概不出二端一飛翔而下其勢太疾則易成身體屈伏之痙病一反之升騰太過則成山病合是二種原因飛行病之名詞巧見蓋上升過快飛行家之氣體大震則筋肉組織上必生泡粒以及皮膚開裂若忽然飛下飛行家之耳鼓爲之雷震視線亦爲擾亂血脈上沖於口角在神經腦筋間之組織爲之分離則釀成神經病矣

許多飛行家之死亡爲事甚慘不知其緣由由於諸多不易知覺之病世界著名之少將范福爾會在比利時擊敗德國齊泊林因見稱於時然少將亦曾飛行極長之路至最高雲表忽爾下墮惟不爲人所知然其原因亦當是受病太深耳

飛行病含敗壞神經之烈性可以指摘而得英國飛行家否愛脫亦受是病是人素著聲聞於美國此次戰事其職業中最稱勇敢者其夫人爲美國產亦有名之美女也今者已請求離婚雖當年結婚之初爲狀滋樂迨至戰事伉儷亦仍和睦從否愛脫夫人

之至友傳述自否愛脫任飛行隊管員之後大變其平時性情時時發爲暴怒怒時狂吼苟大人稍拂其意則怒之尤甚移時忽爾惘然勿聲是種原因在醫生言之爲神經紛亂之故得自飛行者最重之飛行病在忽然飛升直接之原因因平時空氣和密血管有一定之壓力至是空氣疎薄壓力乃失則病魔乘機而進外部血脈既失壓力則血行之急較之內部尤甚因是身體各部分發爲水泡而脚部之關節處遂多有時此種氣泡非常激烈血爲之沸此時之痛苦殊難忍耐

凡工人作工在空氣壓力深重之時忽然趨入空曠之地則其病類是故吾人每勸工人當空氣壓力平均之地亦須少爲休憩然而工人恒不從服

華立佛醫生所著書曰職業之病述凡在空氣壓力深重之時忽然奔至無空氣壓力之地雖數時間不易發出病象而尋常身體之苦腦爲筋肉關節之痲木在臂膊膝骨大腿之間時時受此影響至同時別種關節亦爲牽動是種痲木之病可以延至數時或兩三日余有時遇四肢痲木病之人卽加壓力爲之磨擦亦不覺有所痛苦當減少空氣壓力之時鼻觀中每洩熱血或腹部受痛及嘔吐諸苦每有工作之餘四肢忽然

麻木至於無覺而蹶是病爲職業人所恆有麻木在四肢下部脚部能力全失則減少空氣壓力之後類多發現是病可分兩端暫時與永久是也

軍隊中之飛行家爲責任所在不能預爲之備因預備之計惟昇平時代行之英國飛行家少將威廉因欲防避攻擊飛行機之鎗炮不得不挾而飛升自四千尺至一萬二千尺往往減少空氣之壓力少將曰爾時忽經痛苦於脚際筋肉有似撕裂者余之脚部完全失其知覺至難移動是種痛苦散佈於身體之別部分幸而余之臂有把握乃力轉機器向英國軍隊而下漸漸移時覺各部分稍得復原直至沉抵地上此種痛苦又復鼓盪

若爲身體健全之飛行家緩緩進行可以免諸痛苦惟軍隊中之飛行家總有猛烈之進行然則有何方法能避此等刑罰有人謂製一外衣包裹空氣勿使有失則忽然改變之壓力可以調和

◉死之原因

近有賴茲博士根據德國二十年來之統計表決定人生各時期致死之原因如下凡人當初生時其以營養不足而致死者約三之一以先天不足而致死者約七之一自一歲至十五歲則有四大疾病卽實布的里亞（咽喉炎）麻症紅斑與百日咳是也其以此致死約百分之二十二以肺炎及他種呼吸病致死者約百分之二十一又二以結核病消化不良與闌尾炎（一種病名）致死者約各百分之十而以意外致死者則每二十二人中約佔一人自十五歲至三十歲婦女之以肺結核致死者每千人中約佔四百六十二人男子每千人約三百七十五人以心臟病血管病胃病肺炎症及他種呼吸病致死者每千人中約各自三十三人至七十七人以意外致死或自殺者在男子每五人中約一人在婦女則每二十二人中約得一人而已自三十歲至六十歲肺結核仍爲致死之一大原因在男子每千人中約佔二百二十二人女子每千人約二百零七人而以心臟病及血管病致氣者則約佔死者總數之七分之一以中風及

神經病致死者約十分之一以癌腫致死者男子每三十三人中約三人婦女每二十人中約三人以意外致死及自殺者男子每百人中約十一人較之婦女稍少自六十歲以上則以老病致死者約三之一以血管病心藏病及其他疾病致死者約四之一而癌腫中風及肺炎亦為老年人普通之病症云

◉更正咽喉說

邳州弓長壽

貴報二十六期中有楊燧熙君易羅咽喉症說其辨論口鹼純鹼之性質始知純鹼之害人甚矣哉楊君能詳人所忽大有裨於衛生惟文中有左為咽屬肺右為喉屬胃此說尚欠分曉余平心思之非楊君筆下之誤即編輯者之誤歟蓋咽屬胃管喉屬肺管即非醫者而亦知之似此位置顛倒余恐遺誤來者特此代為更正

◉來函更正

錢星若

前日寄奉稿內有問案一則係問兔腦丸中有誤寫詩云二字（詩云狡兔有三窟）今日檢閱草稿方知有誤係一時疎忽之所致敬懇　先生代為抹去詩云二字

◉來函更正

湯逸生

日前由郵投稿想邀　台閱所有急救法治驗題內（祇服鷄子白已愈）一句中脫一生字應作（祇服生鷄子白已愈）特此更正

第二十八期

定價表

費須先惠空函恕寄　概收大洋銀毫加水

定價

項目	一月一冊	半年六冊	全年十二冊
現欵及匯兌	二角五分	一元	二元

郵票以三分之內者五份以上不收郵票

郵費

	一月	半年	全年
本國	一分半	九分	一角八分
日本	二分	一角二分	二角四分
外國	四分	二角四分	四角八分

廣告

等第地位	一月	半年	全年
特別一面	二十元	一百元	一百六十元
特別半面	十二元	六十元	一百元
普通一面	十二元	六十元	一百元
普通半面	七元	三十五元	六十二

聲明

特別告白	論後正面概作特別
普通告白	後頁夾張俱是普通

木刻電版費須外加

編輯者　神州醫藥學報社

編輯所　上海老垃圾橋浜北延吉里　神州醫藥學報社

印刷所　上海老垃圾橋浜北延吉里　神州醫藥學報

總發行所　上海老垃圾橋　神州醫藥

◎注意◎本社介紹上海五馬路王大吉經售處

啓者本店法製半夏麯出售二百餘年歷有奇效各省馳名近因時局開通講求衛生前清上貢蒙　獎有案本店配合精良加製衛生藥品或食前或飯後每服五六分能益脾和胃開胸化積消痰大有益於人身乃衛生之極品　近今各處假冒範記之曲時有查獲有礙衛生伏望　同胞購時特加意注以免魚目混珠本店向託寶善街王大吉藥店獨家經理並無別家請認明範記兩字庶不致誤每兩售價大洋三角

新試驗如久病痰疾哮喘不語痰擁塞喉間不出用西洋參湯服曲一二三錢即出如痰滯胸膈者用蜜薑一二三錢呑曲即愈無不奇效

保寧府謬復泰範記半夏　確爲價廉之除痰聖藥

中國務局特准掛號認爲新聞紙類

神州醫藥學報

第二十九期

月出一册准陽歷月底發行

▲神州醫藥學報第二十九期目錄

◎論說

說瘴氣　袁桂生
讀傷寒者不可因名害義說　張毅民
讀陳君裕棠函之感言　張邁堃

◎學說

論中西醫藥療病不在理想實驗之優劣全在虛心審症方能功效同時並見姑假赤痢以證其說　馬續熙
論時疫說　馬續熙
營衛二氣所行之道說　孫遂
陽氣衰于下則爲寒厥陰氣衰于下則爲熱厥論　黃眉孫
答案五則　黃眉孫
讀吳又可先生瘟疫論書後　劉自開
傷寒名義　吳涵
駁正葉氏溫邪上受首先犯肺說　吳涵
傷寒論解　種杏
霍亂標本寒熱辨　宋霖若
痢疾忌表論　宋霖著
中西藥學匯參　鄭肖岩
金鷄納之研究　湯逸生

◎醫書

夏子益奇疾方註釋續二十七期　樂育黃
單方集驗選錄　王峽齊

◎通信

與袁君桂生書　黎伯概
東君子嘉來函
與黃君眉孫研究脈硬病治法　劉丙生
與黃眉孫先生書　錢星若

◎問答

問症一則　王佐紳
問症二　王佐紳
答布君秀登問症　劉丙生
問答三　楊爾霖
疑問　嚴家炅

目錄

疑問

答張敎民錢曇若兩君　錢曇若　包識生

◎雜俎

醫餘瑣記　吳占梅

廢話一套　丁子良

楊寄清先生小傳　袁桂生

藥王歷史　鄭肖巖

詩　林秋帆

陳紫波先生祭文輓聯彙錄

◎記事

神州醫藥總會記事

論說

◉說瘴氣

袁桂生

自西南亂事發生以後既集重兵於川湘邊境復飭醫官屈永秋配製治瘴藥品以防疫癘蓋深知雲貴川邊均爲瘴毒之鄉軍隊麕集易染瘴氣軍隊衞生之道固宜如此其愼也今雖戰爭告終和議可望成立顧吾儕醫家對於治瘴之方法有不可不研究者

考瘴病之說起於唐宋而大備於近代惟方書所載多就粵桂兩省言之實則雲南之橫江普洱元江各地久爲著名瘴毒之鄉而川西高原亦多瘴氣此就近日報紙所載而言以意揣之滇黔桂粵暨毗連之福建凡叢山峻嶺山川阻隔之境皆有瘴氣特平坦之地較爲輕淺不比普洱元江柳州梧州交阯等處之甚耳

論說 六

張飛疇曰粵西交阯一帶日出時有氣如蘭香日中時有氣如茉莉香日沒時有氣如炊薪米香每日三氣急掩口鼻勿語言以避之其觸之者寒熱如瘧三四日死元氣稍壯者數日死

陳三農曰瘴者障也天地自然之氣爲叢山峻嶺障蔽不舒而然也而況春夏之交萬物發生之際乖戾鬱遏人多染此而行旅之病此者尤多閩之仙霞粵之瘦嶺陽閉於陰陽瘴爲多粵西近高雷廉者乃粵東之餘氣故證亦相似其慶遠柳州太平近於交阯諸郡千山萬壑屏障於南阻塞其陽威之氣爲山之陽陰閉於陽每成陰瘴陰溼蘊毒故陰瘴尤重也

陳氏又分瘴之種類曰尋常瘴曰暑濕瘴曰毒水瘴曰黃茅瘴曰孔雀瘴曰桂花瘴曰蚯蚓瘴曰蚺蛇瘴凡八種

尋常瘴者春夏之交乍寒乍熱其氣忽而翕鬱忽而發洩更衣不時感冒不一本地人患者不知醫者無書可考旅客亦惟曰水土不服而不知實瘴氣爲之也其症頭痛寒熱而又噁心脹悶似痢非痢似瘧非瘧治宜藿香正氣散平胃散九味羌活湯加減此

病粵中無時無之人多不識積久則難治也

暑溼瘴者閩粵皆有之夏秋之時久雨陰溼忽而烈日當空暑熱薰灼山嵐之氣自下蒸上人在氣交之中有一種脹悶不可當之勢此卽瘴癘時也人能知覺者卽以玉樞丹水磨服之立解平胃散加檳榔亦佳

毒水瘴者廣西雲貴接壤處有水能毒人其山產五金皆有毒况產五色信石者乎山隝熬信水流下溪不知者誤吞則腹脹絞腸而不救者初感時急用玉樞丹行軍散平胃止氣散亦有得生者

黃茅瘴者三四月草深偃仆久雨濕爛而時令蒸鬱其性上炎一種鬱勃之氣入人口鼻卽患瘴悶輕者用平胃散藿香正氣散重者蘇合香丸七香丸諸葛行軍散等卽愈廣東高雷廉及廣西左右兩江皆有之

孔雀瘴者五六月雨水泛溢有孔雀處其屎積於木葉草間隨澗水流下人誤吞之於欬嗽間必患腹脹而痛悶輕者正氣平胃散調玉樞丹而愈重者行軍散七香散紫金錠可治之最重者非藥可解記廣西慶遠思恩太平近交阯處皆多鎮遠四城州挪

州亦有之

桂花瘴者全州桂林梧州平樂皆有之八九月間香風如桂此瘴最急觸人口鼻卽倒仆此爲中瘴必須同行之人就其鼻傍掘一穴通地氣亦有得生但腹痛飽脹頭暈惡心重者立危輕者平胃正氣散下玉樞丹而活有善避者見其黑氣如霧其香必至卽刳一地穴以身俯地上口鼻向土潭穴中勿使香氣入穴卽解矣其氣不及一餉卽散故此地人枵腹行路必用大蒜燒酒亦避之之意或先以行軍散搐鼻亦妙又近雲南交阯地方有糯米飯香卽病而絕俗名江米瘴亦可類治

蚯蚓瘴者二三四月泥水汎濫人犯之腹脹疼楚如蚯蚓狀者青筋蟠現於肚腹輿起痕高輕則以蒜搗汁及土漿敷腹亦用玉樞丹紫金錠薑汁灌入次進蘇合香丸七香丸以通之

蝌蛇瘴者三四五六七月蝌蛇交媾穢濁之氣順水流下人或犯之胸腹脹痛異常口鼻有腥氣輕則紫金錠玉樞丹行軍散蘇合丸用之亦有得生重者一二日卽死

以上所陳皆瘴病治法之大略大抵瘴之爲病皆濕濁穢毒之氣由口鼻吸受或混和

於江河泉水之中誤飲入腹臟氣不能抵抗因而至病其輕而緩者大抵與濕溫時疫相近故藿香正氣平胃散及檳榔等藥即可奏功其重而急者幾與中毒無異亦即與霍亂病之危急者相埒故須用玉樞丹紫金錠蘇合丸行軍散等芳香避穢通氣開竅力厚氣雄之藥始能解救要之瘴病之源純爲地理上之關係故多見於滇黔桂粵川閩諸省而他處則少也以愚揣之交通事業發達後實行公衆衛生此病當可減少是則理想之談特不知事實上何如也抑有進者近莫氏研經言中謂瘴之爲病有挾寒挾熱之分寒則白芷桂枝檳榔防風皆可酌用熱則犀角羚羊角亦爲必用之品且謂江南山多之地其瘴雖不比嶺南之甚然塗泥卑溼水氣適爲瘴助往往於溫及暑病發時錯出其間故尤於犀羚宜也此說殊有見地蓋葉薛王三家書中所論之濕溫溫病其變相實與瘴病相差不遠且同在三四五六月間天氣亢熱地氣穢濕之時發生故病狀多大同小異病狀既同則治法自應從同然則局方之至寶丹紫雪丹葉氏之甘露消毒丹神犀丸石氏之犀角鮮地黃湯等方亦治瘴者應採之方也近紹興醫藥報社出版之溼溫時疫治療法采輯羣言多所發明而選方精審足爲研究斯病之堦

梯有志之士取而觀之可也至陳氏治瘴病之醫案間有用溫補者此則體質虛實強弱之不同醫學之恆軌尤須參考者也凡此所陳大率採錄前賢著作以供學者之研究而已不佞足跡未嘗至滇南實際上有無外誤尚望滇粵諸省之同志有以教之

◉讀傷寒者不可因名害義說

張毅民

仲景出而傷寒著傷寒一書乃仲景羅列當時之雜症而成其學爲醫林根本之學其書爲醫林根本之書學者未可因其名而遂謂此書專爲傷寒症言也何見之吾觀於仲景原序而知之其言曰感往昔之淪喪傷橫夭之莫救爲傷寒雜病論又其言曰雖未能盡愈諸病庶可以見病知源若能尋余所思思過半矣前兩語是仲景傷寒論之本旨後兩語是仲景勉讀者之意諸之一字卽知仲景之傷寒非祇傷寒之一症也明矣再思之傷寒一書傷寒症不過爲雜病之一種舍此變症多端則皆離於傷寒症之外仲景定名謂傷寒雜病論者非斯道其誰歟後學不察遂謂傷寒論者傷寒症之專書彼一時此一時今則南方無正傷寒矣遂舍傷寒而弗閱嗚呼傷寒胚胎於靈素

仲景以後諸作皆胚胎於傷寒無傷寒則靈素之道不彰而後世之作亦不能起傷寒一書誠醫林承先啓後之書也傷寒出而方劑道全故後世之發明總不離仲景之原意學者欲求道之源不讀傷寒能知之乎吾故曰傷寒論者醫界根本之學也學者勿僅以傷寒目之斯得之矣

◉讀陳君裕業函之感言

張邁荃

第二十七期來函一陳君云會員既如此之多報紙縱不推及外界而如數收值經濟便可從容投稿以會員人數三分之一計之每三月輪流一次材料已大爲豐富識見過人能爲總會謀久遠自是不可磨滅函末云某老先生之醫詩蓋尚未知詩爲何物又云某篇駢散夾雜語氣牽强何如平坦之爲愈又云取舍之材是在執事希加意審度可見陳君學問淵深秉于天賦幷爲本報嚴其體例亦本諸無文不傳之意意至厚也荃始讀之而喜繼讀之而懼喜者喜陳君才高學博將爲本報增萬丈文光也懼者懼吾輩荒疏謭陋不能更在本報占一粟地也雖然醫藥學報爲實業之一端重實理

不重虛文無論鴻篇大著俗語方言凡能輔相吾道者一概歡迎如越出本報範圍以外雖李杜之詩韓柳之文皆不取也且文學一門甚無限量荃試進古人中最能文最能詩者一言之如司馬相如作子虛上林大人等賦豐饒富麗漢魏六朝之文多倣之而人猶評其爲覆醬甕左太冲作三都賦凝思靜構研練成之而陸氏取評相如之論調借以評太冲且王批杜工部全集勒帛處無首不有幾無一完詩則詩文之難言眞難言已況李白之詩使老嫗多解淵明讀書不求甚解非眞不求解也直略其迹而原其理不斤斤于筆墨之間耳若謂本報編輯部宜加意審度則審度其學理之純駁則可而必審度其詞章優劣則不可卽陳君心所謂危則危夫醫藥之不良難免淘汰則固是若危夫文詞之不合體格而必欲規仿古文人著作抑末矣誠以本報合多數人腦力精血而成片詞隻字均非易易如不揣其本而齊其末恐投稿者無一定之體格可循將緘口而不言矣非爲吾醫藥界極大之打擊乎荃慮同社諸公因此而減其興會特擬感言以布之

論中西醫藥療病不在理想實驗之優劣全在虛心審症方能功效同時並見姑假赤痢以證其說

泰興馬德基績熙著

溯自歐風東漸以來烈烈轟轟相呼相以爲拯斯民於疾苦強祖國之孱弱者惟西醫西藥首屈一指蓋西醫注重實驗而中醫偏重理想故也其實爲[illegible]膚淺之語得非爲識者哂之耶鄙人試申言之夫理想者事實之母也有是事實即有是理想奚啻醫藥云乎哉先就中醫診斷學論之則曰望聞問切四字而已業中醫者果能竭力研究亦不拘乎解剖及顯微鏡之洞見實驗也西醫所行之視診觸診即中醫之望診打診聽診即中醫之聞診檢糞檢尿即中醫之問診計脈搏之數即中醫之脈診診斷以後所云肺藏有病竈則呼吸困難屢發咳嗽咯痰腎臟有病竈則小便之排泄分量減少胃臟有病竈則食慾缺乏種種學說皆從理想上發生而來也總而言之業西醫者宜先除排斥中醫理想之臆說業中醫者應速去西醫霸烈之俚言凡遇病症當前必須虛心審症謹愼處方如鄙人客歲所治之痢症其發生之原因西醫謂誤食不良之醃魚肉及生冷食物所致中醫謂多食瓜果秋必患痢與西說近相似矣則中西醫

之治病論症實同一轍也謹將兩種痢症療治之法報告於左

（甲） 病者下痢腹痛食量驟減日數十行所行白凍呈粘稠膿血狀病者兄乃業西醫者曾先令服甘汞蓖麻子油病勢稍覺減輕翌日病者忽有事故他往欲其速愈其兄即令服次硝蒼阿片收斂等劑似覺全愈不料未及三日歸來腹痛如裂欲便不得窘迫異常病者又畏於西藥始邀余診治余則謂兜濇太早宿垢未清改用中土附子大黃元明粉檳榔枳實等藥服後大下粘稠膿血穢濁不堪腹痛稍輕隨時遂減去附子大黃元明粉增入赤桂木香等藥先後接服三劑外勢大減繼用訶子肉椿根皮烏梅紅豆蔻等藥始收全功

（乙） 病者微熱腹痛下痢日百餘行所下如莧菜汁納食即吐中醫所謂噤口痢痢下如此色者方書謂死不治閱前醫所用之中藥不外白頭翁黃芩枳殼黃連甘草石蓮肉等清腸熱以開噤服後無效余細審之爲熱毒深入營分非化熱敗毒不可即與素知西醫之友處覓來皂射藥水納入穀道內用次硝蒼二、〇阿片〇、二分三包一日三次分服並用薄荷油一滴浮於一碗溫茶上送下至次日痢減半數納穀不吐

腹痛綿綿外用麩皮温罨腹部內用單那爾並三、〇次硝蒼六、〇白糖一、〇分六包一日分三包二日分服以收全功

上述二症一用西藥而劇用中藥而卽瘳一用中藥而不瘳用西藥而反愈可見無論中西醫之療治處心審症四字實萬不可少也

●論時痧說

泰興馮績熙著

丙辰春吾邑時痧盛行沿門闔境比比皆然且無法預防卽避之亦不免也治不得法輕則轉重重則死亡僕蒿目時艱心竊憂之隨遍考方書窮究病理藉此心得廣爲療治靡不萬舉萬當應手奏效謹將愚者一得爲在會諸君縷晰陳之內經云冬不藏精春必病温此雖指大人病温者而言誠與論幼兒患痧之理相吻合然冬令主蟄藏之時冬不藏陽大氣非時發泄則週身之陽氣亦隨之而俱泄矣在小兒爲尤甚夫小兒爲純陽之體不足於陰其肌肉柔嫩一經地氣上升蟄虫萌動陽氣發越而身中之元府開腠理泄値至大地皆春其無形風熱流行之氣自必乘虛而入所謂防之不及避

之不免者也然其邪必先舍於衛分故受病之初合乎肺臟夫肺主皮毛與大腸相表裏故受病則發熱嗆咳鼻塞噴嚏頰紅目赤腹痛便泄等症且脈必浮數舌必白膩甚且黃白相兼鄙人試詳言之發熱者邪舍於衛鬱而爲熱未能宣達之故嗆咳者邪留本臟則氣壅氣壅則欬甚也又謂肺爲多氣少血之經是病則爲喘滿嗆咳也鼻塞者鼻爲肺竅邪伏本臟清竅爲阻也噴嚏者邪之壅遏陽分與九天輕清之氣相併合則氣與氣交互刺激必得乎作爲噴嚏而氣假此以泄之故也頰紅者手太陰陽明合病臟腑俱受邪也手陽明之脈其支絡斜上兩頰頰紅爲手陽明之熱氣上行也故書云傷寒傳足不傳手溫病傳手不傳足溫病也時痧也俱風熱流行之氣也風熱爲陽邪以陽從陽各隨其類也故痧症一有頰熱之現象爲伏邪充斥手太陰陽明之確證故見症每多兼腹痛便泄等病是也目赤者目之白珠爲氣輪白珠轉赤溫熱刑肺也腹痛者手陽明之脈上行絡肺下膈屬大腸其伏邪由肺貫及大腸經過分野則腹痛之病作矣便泄者臟移熱於腑也肺爲臟大腸爲腑肺與大腸相表裏藏熱傳腑故爲下泄又爲順症所以先哲謂痧疹宜通泄泄瀉爲順信不誣耳有所謂潮熱者乃邪循環

陰陽之道路也行於衞則一潮行於營則又一潮故午後日晡之一潮較行衞之一症爲勢稍重爲時又稍久蓋邪之入衞其行也速由衞入營其行也遲明者自了然於心目中耳善治者隨其所在而治之宜用辛凉解肌法如蘇荷牛蒡連翹蟬衣桔梗蔞皮杏仁象貝宣泄之品送邪外出俾其一汗而透追經現出其邪之輕者則纍纍如珠重者則漫若朱霞是時也止須避其外風節其飲食一任其自然將息以排泄其餘邪再攷其發現部位最宜頭面四肢背腧爲順蓋頭爲諸陽之首背爲諸陽之會四肢爲諸陽之本陽邪最喜多見於陽分以陽從陽故也其間有腹部不齊始終亦無甚關係者背爲陽而腹爲陰也如腹痛便泄不已則加茯苓白芍苡薏甘草順其性以導之鼻塞不利稍加蘇荷桔梗通草煩熱目赤不退稍加桑葉菊花無非取其輕以揚之之意大忌一切辛温透表之藥如鮮芫荽鮮生姜葱白西河柳（卽三春柳）赤檉柳（卽觀音柳）及錢乙升痲葛根湯桂枝湯等皆爲禁劑其亦有已現之後中途復沒者（吾邑俗云爲痧子失潮卽內陷之意）多係痧現之後復感外寒將已出之痧點全數爲外寒所束搏勢必發熱氣粗鼻扇聲啞此爲兩感外邪充斥肺臟矧小兒臟腑柔弱且

肺家爲嬌嫩之經勢必邪氣壅遏而爲鼻扇氣粗懸鐘阻塞音不宣揚而爲聲啞等溯此時最爲危險宜速乘其氣足以達之使其還歸於表否則始終留戀本臟勢必釀成燎之火竭其化源而後已因其不傳他臟所謂肺熱還傷肺也是時徒仰瓜蔞皮桑白皮以瀉肺則肺氣愈傷若宗氣有餘便是火行火鬱發之之說用白虎以清透其伏熱則邪不出若用生脈等法急急顧存氣液則邪得補而愈壅反使一般膠結之邪終莫能出姑息養癰終必成患惟在治病者勿誤事機乘其氣足以達之爲最上乘之法也間有已現三四朝而復沒者一經透表之後汗出則愈而痧即不復現者矣此鄙人心得之地不能不揭出以供衆覽也又有痧後陰傷發熱不解者則當用生地白芍丹皮銀花解其熱以復其陰亦有熱傷肺元嗆咳頓頻不已者則當用沙參麥冬玉竹杏仁蔞皮以清肅其肺氣亦有肺移熱於大腸腑氣不通大便結難者即用蔞仁薤白麻仁松子仁等取其辛以潤其腸燥俾腸腑之伏邪清淨無遺亦有飲食失節傷於粘滯阻所中州氣不主宣則當用鷄肶胵福神麯穀芽枳殼快其膈而化其滯又有痧毒內蘊而發爲牙疳痧毒者一如温病之發爲温毒是也其緣因皆由手陽明之熱毒上攻所

致蓋陽明之脈上行貫頰下入齒中熱毒流注於經過支絡之所而痧毒牙疳之病塞由來也其治法外用本氏秘製牙疳獨毒散頻頻吹之百發百中萬舉萬當甚至穿腮落齒臭穢不堪亦奏奇績函購卽寄其方容後登刊以公同好內服蕪荑消疳湯重加硝黃佐以生地元參銀花人中黃等類惟大黃必須酒製卽西昌喻氏所謂鳥巢高巔射而取之之法也設使專科療治然皆未曉箇中之元妙宜於攻下之神驗也假如便軟尙能食者猶當攻之蓋病由陽明而來仍驅至大腸而去者也又有痧喉齊發者蓋手太陰之脈上膈從肺系(卽喉管)爲本臟之風熱上淫也如痧現而未滿佈喉見白潰發夾熱嗆咳之表證尙宜辛涼解肌法宗經旨風淫於內治以辛凉佐以苦甘之意止須一劑而痧未有不周身滿佈者也待表證已除之後不但辛溫爲切忌卽辛涼亦在所當禁者也此後隨從事養陰淸肺等法靡不應手奏效至穩至當斯在善治者機變活潑耳又有引種牛痘正值發熱痘起膨脹之際其肌腠疎鬆而陽氣發越則其氣必虛故經云邪之所湊其氣必虛況人又同在一氣交之中然觸其氣者自必乘虛而入故往往有痘痧並發者正爲此也大忌亂投藥石以壅遏其透發之機最貴乎謹避

寒風護顧元陽俾其蒸熱之氣足而痘痧同時並出者矣若有他症則當審時度勢因症處方而爲療治者也痧雖小道關係非輕諸如此類不可枚舉聊舉梗概願諸君正予之訛匡予不逮則赤子幸甚僕亦幸甚

▲營衛二氣所行之道說　孫逐

閱前期賞𥡴黃劉二先生兩大偉論拜讀之下銘佩萬千彙中西學說於一書讀者可省多少腦力得進一重關門不揣謭陋略陳蕪辭謹求指教

水穀之精氣爲營悍氣爲衛營陰衛陽循行於臟腑肌膚之間周而復始如日月之麗天江河之行地其五光十色燦陳於五官百骸者悉本此精悍之氣以釀成臟腑賴以發育筋絡藉以滋養逆之則病順之則愈爲人身之兩大經緯死生存亡胥是賴焉經言營氣出於中焦（按靈樞云中焦亦並胃中出上焦之後此所受氣者泌糟粕蒸津液化其精微上注於肺脈乃化而爲血以奉生身故獨得行於經隧）和調於五臟洒陳於六腑乃能入於脈是卽營行脈中之義隨宗氣以行於經隧之中也始於手太陰經之太淵穴肺屬陰臟之長也由肺而大腸由大腸而胃由胃而脾由脾而心以不

於小腸與膀胱經腎與心胞絡而行於三焦由胆肝而復行於肺（歌曰肺寅大卯胃辰經脾巳心午小未中申膀酉腎心胞戌亥三子胆丑肝通）分五十度而繞十二經靜則神藏躁則消亡此主乎內者也

衞氣則剽疾滑利不入於脈所以溫分肉充皮膚肥腠理司開闔者也客邪篇云衞氣者出其悍氣剽疾而先行於四末分肉皮膚之間而不休者也素問痺病篇曰衞氣循皮膚之中分肉之間熏於盲膜散於胸腹又曰衞氣出於下焦（按靈樞云下焦者別廻腸注於膀胱而滲入焉故水穀者常並居於胃中成糟粕而俱下於大腸而成下焦滲而俱下濟泌別汁循下焦而滲入膀胱焉）自行於各經皮膚之間蓋平旦陰靜陽氣出於目目張則氣上行於頭頭爲諸陽之首四肢爲諸陽之末太陽爲巨陽故始於太陽之睛明穴由足太陽行手太陽由足少陽行手少陽由足陽明行手陽明晝行陽經二十五度日入則行足少陰手少陰手太陰足厥陰足太陰夜行陰經二十五度晝行六腑夜行五臟合五十度周於身精則養神柔則養筋此主乎外者也

抑更有說也衞中有營營中有衞有同條共貫之妙衞氣晝行陽二十五度營氣夜行

陰亦二十五度循環不息只一氣耳豈衞行營伏營行衞伏耶人身固一小天地耳日月之行原無分於晝夜其經天之度則各有分矣由前之說析而言之也由後之說合而言之也致其發源實出於心肺心主營肺主衞故風寒傷營衞則營衞病營衞病則心肺病心病則惡寒肺病則發熱心病則煩肺病則喘麻黃散熱杏仁除喘桂枝療寒爲藥止煩是麻黃湯之調衞正所以保肺桂枝湯之和營正所以甯心仲景闡內經之旨其亦洞悉營衞之理歟經曰陽氣破散陰氣消亡是衞氣者營氣之屏藩也凡病邪之出入未有不假道於衞天包地陽包陰自然之理也使衞氣固密雖有六淫之外攻運氣之加臨堅壁自固自能弭患於無形奈何鼻氣通天口氣通地人知口氣之養營不知鼻氣之養衞養營者反縱口以傷生物慾以傷內何異內亂時作外患得以乘隙而入養生者可不加之意乎

◉陽氣衰于下則爲寒厥陰氣衰于下則爲熱厥論

黃楣蓀

物必先腐也而後虫生焉人必先有致疾之由也而後病侵焉一陰一陽衰微實甚嗟

彼二豎卽乘衰而入以發生厥症所謂陽氣衰于下則爲寒厥陰氣衰于下則爲熱厥其所由來者漸矣予恨不得以一人而生十目遍讀中外百家之書將內經之旨仲景之言歷代名賢之著作總匯而發明之使彼陰陽二厥之由來因二氣之衰于下之故標出精義立爲千古不磨之法則如奏韶樂之九成舞武功之七德非今日風簷寸晷中所能終曲也茲故僅言大略三端以就正焉

一曰當詳其發厥之原因也夫丹田氣海關元諸穴皆精氣所聚陽氣衰則眞火弱火弱則寒厥生焉陰氣衰則眞水虧水虧則熱厥生焉水火二氣雖由于腎及其衰也發輒于足宜探其本原而治之無論人有老少質有強弱病有久暫細心體認其何以發爲寒何以發爲熱其氣之何以衰幷何以陰陽二氣皆衰于下而爲厥症原因所宜研究者一也

二曰當察其寒熱之偏勝也人之一身寒熱平均病無從起一有所偏自下至上從而發厥由足五指漸衰而上至股至肘至手由手足而入胸腹由下焦而達中上二焦爲寒爲熱俱乘陰陽二氣之衰從而昏厥矣故仲景一書其治陽厥也在大陰有大柴胡

者矣在少陰有用小承氣者矣在厥陰有用大承氣者矣而治陰厥反是屬大陰用理中湯屬少陰用四逆湯屬厥陰用猪胆汁湯所謂寒者溫之熱者清之補其偏卽所以平其病也所宜研究者二也

三曰陽厥陰厥毫厘千里淺嘗者流一或不愼方藥亂投誤人性命悲夫然則何從辨之亦辨之于外見之症而已陽厥則唇焦口燥小便濃赤也陰厥則唇淡口和小便清白也陽脈沉而實也陰脈沉而細也陽厥之舌由黃而黑燥也陰厥之舌雖黑而有精液也陽厥之咽痛腹痛口鼻氣溫也陰厥之咽痛腹痛口鼻氣冷也陽厥則喜飲冷水也陰厥則喜飲熱湯也陽厥發黃明如橘子也陰厥發黃暗若薰黃也此分別寒熱之法也明夫陰陽二氣所以衰于下之故更將寒熱二厥分晰精微庶不貽誤也乎所宜研究者三也

知斯三者以治陰陽二厥方有把握耳嗟夫僕承祖父業研究斯道以迄於今七千餘旦夕矣所謂陰陽二厥皆衰于下自足指始者每細心考驗揆厥由來累欲著書立說以申明之無如風簷寸晷中未能層層辨晰僅粗言大略而已得毋貽笑大方也乎

此甲寅年考同濟醫院所作照例取用四名係寄往香港東華醫院評取原評云審症辨脈有條不混誠非老手不辨次題五問亦妥穩

次題第一問　考取同濟醫院第三名黃楣蓀

一老婦性沉多怒大便下血十餘年食減形困或如烟薰早起面微浮血或暫止則神思清怍意則復作百法不治左浮大虛長久取濇滯而不勻右沉濇而弱寸浮欲絕

答曰老婦之疾經十餘年爲血虧內損肝鬱不宣治宜養血平肝方用當歸熟地白芍黑芥穗黑山枝柴胡阿膠等治之

第二問　一人因怒仆地語言蹇濇口眼喎斜四肢拘急汗出遺溺六脈浮大肝脈甚長

答曰此中氣也怒傷其氣則痰涎湧起故口眼喎斜身體拘急宜開痰順氣于蘇子降氣湯逍遙散二陳湯斟酌加減用之然汗出遺溺六脈浮大又爲危急時期更當針人中承漿關元氣海諸穴使氣血流通不致閉塞也

第三問　陸君治吳遜齊咳嗽身熱脇痛日輕夜重寢食俱廢或以年高病重爲說脈亡左浮弦右弦濇

答曰吳某咳嗽當由血分受病故身熱脇痛日輕夜重蓋血分中燥氣發爲咳嗽與虛勞有別法宜疎解用柴胡白芍紫蘇荆芥陳皮半夏丹皮桑白等治之

第四問　陳山甫治一妊婦六七箇月而瘧疾寒熱往來六脈浮緊衆醫用柴胡桂支無效

答曰孕婦六七箇月患瘧疾脈浮緊用柴胡桂支等治之不愈當以養血安胎清熱袪痰爲主用十二仙方加減治之或歸芍八味加減治之蓋孕婦治法與尋常瘧疾有別故柴胡桂支治之不愈也

第五問　馮楚瞻治張氏兒週歲臥低坑睡中墜下毫無傷損嘻笑如故但自墜後手足癱軟不舉手不能握足不能行脈則洪大久按無力

答曰此爲夢中驚嚇致血之運行于經絡者不能暢通則痰與氣亦隨而湧塞宜活血通經使氣血各歸遂道然後手足方能轉動自如也方用當歸赤芍荆芥蟬退桂支陳

皮半夏等治之

◉讀吳又可先生瘟疫論書後

金山劉自開

漢醫之譚瘟疫者傷寒瘟疫條辨暑疫全書諸書外當以吳又可先生之瘟疫論爲比較的善本書中病有九傳汗分四種邪在募原非全表裏等理論洵發前人所未發而達原飲尤爲治疫良方方中檳榔厚朴草果等藥氣味雄烈確有興奮効用以之治疫重症雖歸無效輕症實有殊功吾觀西醫治虛脫往往奬用興奮劑樟腦丁幾等之內服或皮下注入使細胞抵抗機能旺盛以維持生活於垂危之際此卽內經所謂壯者氣行則已怯者則着而爲病之原理也然細胞衰弱者固應設法以使其旺盛而疫邪蟠踞者尤宜急下以通其大便又可論中奬勵承氣諸方於應下諸症及下後病變特三致意焉蓋腸胃中老廢物既去神經血管等自然無刺戟之虞刺戟去後鬱毒自泄全體卽有輕快之傾向矣徵諸大便久閉之人頭部時覺脹悶中風一症（西醫謂腦出血）西人治以甘汞金匱奬用風引湯（方中重大黃）可見通便一法不僅治疫爲

然而於治疫爲尤甚蓋一以症起倉猝緩劑無功一以凡百疫症血中必多鬱毒此又可所以有注意逐邪勿拘結糞之語也或曰赤痢患者豈可肆用大黃不知刺戟去後裏急自除通因通用古有明訓也或曰霍亂便瀉豈可再攻不知霍亂之瀉本爲臟腑自然療能之現象太過者固應抑止不及者有時亦宜以下劑助之吾觀又可論中治法雖多而於達原承氣諸方最爲疫症合理的治療運用得宜效如桴鼓故曰爲比較的善者也雖然晚近細菌學日益發達能研究傳染性疾病之進步幾有一日千里之勢隱顯毒菌之强弱也傳染之徑路如何也免疫質如何可使發生也以及如何可預防於事前如何可奏效於臨時類皆由動物試驗之結果解剖學上之証明立有的確不移之標準故自有金鷄納霜發現而瘧疾可以立愈治痢血清發現而赤痢無虞夭札他若爛喉痧鼠疫等或根治具有良方或預防不遺餘力試瀏覽現今東西醫所謂傳染病諸書以視又可先生之瘟疫論相去豈以道理計邪

◉傷寒名義

海隅吳涵

太陽爲六經之首太陽爲寒水之府包先生之發明是矣今更進而論之夫天地之六

淫皆厲氣也而寒淫則尤厲氣之甚者蓋溫熱暑濕之邪初感時未必卽病也潛伏於中復有寒氣乘之於是溫熱暑濕之邪乃勃然而動如發弩之機如引火之線當其爆發炸裂之後但見其溫也熱也而不知撥動之初未有不兼寒者蓋太陽主一身之表凡溫熱暑濕之邪無不從太陽而入而太陽水府又與寒氣相爲感召仲聖之名傷寒論有至理存乎其間所謂引而不發躍如者非泛泛然以是爲六淫之統稱也竊謂脈浮頭項强痛惡寒提綱一條實係五種病在太陽公共之見症雖仲師有發熱不惡寒爲溫病之明文惟傷寒之惡寒必經數日後解爲熱若溫病將起時亦必有數小時或半日凜凜不舒多未必延醫服藥至二三日是症已不復見早從太陽傳於陽明而見身熱口乾不得眠等症矣但伏氣之重者往往發於夜半驟然壯熱昏煩絕無惡寒之象實係邪從內動其症必然危險然細問其人一二日內亦或有一種沉重昏悶皮毛肢節拘牽凜慄之意但人每不加察耳中暍不在此例蓋暑邪之由納涼得者雖亦兼有寒氣然夏日暑濕熱三氣交蒸或從少陽膜原襲入爲瘧或從口鼻觸入而成霍亂與寒無涉不假道於太陽卽不列於傷寒也

◉駁正葉氏溫邪上受首先犯肺說

吳涵

內經熱病論曰熱病者皆傷寒之類也越人五十八難曰傷寒有五有中風有傷寒有濕溫有熱病有温病熱病論又曰凡病傷寒而成温者先夏至日爲病溫後夏至日爲病暑經義昭昭誰人不讀仲景本內經難經之意作傷寒論處處皆闡揚經旨未嘗杜撰一議別立門戶以表異也論傷寒而五種之傷寒自無不括於其中不過詳於言寒略於言溫耳且非故詳言寒也以人之病熱無論傷寒溫熱其始皆因感寒而成除夏日暍病外雖伏氣內發之病亦無不借外感爲之引動故暍病獨不在五種傷寒中也苟於傷寒論言溫之處爲之分晰務使奧者顯之略者詳之亦何不可以便初學必別傷寒以言溫而自立已見謬之甚矣嘗閱世補齋論曰傷寒六經傳變者乃天地間六經之氣化非人身手足之六經其言實超出乎傳手傳足之分而獨得眞髓者也不知此意欲別溫病於五種傷寒之外且復舍六經而言三焦舍太陽而言首先犯肺夫春月傷風咳嗽病之在肺者乃至輕至淺之症本無容以五種傷寒之類擬之也乃欲以

此獨樹一幟不亦偉乎然則温病既不得謂之犯肺何以見症之中必有咳嗽曰太陽主一身之表而合於皮毛皮毛者肺之所主皮毛有病肺氣内應是以傷寒麻黃湯症亦有咳嗽其病雖兼及乎肺而總以太陽經爲之綱也聞葉氏之說原於河間河間以傷寒六經義蘊精深故主三焦立論謂病始起於上焦繼及於中焦重則入於下焦詞義雖淺尚屬無甚紕繆至葉氏中之曰首先犯肺又曰逆傳心包變本加厲令人誤入歧途豈知仲聖原書中風傷寒提綱之後第六條卽揭出温病繼云發汗已身灼熱者名曰風温以下羅列種種見症其温病險重之象均已包括無遺明乎伏温内動太陽與少陰表裏合病其變端之迅速變幻之不測更有甚於傷寒者自三綱之論出而此兩條反從散佚異論蠭起愈多而愈失其眞至葉氏創首先犯肺之說膚淺庸浮風行一時可勝歎哉

識生先生表章仲景砥柱迴瀾大著所傳欽佩已久茲讀廿七期報内評李先生傷寒辯確切和平鄙人復廣其論作傷寒名義呈政又評張先生太陽温病論於内經有比喻之說心思殊雋而鄙意則似有未安之處揣摩尊解似卽理想之化身 然

之理想則更空懸矣夫內經探其致病之根原傷寒論明其發病之現象皆有確鑿未可以爲憑空懸想也爰簡舊稿稍有發明錄出就正背謬之處倘蒙賜教則幸甚

涵又誌

◉傷寒論解

（種杏）

噫嘻何我醫學術之淪晦也由於不事實研方窮經之故神農嘗草木而作經方莫由傳靈素窮陰陽之變化以通病機僅半夏秫米湯雞矢醴兩條難經八十一章內經詳明亦不設方迨漢南陽張仲景著傷寒雜病論書凡一十六卷繼農黃立法闡發伊尹湯液創立三百九十七法一百一十三方自千百年以來而爲後學之津梁者矣斯道不幸魏晉不過兩朝之隔兵燹集聚典經凋敝僅得刼火之餘書讀者之口授王叔和晉代中人與仲景相去未久故編太陽病脈證至勞復止皆由仲景原文未嘗錯亂其中恰與仲景自序撰用素問九卷陰陽大論之旨自相吻合夫傷即感稱寒爲六淫邪之一乃外感之通例舉凡曰寒昔齊王稱寒疾於孟子不可以風者古有是名傷寒論

一之七指外感金匱八之九示雜病乃表裏相對待凡病操縱其間理無不具但漢文言淺辭深人不易解姑舉凡首卷之太陽病脈證篇中中風傷寒溫熱而言之夫風寒溫雖鼎峙而三而源實資於一經謂熱病皆傷寒之類推又謂傷寒乃春溫之起點若此則風寒溫之名義確然是六經上同一之見證故各散見於六經篇中亦猶第七卷之霍亂陰陽易勞復痓溼暍之證亦當與風寒溫三者相爲比例也又如先夏至爲病溫後夏至爲病暑之句此乃時之所以變更而非邪之所以特異總不越乎風寒暑溼燥火六淫傷感而爲風寒溫之遞變百出感傷爲百病之綱白病者乃感傷之目故傷寒之六經卽百病之六經而非傷寒之所獨有可無疑辭者也且自序有云學者若能尋余所集思過有半可見觸類引伸治百病有餘力何枝兒風寒溫三者同一外感乎由是觀之則傷寒之名分當爲外感之總大關鍵其間變動枝葉各從真端緒根據須有仲景立法精當一一可尋姑舉凡治風寒溫之條理而言之如傷肌腠之桂枝湯以治風傷膚表之麻黃湯以治寒傷表裏之麻杏石膏湯以治溫其他之千蹊萬徑者何嘗出此仲景藥範方圍不得拘縛傷寒論只論傷寒而不論溫熱諸證者也自唐以降

其道日衰棄古制而矜創新者不啻百數十家海內沾染競相傳習而古法蕩然矣其間謬爲傳經認熱直中爲寒南北地異貴賤體殊三時與正冬不同而有特異之傷寒博掉橫議以謬人目是皆失之仲景眞相足爲斯道之太危也吾願長沙之書若綱在綱有條不紊然有使傷寒夭札者未之有也余駑駘之質何敢以管窺妄議所爲愚者千慮於斯道或有小補云爾

◉霍亂標本寒熱辨

震澤宋霖若

霍亂吐利夏秋之急證也標本寒熱診驗之先務也病之因有標本見證亦有標本病之因有寒熱見症亦有寒熱試歷舉而辨之經云（素問六元正紀篇）太陰所至爲中滿霍亂吐下按太陰溼土王於夏季氣至而爲人病何也氣不正也氣不正爲本霍亂吐下爲標是天與人以病也外感也經云（靈樞經脈）足太陰厥氣上逆則霍亂太陰脾家主升清降濁何至上逆而病非氣不順乎是氣不順爲本霍亂爲標是人自得之病也內傷也故淺言之則天與爲邪實人得爲正虛一定之理也深求之則天與者甯

無虛人得者寧無實試再辨其標本之虛實蓋人氣王者自足以運夫時令之淫而不致病何霍亂之有可見霍亂者正氣不足以運淫正虛其本也邪實其標也內淫盛者人未嘗虛而健啖恣飲淫土敦阜恒足致病過猶不及中土太過化機漸窒壅鬱失宣清不升而濁不降愈積愈進斯氣勃發而爲霍亂矣內實其本也氣淆其標也凡此皆以因爲本病爲標猶未及詳證候也欲詳證候之標本非辨明病气之寒熱不可何則標本寒熱一病之中往往互形界限雖嚴能截然分爲四節乎矧霍亂爲亟證其標本寒熱辨别更不容緩也盍再繹經義而判之素問氣交變大論云歲土不及民病飧泄霍亂六元正紀大論云土鬱之發爲嘔吐霍亂此二節正霍亂家寒熱之本源又太過不及之所由分也蓋土運不及則天地之氣（天淫地土）應王不王人在氣交所禀之氣亦不足（天食人以五气）在中气素王者猶可支持素虧者益形竭蹶矣土德一衰將完穀不消而爲飧泄並吐利而爲霍亂矣本非寒也寒因虛致虛爲本寒爲標也因虛寒而霍亂虛寒其本 霍亂又其標也一探其 本而治法 從可 知已故凡理中湯之扶陽即所以補虛四逆湯之温裏即所以禦寒本源既固標病自安倉廩既實中權自

振矣至於土鬱所發與此迥殊經所謂五運久鬱悉從熱化霍亂既爲土鬱獨非熱乎當此之時身外溼土之氣既鬱而不宣身內脾土之溼亦未始不鬱也鬱久化熱天人皆然至其發爲是病也外淫感發者固多內氣勃發者亦復不少且長夏濕氣半山暑烝薰從吸入含裹濕而溽伏若有時气騰水濁垢穢塞途平人口鼻難以忍受汚臭一侵煩嘔立見況乎以鬱抑之身丁鬱烝之候獨能安然無恙耶於是氣泄血凝（熱灼气泄血濁易凝）卒然悶亂者又有爲本鬱也非熱也霍亂既作則熱矣且暑之伏也緩而發則勢雄穢之侵也暴而發則勢逆爲雄爲逆無非熱者以此推之熱其本也嘔吐霍亂又其標也由鬱熱而兼辨其爲暑伏爲穢觸治法亦從可分矣有如平胃散宣土鬱以分陰陽合左金可平木火白虎湯清暑熱以存津液和六一能滲水濕連朴飲袪暑穢而兼行滯食梔豉湯滌煩熱而戡定禍亂半夏苦芩湯除其伏火嘔利可止黃連香薷飲和其表裏淸濁自分皆治法也出入其間者有參以四苓之導溼三香之辟惡蘭草之除陳氣地漿之消百毒或以木瓜調肝脾或以冬瓜和腸胃卒閉者或以嗃鼻開其關刺血泄其實從標從本各當其宜止吐止利必善其後熱證治法要不外是

以上寒熱之大綱具矣再析其條目以審厥象夫所謂霍亂者吐利煩悶頃刻而然多發於夏令雖分寒熱二證畢竟熱者居多何也蓋霍亂之屬熱者主病之常也衆之所同也霍亂之屬寒者他氣之逆也人之所獨也然其見標也卒暴勢同吐瀉證同非並列其證狀終不能區其界限按熱之見證爲吐出酸穢氣爲暴瀉廹注如水爲利下臭惡氣爲口渴與舌乾齒燥爲舌白厚或苔粘口膩爲面垢面赤爲氣粗煩悶爲小便赤澀爲轉筋掣動爲病前覩物色盡紅（貌似者脈遲濇或伏肢冷爪甲青音低）寒之見症爲圊穀不化爲溏瀉爲瀉出不臭爲吐出澄清不穢爲不渴爲不喜飲爲舌潤且淡爲唇口刮白爲腹痛欲溫欲得按爲小便清利爲足冷不伸爲筋急屈伸不利爲四肢厥冷爲脈沉遲或微細欲絕爲惡寒汗冷（假候爲煩躁去衣喜冷不欲飲面赤脈大而空）其隨感隨發者在熱證因吸暑熱或勞役於長途或盡力於田野或居向日之樓屋或貼烈燄之爐灶皆足於以致悶亂在寒症因避暑納涼跣行裸臥清水沐浴席地揮扇并恣啖冷物冰泉瓜果而致擾亂雖當暑令反受陰寒也司命者平日須將天寒感發之機標本虛實之理爲寒爲熱之原委正治參治之異同一一詳辨而深思之夫

然後臨亟證而無所疑診霍亂而有所據也更進而窮其變斯學問之極功也夫

◉痢疾忌表論

震澤宋霖著

痢疾大證也古稱難治誠難治也蓋其爲病積滯於腸胃曲折之間而無從泄邪伏於氣血隱微之地而莫之覺及其有所感觸相應而發也輕者或赤或白糟粕自行痛脹不甚墜迫不劇重者五色溷淆滿痛欲絕晝夜無度奔迫難忍上則嘔逆絕粒湯藥不納下則重墜肛脫二便留難夫斯二者見證之輕重雖殊其爲在裏則一證既在裏方藥自當主裏安有所謂表法哉然病因非一現證不無錯綜故往往有先見表證者有兼見表證者有表證反多者醫工於此能無眩惑由是提表諸法見於方書且恆見諸藥帖矣吾黨未求有功先求寡過欲制其宜先申其忌試以忌表論吾所謂先見表証者始而惡寒身熱體痛頭疼一二日而后腹痛滯下赤白人以爲表邪內陷表而出之宜也詎知正犯所忌乎何則見端雖爲表證聞所以致之者却非表邪分辨未明斯害也已不知伏邪內動正氣被抑而不外達故令惡寒體痛迨氣得乍伸熱遂作焉特邪

既暴動勢不復潛故一二日而痢之裏證已全著矣夫已凝之滯濁而欲使之轉乎清道從毛孔外解有是理乎表法之當忌固無容辨矣所謂痢滯兼表症者如痢瘧並作痢爲全裏瘧爲半表而瘧較痢輕則治痢爲主而兼和其瘧（和法卽忌表）或徑先治痢可也再如痢兼斑疹則宜屏疹家升提發表之通套劑而易以痢家消毒解邪之兩全法務使痢滯內疎斑疹外化斯爲長策苟或不然徒執升發斑疹因以提止痢下孟浪一投則疹以發而愈稠痢以升而益逆有不變爲噤口呃逆厥冷汗脫者乎噫此候壞人最多於今爲烈良由不知忌表而蹈此弊也所謂痢滯而表證反多者何也喧賓奪主也蓋痢爲伏邪欲出藏病移府危機在是生機亦在是全賴相機用藥以因勢利導爲要圖是人也方其未痢之前百體之供給僅足敷衍周身之隱慝猶未竊發一旦病倂成痢藏府裏政腐敗極矣氣血精神奔命疲矣自謀且不及何暇顧及全軀乎其外現之爲寒爲熱爲斑爲痛無非肌肉失所榮養云爾故凡頭疼目昏內毒熏也腰痠腿楚外護失也甚且四支厥冷面赤發燒人以爲表證偏多表邪偏盛而自明眼觀之種種外象皆此證之賓也非主也認賓爲主可乎舍裏從表可乎爰辨而決之曰忌表

大聲捧喝使臨證者知乎此將前列種種幻象不致眩目而動心維求裏證之主以爲治焉則庶幾賓主分宜忌判處方用藥得所遵循痢雖大証正太邪之自謀去路也又何慮爲至於治裏之方如仲師之黃芩白頭扈豉紫參赤脂外臺之連膠苦參甘草活人之蘿豉孟英之連朴等方皆可師法外如倉廩湯之號爲逆流挽舟葛根湯之號爲升清降濁二方皆主升表雖名世已久然而理障日深流弊日遠吾黨同志其勿爲所惑也

中西藥學匯參

鄭肖岩

●草類

◉當歸

中國學說

本草經列在中品氣味甘辛温無毒主治咳逆上氣温瘧寒熱洗洗在皮膚中婦人漏下絕子諸惡瘡瘍金瘡煑汁飲之○別錄云温中止痛除客血內寒中風痓汗不出温

痺中惡客氣虛冷補五臟生肌內○甄權云止嘔逆虛勞寒熱下痢齒痛腹痛女人瀝血腰痛崩中補諸不足○大明云治一切風一切氣補一切勞破惡血養新血及癥癖腸胃冷○好古云主痿癖嗜臥足下熱而痛衝脈爲病氣逆裏急帶脈爲病腹痛腰溶溶如坐水中○時珍云治頭痛心腹諸痛潤腸胃筋骨皮膚治癰疽排膿止痛和血補血

日本學說

當歸者以中國產爲最良在日本則產于兵庫福島縣等漢醫用之爲通經淸凉藥品

當歸者能領諸血各歸其所當歸之經故名卽補血之聖藥也然其作用甚可疑者無確實之根據其成分亦尚未明瞭

◉英美學說

當歸產中國之四川陜西及江甯滁州等處其根可入藥其功用能開胃暖胃（有當歸酒方）

鄒省巖按當歸蜀產者力剛可攻秦產者力柔可補凡治本病用酒製有痰以薑汁製便滑用赤石脂炒氣味俱厚可升可降入手少陰心經足太陰脾經足厥陰肝經爲血分必用之藥凡血受病及諸病夜劇者尤須注意此藥其身能養血其尾能行血其鬚能入血絡同人蔘黃芪則補氣而生血同牽牛大黃則行氣以瀉血同桂附吳萸則熱同大黃芒硝則寒血虛以人蔘赤脂爲佐血熱以生地黃芩爲佐傷寒論當歸四逆湯治厥陰傷寒手足厥冷脈細雖絕以肝司營血而流于經絡通於肢節厥陰之溫氣虧敗營血寒濇不能充經絡而暖肢節故用當歸爲君所以溫營血而通脈也金匱當歸生薑羊肉湯治寒疝腹痛脇痛裏急及產後腹痛以水寒木鬱侵克己土故用當歸補血而榮木生薑羊肉行津而温寒也

當歸芍藥散治婦人姙娠雜病諸腹痛以脾濕肝鬱風木賊土歸芎芍藥疎木而清風燥苓澤白朮泄濕而補脾七也當歸貝母苦參丸治妊娠小便難飲食如故以膀胱之水生于肺金而泄于肝木金木雙鬱水道不利當歸滋風木之鬱燥貝母苦參清金利水而泄濕熱也當歸散治胎產諸病以胎前產後土溼木鬱而生風燥芎歸芍苓滋風

木以清熱白朮燥濕土而補中也況當歸滋潤滑澤最能熄風而養血而辛溫之性又與木氣相宜酸則鬱而辛則達寒則凝而溫則暢此自然之理也東西醫學徒恃體驗不知理解故日本漢醫竟以當歸爲通經清涼之藥實未識當歸性溫而補血既云當歸爲補血之聖藥又疑其作用毫無確實之根據大抵未讀神農本經仲景論略第憑化學驗其陳質故終言其成分尙未明瞭也他如英美學說僅言當歸能開胃暖胃而不知當歸甘溫以酒浸之飲入于胃故能振胃陽而燥胃土也唯是當歸雖爲補血良藥但脾土素弱單服之反助其濕而滑大便故仲景傷寒金匱諸方所用當歸多土木兼顧若但知其助陰而不單知伐陽此又庸工所以誤蒼生也吾願保存國粹者又當研究及此矣

◎常山 附蜀漆

中國學說

常山一名恆山本經列于下品氣味苦寒有毒主治傷寒寒熱發溫瘧鬼毒胸中痰結

吐逆○別錄云療鬼蠱往來水脹洒洒惡寒鼠瘻○甄權云治諸瘧吐痰涎治項下瘤癭

日本學說

常山者用於間歇熱（卽瘧病）其成分如黃連

鄭肖巖按常山產四川淡黃細實如雞骨者良酒炒則不吐本經又列蜀漆卽常山之苗葉氣味辛平有毒究竟常山蜀漆皆有刼痰截瘧之功亦視用之能否得當也蓋瘧有六經五臟痰濕食積風邪瘴疫須分陰陽虛實不可一概妄施故用之得宜神效立見用失其法眞氣必傷楊士瀛有云常山治瘧人皆薄之而不知瘧家多蓄痰涎黃水或停心下或結脇間乃發寒熱法當吐痰逐水常山又豈容不用水在上焦則常山能吐之水在脇下則常山能破其澼而下其水須以行血藥品佐助之必收十全之功仲景第取蜀漆而用之金匱有蜀漆湯治牝瘧多寒者用蜀漆排決陳宿收以達陽氣也傷寒救逆湯治傷寒火刼亡陽驚狂起臥不安者以陽亡濕動君相離根濁陰上塡心宮膠塞用蜀漆除道而清君側也可見古經用藥療病用葉

用根其義各有當矣至於千金方恆山丸用常山和雞子白爲丸肘後方丹砂丸用常山同丹砂研和白蜜爲丸外台秘要用常山以漿水浸一宿煎成臨發以前服之肘後又有一方用常山以酒漬兩三日分作三服平旦一服少頃再服臨發又服或爲丸或爲湯或爲酒皆昔賢用常山之神妙爲截瘧之良方彼日本學說以常山用於間日瘧只知常山能治瘧病而不知常山能引吐非用酒炒熟不爲功然較之泰西僅知金雞那霜爲治瘧之品實較有見地矣

◉薄荷葉

中國學說

唐本草云氣味辛平無毒主治賊風傷寒發汗惡氣心腹脹滿霍亂宿食不消下氣煑汁服亦堪生食◉甄權云通利關節發毒汗去憤氣破血止痢◉陳士良云療陰陽毒傷寒頭痛四季宜食◉日華云治中風失音吐痰◉蘇頌云主傷風頭腦風通關格及小兒風涎爲要藥◉孟詵云杵汁服去心臟風熱◉李杲云清頭目除風熱◉李時珍云利咽喉口齒諸病治瘰癧瘡疥風瘙癮疹搗汁含漱去舌胎語濇挼葉塞鼻止衄血

塗蜂螫蛇傷

英美學說

薄荷臭香味辣其功用能行氣袪風平胃治嘔吐胃口疼肚風絞疼佐瀉劑同服免其肚疼外用能治頭痛面部腦氣筋疼◎又云英國美國之所產者與中國所產雖稍不同而其功力則無異又云其油從龍腦薄荷鮮葉按公法蒸出之

鄭肖岩按神農本草經未收薄荷故古方罕用自唐本著錄而後薄荷之功用乃發明於世至于孫思邈千金方作蕃荷陳士良食性本草作菝蔺皆方音之訛也今人入藥以蘇州所產者爲勝莖小氣芳葉圓小如錢故又名金錢薄荷宗奭云世稱此爲南薄荷因有一種龍腦薄荷所以別之英美所產龍腦薄荷即本草一名水蘇也其製爲薄荷油薄荷水氣味辛烈走散凡氣虛及虛熱者宜愼用其不及吾國蘇州所產者遠矣竊維荷薄性浮而上升爲藥中春升之令能開鬱行氣故逍遙散用之輔柴胡以散鬱除蒸地黃飲子用之爲十二味補藥之引導防風通聖散用之同荊芥以淸上袪風涼膈散用之同竹葉連翹以升散于上然所用不過五七分以其辛香伐氣故多服久

服令人虛冷凡瘦弱人多服動消渴病陰虛發熱自汗者更勿妄施今用者或製以白蜜亦所以制辛散之氣而逐其輕浮之性也又考各家學說如劉元素云薄荷辛凉氣味俱薄浮而上升陽也故能去高巔及皮膚風熱陳士良云薄荷能引諸藥入榮衛故能發散風寒宗奭云小兒驚狂壯熱須用此爲引藥王好古云薄荷手足厥陰氣分藥也能搜肝氣足見吾國昔賢善用薄荷故經驗之富鑿鑿可據彼泰西製薄荷油爲興奮劑以及薄荷水之外治辛烈悍氣體虛者若率意妄施其害卽隨之可不愼歟

◎金鷄納之研究

丹直鎭湯逸生

中醫病理寒熱瘧大概以熱連不解爲重間斷爲輕轉瘧而未準正瘧者不作瘧治（恐悮治反劇如引邪入少陽之類此卽中醫學之細到處）相其虛實或洩衛透營或存陰淸化無不卽愈既轉正瘧則雖和解刼痰諸方用之的當奏效甚速蓋中醫治瘧分陰別陽洞表徹裏固大有把握綽有餘裕雖未必如石虎之聞名立愈要皆不亞扁鵲之醫手成春矣近有發明金鷄納者係秘魯國產治正瘧之捷徑也夫中國古時有

信石治瘧之說以性太激烈反有悞事故不通行西人用金鷄納治瘧則通行之閱神州醫藥學報載諸大家辨論涼熱各有見地殊深欽佩然信石與金鷄納同主治瘧而性之激烈亦不相遠則金鷄納有無砒性關係又一疑問題雖金鷄納確無砒性未可知也特原料來自外洋且經售不一砒性或絕無而僅有亦未可知試舉近日所見服金鷄納者約略言之馮某見金鷄納仿單獨載有益不載有害（外國藥仿單太都如是非若中國藥書上之利弊一一註明豈知一爲營業性質一爲考究性質然而終多信一紙誇張爲可慨也）心甚愛之並以爲補劑上品詎料連服多時滿口腐爛支君瘧疾服之熱益甚失血頗多周姓婦亦因瘧服焉遂咳血陳氏幼寒熱將轉瘧未準正瘧早投之熱不退乃多服之以致寒熱久羈大便色黑痰帶紅屑以是論之果有無砒性關係歟誠不得不研究焉雖然服之而當誠簡且捷矣服之不當則毋論有無砒性往往反致增劇不可收拾而胡爲貿然竟作退熱良品者殆又數數覯豈知天下事有一利不可不防一弊有奇美不可不防奇惡否則和解刼痰諸方將亦謂退熱良品無事三折肱九折臂矣奚可哉

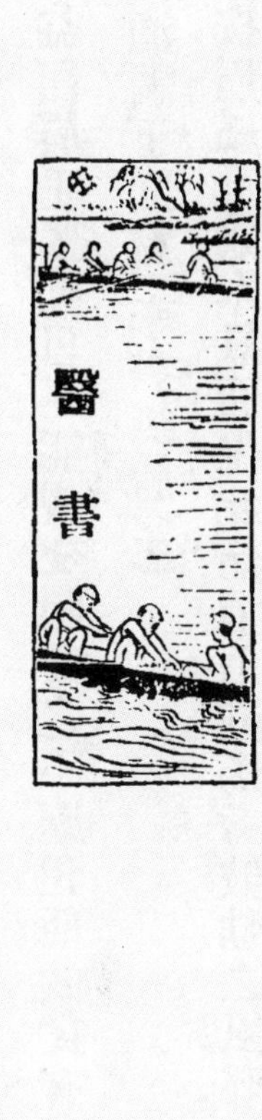

夏奇疾方註釋續二十七期

天長崇錫綬肖葵氏稿

夏子益曰口鼻中腥臭水流以碗盛之有鐵色蝦魚如粳米大走躍不住以手捉之卽化爲水此肉壞也但多食雞饌卽愈（丁書任食雞饌月餘可補完矣）

綬按平人之鼻涕口涎未聞有腥臭氣穢者鼻出腥臭水惟鼻淵症有之本條無辛頞鼻酸等候非鼻淵矣口出腥臭水惟內癰諸症有之本條無欬喘內痛等候非內癰矣夫人之一身內包蟯蛔外蒸虮虱因寄生物而成病者頗衆有吐雞雛者有成鼈癥者有蛤藏踝者有虱在瘤者均有形之物也本條所流之水雖狀如鐵色蝦魚走躍不住然以手捉之卽化爲水亦非有形之寄生物矣其所以如此者蓋穢濁之邪存於脘腹附於膏脂脾胃力弱弗能抵抗消化器不克消化之排洩器不克排洩

之以致腐蝕血肉而成此肉壞之奇症也脾主肉在體爲形經曰脾不足者調其飲食又曰形不足者補之以味是肉壞症非草木金石之藥所可療治故任食雞饌以調補之雞乃血肉有情之物味甘歸胃氣溫和脾能補虛溫中而塡其血肉之損在卦屬巽在星應昴是爲木畜能培土而又疏土土得木而達也在地支屬酉鳴則聲音嘹亮是得金氣能益正而兼化濁子能令母實也用此血肉有情之物治血肉腐壞之症故任意多食月餘卽愈

又按唐容川云脾臟生肉之膏油從內膏油透出於外是生肌肉在內爲膏油在外爲肌肉非兩物也此肉壞症豈果因濁邪附於膏油甜肉汁不能化之反致於腐壞耶此症所出之水狀如鐵色蝦魚走躍不住似屬有形之物以手捉之卽化爲水豈眞化爲水耶抑係分爲最微之物目力不能測之耶

夏子益曰眉毛搖動目不能視交睫喚之不應但能飲食有經月不愈者治用蒜三兩取汁酒調下立愈(李書無視字)

綬按眉屬肝兼木氣而生此症眉毛動搖者鼓動之風邪淫於肝木之部位也肝開

竅於目目之系上屬於腦腦因邪入而轉則引目系急目系急則目眩以轉此症目不能視者風淫於上腦筋不和而目眩以轉也目近於眉又爲肝竅眉毛因風而搖動目當不能交睫此症反交睫者目雖肝竅瞼屬於脾風木之邪旺則土被尅脾不和而瞼濇也機竅不靈則神識如蒙此症喚之不應者穢濁之氣被風邪鼓動而蒙其機竅也濁邪瀰漫當不能食此症能飲食者風木乘土土求助於飲食也蒜爲五葷之一味辛性熱氣薰烈此方用蒜三兩取汁者藉蒜汁以除風邪兼殺穢濁之毒氣也酒從蒸釀而成能行藥勢殺百邪惡毒氣此方用酒調者藉酒以助蒜之力兼引蒜力上行先使清陽出上竅後導濁陰出下竅也凡臨症者病理不識如盲夜行方藥不切厥疾弗瘳能不爲病象之奇異者所惑而發奇妙之方藥雖經月不愈者亦當效如桴鼓矣

又按眉毛素靜而忽動睫毛素動而忽交是本條之奇處固在眉毛動搖其交睫二字亦當注意未可忽也李書引証此條少一視字竟將目不能交睫五字作一句讀必有訛悞如果眉毛動搖目不能交睫是眉動目亦動眉毛搖睫毛亦搖非純然之

眉毛動搖矣鮑書云晝夜不睡又似因李書之訛而傳訛者明眼人當考正之

單方集驗選錄

（王帙青）

以一二味之藥品而能療最危險最淹滯之疾病且取效極神速者卽應驗之單方是也數年以來取單方之驗者彙錄成編名曰單方集驗未經付梓茲特選錄陸續登報俾患者可取用焉

急救誤吃煤油方

用海帶煎汁多飲立效昔有寓上海某貧婦者以舊瓷茶壺貯煤油一日婦他出其子年幼無知以爲茶也遂取飲之及婦歸見已僵臥初不知其爲何病及聞口氣知爲誤飲煤油所致取壺視之果然急以雜藥灌救迄無一效中西醫士咸以此病方書未載無法可救辭之而兒已奄奄待斃矣後有人謂婦曰海帶能解煤毒煤油產煤礦毒雖較重究爲同類之物盍卽以海帶煎濃汁灌之如言治之少頃睛能轉身能動口亦能言唯精神則委頓蓋毒氣雖消元氣亦受戕也調養數日健全如初愚謂是兒幸有斯人想及斯藥且寓上海海帶可立辦故垂危得救設鄉間遇此將以何

法療之惟有搗萊菔汁縱飲或亦可救耳蓋萊菔汁極能清氣以解煤毒也（王耆緗識）

紅痧神驗方

大豆卷六錢　晚蠶砂五錢　鮮桑枝一尺　煎服　紅痧之症古時所無故方書未載前清光緒某年始盛行於江浙兩省其症初起發熱頭痛昏臥不食迨至周身痧透始漸向愈症之重輕視體之强弱弱者二三日即透强者四五日纔達沿村闔境老少男女幾無一不發其病狀皆相同唯愈期有遲速此係風溼鬱遏經絡不得宣暢乃時疫之一種也此病不藥亦能自愈唯以凉藥抑遏者多致不救西人亦多患此症因冷水沐浴而死者甚衆蓋痧貴疎透一經寒凉隱伏不出也此方為吾鄉老醫胡葆卿所製是年胡翁亦患此症先以此方治愈後有踵門求治者卽書此授之靡不應手奏効（王耆緗識）

走馬牙疳神效秘方　此方係吾邑瘍醫姚氏所傳據云較砒棗散更妙功效神速砒棗散卽赤霜散載外科全生集

棕櫚樹花（四月上旬採取）焙乾研末罯泥地上去火氣加梅片研勻吹之立効

又方

馬齒莧（一名瓜子艸一名九頭獅子艸一名醬板草）連莖葉根洗淨曬燥煆灰放泥地上去火氣候冷取起研細末入冰片和勻吹入口內卽愈愈後用井水漱口令淨此末吹入知痛者輕不知痛者重

肺癰方

河蚌數個以銀針刺孔取流出之水服之初服不知腥氣待知腥氣卽全愈矣蚌須用河內者田中者無用

流火方

鮮紫蘇鮮鳳仙花洗淨連根葉搗爛放木盆內以滾水冲入將脚架盆上薰之待水溫以軟帛洗之立愈十餘年者不過洗三四次卽不發矣

疔瘡方

菊花甘草湯　白菊花四兩　甘草四錢　水煎頓服　渣隨卽再煎服重者不過二

劑卽消至穩至效一切消疔之劑不及此

急救疔瘡走黃（梅氏新增驗方新編）

疔毒誤食猪肉等走黃急用芭蕉根汁服之立救屢効無芭蕉根老蕉扇柄亦可

又方（此方從姪家康由湖州傳來云是湖州某瘍科秘方屢試屢驗

鮮大青（莖葉並用）半斤搗取自然汁用川黃連末三錢呑下卽愈忌油膩煎炒醬油

脚瘡潰爛久不愈方（胡葆卿先生傳）

孵胎蛋一個焙乾研末敷上立効

脚瘡久不收口神効方（同上）

用韭菜地蚯蚓糞（卽蚯蚓泥）焙乾和輕粉少許敷之神驗

神効痔瘡方

鱉魚頭二個燒灰冰片二分爲末敷

疥瘡久不愈方

用火紙一張捲松香於內以菜油浸透燃之倒持將滴在碗內候冷塗瘡上卽愈神驗

之至

鼓症真方（峨嵋山僧奇方）

耑治一切水腫濕脹肚腹四肢發腫

乾鷄糞一斤炒黃加黃酒三大碗煮一碗濾去渣一時飲盡少頃腹中動作瀉一二回次日用田螺二個滾酒泡熟食之即止此方奇効無比但不可令病者知之若治小兒只用鷄屎一兩加丁香一錢和蒸餅爲丸如桐子大每服一錢米湯下

又方　雄猪肚一個內入大蒜四兩煮爛酒食五六個忌鹽醬百日自消此方屢試屢驗神効卓見（以上二方爲蛟東朗莽所傳曾登四明日報）

毒蛇及蜈蚣咬方（本草綱目拾遺）

煙膏（即煙油須用竹桿中者）塗在傷處用手指搓入肉中痛即止最効蜈蚣咬或煙灰擦之或煙筒頭內硬煤擦之亦立時止痛

急救誤吞鴉片煙方

用雨傘店柿漆半鍾（即柿子汁）和水半鍾調勻灌救奇効

治砒霜應驗第一良方

防風四兩研末水調灌下如吐再灌倘牙關緊閉挖開灌之無不立解或冷水調石膏解砒毒如神

又方（本草綱目拾遺）

凡人食砒垂死者用南天竹子（卽天竹子今人多植庭除云可避火災）四兩擂水服之立活如無鮮者卽用乾子一二兩煎湯服亦可

呑針入喉方（單方集備）

大蝦蟆一個取雙眼珠不可破損用木通煎湯連珠呑下針從大便而出如其橫哽在喉未曾下肚卽取活吸鐵石含口喉內少刻卽自口出也　一方取田鷄（卽蛙）眼珠一對用冷水囫圇呑下其針兩頭串珠立刻吐出如冬天無覓處掘桑樹下三尺必有

緗按以上二方據其所云皆極靈應然究不知以何者爲最効因均未試驗故也

又方（本草綱目）

蠶豆同韭菜食之其針必從大便而下（緗按蠶豆卽俗稱大豆亦名倭豆非俗所

謂蠶豆也俗所謂蠶豆乃豌豆耳）

無名腫毒方

生無名腫毒欲使其不出毒可捕一螞蝗放在腫處以杯覆於上毒卽消散勝於服藥敷藥百倍

瘋犬咬傷良方

取萬年靑葉葉有一二寸寬七八寸高老而且厚者連根葉搗融絞汁服一二碗其毒從大便出卽腹中已成狗形能化血塊而下不論久近服之極效咬處疙瘩不可掀撬任其自落切忌水洗

又方　（行篋檢祕）

取草蘭根四兩（用草蘭洗淨不用九頭蘭）入黃酒兩碗煎成一碗服完其毒卽從大小便大血而出

（未完）

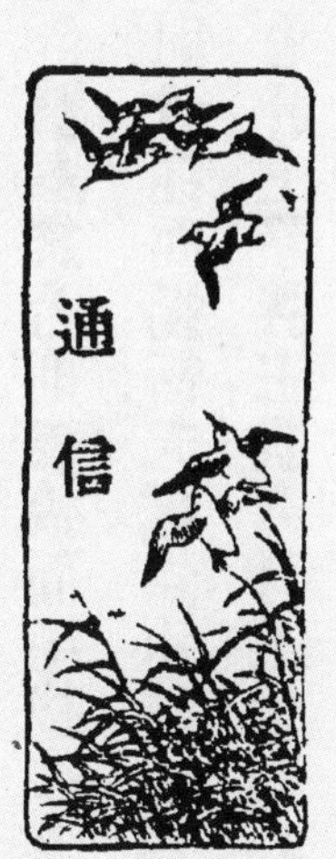

◉與袁君桂生書

黎伯槪自新嘉坡寄

桂生先生有道近年於學報上屢讀大作神交有自欽佩奚如竊謂當今醫界人才能卓自樹立如足下亦不可多覯者也僕學殖荒落殊少成就往年妄有所作寄登醫報謬蒙齒及慚與感併茲有疑義奉商足下第二十六期學報大作擬廢五行生尅之提議文其中援引靈素八九篇謂其皆無一字涉及五行生尅復謂仲景傷寒論金匱要略全書與五行生尅更無絲毫之關係又於唐宋元明淸累朝醫書約取十餘部亦謂其與五行生尅全不相涉僕以爲中國醫書浩如淵海僅取一已所讀之書以爲定論毋乃太狹即料足下所讀之書亦斷不止此十數種今諸書煩冗且不具論卽就靈素傷寒金匱等書言之靈素兩書之言五行生尅者何限足下僅割取其八九篇之無五

行生尅字面者以爲廢五行之證據可乎況所引諸篇又未必卽如足下所云云者如四氣調神論之言生長收藏雖無五行字面然陰陽應象大論篇云天有四時五行以生長收藏以彼例此不得謂不言五行也本篇之從陰陽則生逆陰陽則死從之則治逆之則亂反順爲逆是謂內格數語前賢張隱菴氏直以五行相生解釋之又如生氣通天論云其生五其氣三六節藏象亦云其生五其氣三所謂五者卽五行也而六節藏象論所云五氣更立各有所勝卽爲生尅之理天氣變而人氣應之因而致病謂爲邪僻內生工不能禁據此則此數篇者固未嘗不談五行生尅也僕按五行之理不但生尅亦有制化如內經所云亢則害承乃制金位之下火氣承之之屬足下舍制化不言但言生尅而又以生尅爲靈素某某等篇所不言此僕所以滋疑也今再剌取足下所引素問某篇不言五行生尅者伸論之以罄古義可乎如五藏生成篇云多食鹹則脈凝泣而色變多食苦則皮槁而毛拔多食辛則筋急而爪枯多食酸則肉胝䐢而唇揭多食甘則骨痛而髮落夫鹹爲水味苦爲火味辛爲金味酸爲木味甘爲土味心主脈肺主皮毛肝主筋脾主肌肉腎主骨而心屬火肺屬金脾屬土腎屬水此皆內經所

猶揭之義也觀其所傷如此寧非五行生尅上之關係張隱菴氏謂制之太過則有相賊之害藏有偏勝則所不勝之藏受傷若此者足下亦謂其不談五行生尅乎上古天眞論云逆從陰陽分別四時雖不言五行生尅而五行生尅之理自寓於其內此逆從二字即與四氣調神論之逆從二字同義參觀張註便悉此篇大旨本敘述黃帝及上古知道攝生之人原非暢論五行生尅若夫靈蘭秘論之言十二藏相使貴賤五藏別論之言臟府功用言各有主其不及五行生尅夫何足論脈要精微論云察之有紀從陰陽始始之有經從五行生生之有度四時爲宜又曰色合五行脈合陰陽吾繹其義生之有度四時爲宜卽五行之相生者也反乎此則爲相尅不待言矣色合五行亦相生者也若相尅則爲不合又不待言矣凡此者惡在其不談五行生尅也平人氣象論云脈得四時之順曰病無他脈反四時及不間藏曰難已又曰肝見庚辛死心見壬癸死脾見甲乙死肺見丙丁死腎見戊已死張註謂眞藏脈見而死於勝尅之時日也凡此者又惡在其不談五行生尅也以上爲僕決論足下所引素問諸篇而與足下所見異者如此今則再論足下所說之傷寒金匱兩書矣夫此兩書足下非所謂皆病理症

狀診斷治法方藥及救誤之法與五行生尅更無絲毫之關係乎雖然僕按仲景傷寒序云天布五行以運萬類人稟五常以有五藏其書分爲六經夫六經分主六氣六氣實生五行卽素問所謂在天爲風在地爲木在天爲熱在地爲火在天爲濕在地爲土在天爲燥在地爲金在天爲寒在地爲水是也仲景作序明言撰用素問九卷八十一難陰陽大論而其書體例乃分經論病是否宗本五行不難意會況太陽篇有肝乘脾名曰縱肝乘肺名曰橫之語成無已註云脾病見肝脈木行乘土也經曰水行乘火木行乘七名曰縱木行乘金名曰橫等語如是者非五行生尅之義乎其他見於辨脈篇者如水行乘火金行乘木名曰縱火行乘水木行乘金名曰橫水行乘金火行乘木名曰逆金行生水木行乘火名曰順所論五行生尅之病脈甚詳是則傷寒一書不能謂其與五行生尅無絲毫之關係也金匱首篇藏府經絡先後病脈證云夫治未病者見肝之病知肝傳脾當先實脾其下申明之曰甘入脾脾能傷腎腎氣微弱則水不行水不行則心火氣盛心火氣盛則傷肺肺被傷則金氣不行金氣不行則肝氣盛故實脾則肝自愈此治肝補脾之要妙也肝虛則用此法實則不在用之經曰無虛虛無實

實補不足損有餘是其義也餘藏準此云云若是者非五行生尅之義乎是則金匱一書不能謂果與五行生尅無絲毫之關係也故夫足下之毅然特斷僕甚不解總之五行生尅如其當廢當另有理由廢之不當蔑古人自言之學說廢之如謂五行生尅學說迂謬爲世詬病亟思爲先哲諱此尤不必何則靈素傷寒金匱之精理甚多足下罔已能言之而僕更欲貢其一得之愚以相質証如素問陰陽應象大論所云邪風治療之法先治皮毛次治肌膚次治六府次治五藏因其輕而揚之因其重而減之因其衰而彰之形不足者溫之以氣精不足者補之以味其高者因而越之其下者引而竭之中滿者寫之於內其有邪者漬形以爲汗其在皮者汗而發之其慓悍者按而收之其實者散而瀉之審其陰陽以別柔剛陽病治陰陰病治陽定其血氣各守其鄉血實宜決之氣虛宜掣引之此眞歷刼不磨之論雖有最精科學寧易此說內經此類精語甚多不能一一備舉異日倘有暇晷當仿西醫之生理病理治療診斷衛生諸門精集先哲舊說與新學說並行蓋求之實驗往往有西法所不能治而爲中法所治愈者則天下學術固各有獨到之處未易輕言去取也若夫傷寒論乎猶憶七年前滬上某君著

通信

論痛詆中醫以黃帝內經爲野蠻時代之思想以仲景爲形式上雖別開生面而仍不出陰陽五行之範圍余與吳君翹雲閱而異之嗣敝埠有署名六六者抄襲其說作中國今日宜振興醫學論登總匯報余與吳君乃著論辯駁吳君先駁署名五五余繼駁署名四四余所駁論謂仲景傷寒雖不出陰陽五行範圍而其中歷詳其面項背胸脇耳目手足口舌胃腸等部分汗水屎尿膿血等物質虛實寒熱併病合病壞病決嫌疑別死生分難易等診斷先後緩急等治法每論一病至確至實從無空理泛想竊謂中醫之書可與西醫互相提携者端推仲景以彼此各務實故也而其方劑尤精當絕倫吾嘗用其方以治心尖瓣膜閉鎖不全者胃加答兒者腸加答兒者氣管枝加答兒者胸腔水腫者腹腔水腫者腦充血者胃酸缺少者貧血者胆汁滲出者尿道塞者十二指腸炎者百斯篤者虎拉列者痲拉利亞者其餘尙不能悉數莫不一一奏效僕全文約六七千言亦分登叻報中興報而六六無言當亦默認此僕所以傾仲景傷寒之教者如此固知岐黃仲景之書不僅以五行生尅爲言而於病體理由確究實驗故周秦兩漢以前之醫學精泊夫後世醫家習於簡漏專以五行生尅論病如趙養葵

之專論補水補火祇以六味八味兩方爲事暨夫援引河洛浩瀚汪洋如是之士多如牛毛其於病體也愈離愈遠故近世以來之醫學粗足下試思豈不然乎然足下謂岐黃仲景之書不涉及五行生尅則僕期期以爲不可竊欲易足下之言曰靈素兩書多言五行生尅然其研究病証治療診斷諸法亦甚多而且精仲景善學靈素傷寒金匱兩書正從病症治療診斷之眞實處用意其於五行生尅之說雖爲有限然亦未嘗無絲毫之關係僕爲此言與足下廢五行生尅之議尙無衝突而論岐黃仲景之書似較爲徵信矣不識足下以爲然否更竭愚說夫五行生尅之廢不廢自當隨天演之所至固無所容心於其間而尙論古書須還眞面以本國人而談國學典策未湮甯可增減移易無論先哲之學說爲長爲短無妨和盤託出足下不以一國之學自隘能以一世之公理大道取裁之俾昭茲來許有所適從卽先哲有靈亦當心服此則僕所欲與足下交勉者也尊論又謂陰陽虛實爲古人精神上之發明亦與今日之博物學相合與五行生尅如風馬牛之不相及試問素問所謂陽化氣陰成形陰在內陽之守也陽在外陰之使也仲景所論浮大滑動數屬陽沉濇弱弦微屬陰以及亡陰亡陽回陽育陰

通信 入

諸學說與五行生尅有何關係之可言云云僕按古人言陰陽虛實爲吾國之哲學然亦根據吾國地理而言如東方生風南方生火北方生寒西方生燥之屬古人以西北方屬陰東南方屬陽此在大地中畫出吾國一部分之地理言之尙不差謬此卽吾國之地理學卽不廢亦無害惟古說陰陽本有數種有以名天地者有以名男女者有以名氣血者有以名晝夜者有以名腹背者有以名四時者其名四時者五行卽屬其下五行之作用在生尅無生尅卽不必言五行致諸內經義實明顯足下謂其如風馬牛之不相及此言他種之陰陽或可若言四時之陰陽則尙未爲確論也况陽化氣陰成形二語雖以人身之形氣言之而人本於天內經之義多取應象此卽在天成氣在地成形之比例氣卽六氣形卽五行也古人以爲天有此六氣人身亦有此六氣地有此五行人身亦有此五行所以肝木心火脾土肺金腎水一一支配見於內經者班班可致仲景作傷寒論亦以六氣支配人身如太陽病陽明病少陽病太陰病少陰病厥陰病非謂寒水燥金相火濕土君火風木爲病乎故陽化氣陰成形二語僕不敢謂此形此氣卽與五行生尅漫無關涉此皆古人之學說須融會貫通而後可言者足下務爲

苟簡之論僕雖不敢菲薄然何以服其他醫學之士欲以此廢五行生尅而援引已誤持論失眞即朋儕相勗之誼亦雅不欲以標榜阿諛以誤足下夫立言有道發自己之議論雖縱橫爛漫無所不可若關涉攷古容有不可疏忽者足下稍收斂客氣再取岐黃仲景之書熟覽之當有不煩言而喻者是故五行生尅可廢而古書萬不可誣賢者所負責任與常人不同既須博通世界科學復須了澈吾國舊學先民學說之短處不必諱知吾學之短然後服他人之長亦或有吾學之長不必傚他人之短此中固有兩相須者僕學力淺薄往者嘗謂中醫學理皆爲哲學似不能以科學繩之上而聖人次而百家諸子無不有陰陽五行之說又何怪於岐黃故嘗於醫書之外大觀博取以會其歸但斯世潮流趨嚮科學涂徑較實僕更樂從惟於陰陽五行之說斷不隨近世嚚聲加以醜詆即欲爲之遮掩塗飾亦殊覺不必自恨見地有限欲得海內賢達聆其妙論使僕得領悟奧旨乃亦戛戛其難老境漸臻手眼俱鈍足下以盛年而修妙道前途不可限量致足健羨故不禁有厚望焉大著叢桂草堂醫草聞已出版亟欲一覩爲快

春雲在望曷罄遐思伏冀爲道自重幷問大祉伯概再拜

通信

吾友伯概君以醫學與醫術鳴於時其平日論說多發人所未發年來滬上醫藥學報登其論說亦可稍見一斑茲編因袁君桂生擬廢五行生尅之提議而伯概君致書與之商確其中辯論亦卽以袁君所辯之書引伸徵實深言演義無假借無贅言理精證確非故意護囘五行而四千餘年之醫聖醫賢其立論之精神斷不可磨滅目今東西醫藥雖欲亡吾固有吾誠能提神健志結醫藥社以進行則效用日廣彼當不攻自破不逐自走矣翹雲等行醫外國將近廿載日與東西醫藥相接故凡衞生學生理學物理學剖解學以及診斷治療藥物藥劑諸學無不研究覺東西醫藥之治吾國人其有效者固多其無效而致死者更多每當痛心疾首於吾政府醫藥一途既無提倡而社會又無團體以致病者少信仰心徒虛慕東西之醫藥至死而不能悟亦可哀矣今伯概君與桂生君之書請吾醫藥報登之報端以爲海內外中醫評判則孰得孰失理自瞭然蓋五行生尅此理已傳四千餘年斷不能以少數人之意想而廢就生理學而論人身爲六十四質所組織亦不外金木水火土之質撩搆而成夫醫學無窮醫理無盡學問愈深則發言愈謹吾輩負活人之責其交相勉焉可也　吳翹雲附書

◉來函二

東子嘉

念捌期貴報載鄙人蕪函蒙包君惠復維誦迴環如坐春風承獎譽過當增我惶愧指示迷途感曷可言自慚弄斧已見笑於班門竊喜抛磚竟不虛夫引玉但雷霆佈鼓固無礙於蠶聲蠻鳥孤鳴或有和以谷音倘不嫌障目聒耳則井蛙夏虫空响自由何當諸君一聲長嘯哉嘅念病理幽深今東西各國悉以科學的解剖組織細胞術探索病實誠謂精切然一病之變態無常僅靠解剖所探得之病跡而立方其治法恐猶粗疏而不能應無窮病變我國素靈多從陰陽五行闡發病機奥旨奈乎經所發明均係一般綱領必待緣根者達枝飲水者思源所以越人引而伸之有難經之作仲景宗之有傷寒雜病之述難經以五行演作病證讀者素知毋庸愚贅金匱開宗明義卽述上工治未病補肝實脾勝水縱火制金舒木一節蓋欲人以五行斷決病機順逆確定補瀉方針先以此教人明其總律觀其原文頗叮嚀迴環恐人猶未明其言肝虛則用此實則不在用之餘臟準此夫餘臟準此凡病皆準此何待言哉故傷寒雜病不詳五行生

剋制化之理因皆統括於首章數語也況素靈規模太備古文尚簡若每病必言生剋卽非片言居要之體而亦書不勝書更原仲景略言生剋之意是因用古昔五行生剋之數理可以比類當時實事測量病情爲世所共知而比類測量又在臨時斟酌意而變移其格方可得其眞正應驗所謂可隨病之變化意會之不可預定言傳其死法也安知後世竟不能解此奧妙以爲傷寒雜病書中某條言及五行生剋方有五行生剋之關係其未言及者卽謂無生剋之要義詎知何一病何一症不寓乎五行生剋之理諸傳染病雖原各種微生物所釀病因萬殊然亦莫不有五行生剋制化之道存乎其間總之不推生剋須知一部有病多連累於數部一臟生病多牽涉於數臟其牽涉之病與原病未必盡屬害機亦有對原病反爲利機惟病有微甚緩急牽涉亦有微甚緩急牽涉微而緩者人多罔覺迨至影响昭彰猶未能悔悟比比皆是更有害症不顯利症甚明等閑置放其不彰有害之病錯將大明有利之症治止終不恍然於診斷之謬誤夫劇烈之病灶其區域甚小每關係於全體柔緩之病勢初見勢極輕淡每數載始知其害而莫救吾人臨症之時可不省其何爲太過何爲不及執者順執者逆既欲務

此縱持機械試驗的審判恐尚難全測底蘊舍明五行造化性力豈能索其冥冥包君言五行大之可以明數理之窮通小則可以應民生之日用其高見何超羣絕頂如斯誠令我敬佩無量至彼數術家以五行生庚算人之休咎不察天時地理人事息息變遷其靈應與否非愚所知然斷不如醫門實據天運地土人品權衡病之五行眞際爲確實而無忒然醫門以五行推演病機其例玄渺繁博世醫但知數種病以五行生尅推之而不凡病皆以推之祇拘本一經病推本一經之偏而不因此一經病推及他某經之影響知此而不知彼知其一不知其二知本而不知末知派而不知宗知偏而不中所以數千年來無一人能得其眞詮即河間子和諸公雖有所發明尚未窺其全豹而黃坤載等又從而亂之又爲斯道之鄉原晚近歐化東進科學輸入無不切於實用常需而班班可考遂令陰翳蒙蔽大日之五行要道益晦無光大抵道之不明乃古文之簡奧非後賢之矇瞶竊謂中國今日之貧弱由於歷代不能彰明體行古訓爲一種原因固爲別朝賢士不能辭其咎平心論之古文雖屬要妙然詞意過極深幽而不暢達其弊亦不可掩飾曩周雪樵先生亦以五行生尅爲捕風捉影無證之說近日丁

仲祜君言五行迷亂恍惚如蜃樓海市不可測繪支離轇轕如鼠蹊入郊牛之角愈入愈深而愈不可出其他新學派的通人視五行是穿鑿附會之談毫無一點眞憑實據決沒有研究的價値者更僕難數嗚呼彼天才睿智已力抵此非而我輩魯鈍安能睹其一線西醫報紙誹笑夫復何尤鄙人因袁君戟刺日在此中討生活誠恐誤入郊牛之角落坤載之科臼終不能跳出空泛圈子故不得不就世界碩學指導迷津或憐我連篇累牘刺刺不休惡多一重障魔留隙甚多愛我者攻之愚待喜之念捌期鄙函有五行生尅有生理的下脫刊有病理的四字合請更正茲將病理的數則先行寄上后之天地物理的容陸續再奉

▲附問案三則

貴報陽歷六月底又未出版一再延期令人懸望今年應出十二期想斷不能完全刋罄吾諒其緣甚多大抵衆擎不力經費不濟主持者旣枵腹從公又傾囊襄助心雖熱而勢不逮其事能恆者哉嗚呼丁此學術競爭劇烈之秋別强醫學雷厲風行瞬息

千里我國醫界宛似蜒蝣緣滑石上度綫而下墮急茫茫前程悲嘆何之千鈞絶學繄於貴報一髮祈問通國熱心同志將來如何相維相携使神州醫藥總會蒸蒸日上更令本醫藥報促期發行內容益豐銷數倍增俾我道終不落於深淵

又多數不知危亡之醫子榮氣虛則不仁衛氣虛則不用身與志儳不相有知覺運動神經痿鈍痳痹無論何種恥辱刺戟皆罔覺而不興奮反射叩問宜如何痛下針砭喚起戰懼苦惱之難

再近中國屢遭顚沛至今日貧弱達於極點當茲勢均時代欲生存世界對外列邦怕淪亡不遠幸天佑神州帝制打消共和復展睡獅覺醒自可奮威但病困日久疾雖當然精力依舊孱柔故培養根本疾不待綏而培養國本豈專仗政府一方面之力哉協心同舟共濟通力合作我醫界亦有責任在徵諸先進歐美醫學精進輔佐國步益富而彌强實有大力支助我同胞不乏熟悉各國之醫學與國之理請問現中國情形將來宜如何擴張醫學程度造成如何之醫學能致國計裕如夫空言爲實事之母倘明哲惠答披露鄙人之此問題全體執事可有所仿行崇拜賜教者深矣

七月上旬余向友人借第二十九期神州醫藥學報東君曰未出版耳貴報爲期竟若斯耶抑執事等各有營業未遑顧及此耶然而責任所在無論若何阻障皆不足以畫進取之銳縱事艱鉅不畏難不苟安揚帆猛進思久遠之圖謀前途定有無窮之希望文野之地倘能平均發達俱係貴報紙鼓吹之能力也申江爲人文薈萃之區何妨廣羅同志盡分子之義務吾知愛國良醫必不忍袖手旁觀盲語瞽言聯作鼓兒之曲因風修此敬請

文安　張漢書上

◉與黃君眉孫研究腫硬病治法

劉丙生

古無今有之病層見疊出醫者所以當急於研究者也前與眉翁研究交合出氣病稿甫登報即有友人王斐翁患此瑞即以精不足者補之以味法治之半年有效知天下之同病正多不得以古無治法而遂忽之矣瑞讀黃君海外醫談有道士陳某六十餘患腫硬皮膚如石如玻璃彈之橐橐作金石聲竊以爲此必吸鴉片之人因戒煙所生之病讀竟知其果吸煙則病根之由於此臆測果中是以敢獻管見與眉翁及海內外

大名家一商酌之內經一書高出難經之上者萬倍難經非經其名本名曰難經釋義凡內經難解之經文而解釋之不得以經稱之而與內經並重也明矣今中醫動輒以內難幷稱則輕視內經而內經之精粹無人細心探索矣夫內經之旨包括全備本五行五氣五運六淫外感內傷而立論善讀之可以應萬變凡古無今有之病古人無法治之者皆可立法以治之而收效於一時垂法於後世矣瑞學醫三十餘年凡傷寒論以下諸書皆一家言得其偏未得其全故不甚用心一覽而已惟以內經與西人生理化學對證探索則本源既清其流不亂可以無大過矣諸君子苟能返經合道新舊對參自可免醫醫奇聞之誚內經論陽明燥金平氣曰審平不及曰從革太過曰堅成又曰陽明所至爲清勁此經言燥金之氣也凡世界之金類及非金類(此卽石類)皆陽明燥金之盛氣所生也今中醫不明此理每將燥金誤作燥火或誤作寒治此輩不知自誤而反詆毀內經欲廢五行今觀陳道士之病乃知內經堅成清勁之效果能將肉血之身軀變爲金石之實質內經五行五運六氣之說其可廢乎令陳道士之病其因戒煙服金石燥烈之藥結於腸胃可知陽明主腸胃燥金主堅結陽明主肌肉腸胃有

燥結燥屎不下變生脹腫在初起之時卽以燥金堅結燥屎不下之治法而以潤下之法下去燥屎則腫脹可消又何至變爲金石之體哉乃不知燥金堅結之治法而遍用治腫脹治蠱症之各法以益其燥傷其胃陰故噎膈翻胃嘔吐之症起矣內經曰燥淫所勝民病善嘔其人兩月不便腸胃燥結不通腸不能出胃不能納故不致於飢餓而死耳其食牛乳一法僅得一潤字法而未得下法况牛乳汁之中鈣養質最富鈣養質亦燥金之氣原質點可以構造人身骨骼者也久服之腸胃變爲硬性炎症瑞曾患此仍是以燥益燥故腹部之皮肉亦變成硬性骨骼體如金石聲也治之之法亦惟温潤平潤寒潤三下法加減進退而已脈體沉細微小而濇則温潤下法最合下之得通其心房腹部之聲較大是腸胃之氣稍通脈象較起改用平潤下法脈象轉數心腹聲速改用寒潤下法雖不能必其可救然據理立方爲醫者之天職求其生而不得然後死於命而不死於我也嗟呼陳道士已矣後之如陳道士戒煙病服金石藥而生腫硬嘔逆疼痛病者正不乏人爲醫者愼勿以沉微小濇之脈而誤認作沉微小滑遲緩等脈而用香燥消導苦辛之劑也非痰非血非溼非火皆戒煙丸藥之渣滓滯於腸胃之中

而為病也管見如此未識眉翁以為然否敢乞討論實驗以糾正之感且不朽矣

愚教弟劉恆瑞鞠躬

◎謹奉黃眉孫先生草書

（蘇州錢星若）

眉師鈞鑒醫報流通得聆大名未親芝範悵懷難杼彼此迢迢長途暌隔千里欲效鵬禽之奮摶恨乏翮翅之相助思託青鳥之啣札恐徒悞附乎洪喬方寸三思回腸九折輾轉夢轂縈鐃紛紜及見大作之疊頒宏論偉辨才非八斗可磬誦讀之餘益使吾心為之搖神為之宕渴若枯肆之魚思如餓漢求食一再思維爰假途於報端以與眉師略譚幾句來日方長雖有雲山之遠阻諒亦不難謀一面之識今日之談先作為引針之絲羅來日之晤方是繡成廬山面目吾願如斯諒不吾奪也家君罹病蒙惠佳方現在遵命施治為日淺近尚未見効想枯木但求栽培是不乏佳果之收自來得尺均由得寸之漸悠悠長久必有特効眉師遠在新伽坡一見問案答案迅來具見滿腔熱血奮飛前來後日佳望之音盡是眉師

之所賜銘感曷敢忘之噫嘻眉師可作家君之深契也是吾之良師也吾故肎眉師之稱眉師其許吾乎鄙質魯愚昧處多焉他日請問之條源源不絕如縷絲之不斷眉師其有厭乎其有恨乎吾心中有蓄一疑團懷久而無處可洩先欲求問務祈爲吾剖晰釋吾疑懷諒必不有却焉素問云凡十一臟取决於膽又云膽者中正之官决斷出焉不知十一臟如何取决如何受其决斷取决决斷究屬何解抑果有斷之證歟第三年第二期藥報中已有問案未見答案斯疑團未解吾故再求徵明伏乞指而教吾時風多厲珍重是禱臨楮神馳不盡欲言謹此草陳順請

道安

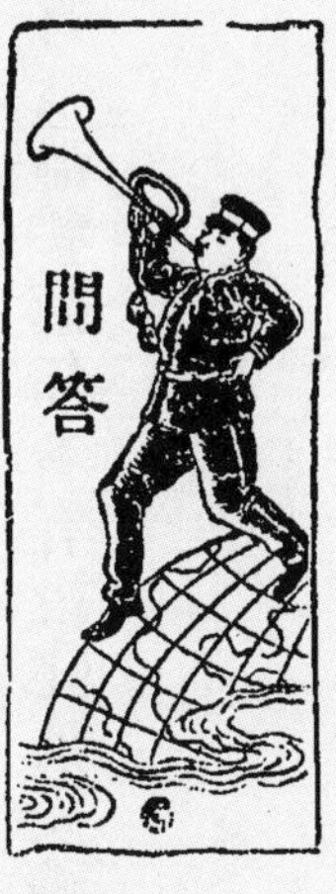

◉問症一則

王佐紳

友陳君興泉年二十未成婚自去歲夏間弱始患脚腫繼又下痢其時適在松江師範再講習所肄業在松醫治下痢漸漸告痊而脚腫時發時止年假旋里後尚未全愈因惑土人之言謂陳酒燉鼈能療此病陳君如法服之不但脚腫不退反增手足麻木行步艱難飲食不和痰涎上湧等證乃延余診治余察其脈沉溺而濡知爲寒濕傷絡之故（考本草鼈肉性凉脾虛者食之有寒中之害）投以温燥通絡之法諸恙均退惟納食仍不宣旺至今春又患噎食夢遺之恙口多痰涎吐之不清咽之不下每遇食時則痰涎上溢於食道間上下往復殆無停歇食後則否又就診於余余觀其外形似有陽虛之象問有畏寒自汗乎曰然且云每食性寒之物必痰涎愈甚及切其脈兩尺甚微

右關弦細餘部濡軟視其舌濕而膩以脈證參之乃上盛下虛之症所謂盛者痰涎虛者腎氣也然腎氣不足全賴後天以培補之則尙得平均此痰涎之多是脾氣不能約束津液之故余用六君子湯佐溫補脾腎之法又加姜汁化其痰涎服後遺洩雖暫止而痰涎湧塞食物噎阻仍然不退自愧學識淺陋於金匱靈素諸書未能默會其意是以用藥難中肯綮今閱貴報醫界有互相討論之語陳君囑筆命告想諸同志研究有素而經驗必富此症究竟當用何法以治希卽指敎而惠答之幸甚

◉問症二

四團倉葉紳伯衡之夫人現年四十餘自廿歲以來每月事至如中厥而不省人事面青目直視至經淨始止平時面無華色亦無別症屢醫調治有用平肝熄風者有主祛瘀生新者有進溫養衝任者有投化痰安神者綿延至今均屬無效茲述其病情若此

敢以質諸

大雅

◉答布君秀雯問症書

劉丙生

敬閱來函述及貴邑庠周立堂患痰中帶血兼毛髮之症此症歷考古今醫籍雖子益奇疾方殆亦未有然古無而今有之症現今新發明者頗多不獨此一症也此醫道所以貴能維新也吾輩忝列醫林操人生殺之柄亦惟有寢食夢寐須臾不離吾道耳凡遇古無法治之症務必於死中求生以治之病症變化雖有萬端其要亦不過出於六經而已是在經學根本上研究清楚便可執簡馭煩矣瑞嘗治愈一祝姓子年廿四歲患肺勞病已百日外其父已借貸辦後事一友薦瑞治之其人已骨瘦如柴頭髮焦禿咳不出聲痰血毛已吐盡而無所吐惟見其咳時痛苦捧心之狀堪憐矣背後腰際貼一大如團扇之膏藥而漫腫過之週身肌膚已甲錯枯稿而腰際獨腫大如胞皮色不變脈象三部已細濇如無惟尺後獨大瑞曰此非外症乃病移耳惟此外症乃一線生機將內病移於外者有此吉兆命不逢絕此病由於陽明胃腑伏熱內結當下不下傳變而來戊與癸合化成一片純火爲病胃實則戊土旺而尅腎之癸水故戊癸化火之

症作也胃熱沖肺而咳但以肺癰肺痿治之無如病根不在肺而在胃也當以增液承氣湯下之以雞子清大濂珠補之用犀羚等鹹寒以清之如大便下黑血條則外臚自漸消矣其父曰已死之症惟先生命不活亦不敢怨也後服藥七日咳稍有聲痰血復出鮮紅怕人口口皆血仍間有毛其母驚懼欲更醫其父其鄰媪皆明達瑞因向其剖白曰此血非血也乃肺藏之肉已壞者也如外症之膿血也膿瘀不去新肉不生黑毛盡則血自易止矣以其肺之微絲管瘀血被火灼成毛形微管不通故肺藥焦痿而肉壞矣今得清潤滋養之品新肉生腐肉咳吐而出也如不見信可將此血置空氣中一小時再觀之則變成飩餛担中之肉糜矣驗之果如瑞言其父其鄰媪共決其母之疑服瑞之方藥廿四劑而愈活十年復患此症其父其鄰皆不在遂由其母不堅信瑞另延西醫延至辛亥正月吐紫黑血三日而死身獨紫色若中毒者回憶十年前治愈之時則辛丑秋令八月也庚戌秋復發時形症尚未若前之不治但咳而微帶血瑞用增液承氣湯大黃用至八錢其母懼停藥數日又延瑞用至一兩二錢其母又停藥數日又延瑞瑞曰此次不可再無故停藥若再如前實不敢擔負責任矣越二日大黃已用

至一兩六錢相約不可停藥明日必來請診翌日竟不來請瑞寢食不安疑慮多日得無前所用者假大黃今之所用者眞大黃歟然前用時加重則有效藥不假也大便僅一二次則咳減食加不加則否是不得不加也然瑞步步緩進斷無出險之理越十五日忽又來延請瑞親往診視之後并無危証而毅然辭之曰府上以生命爲兒戲斂醫士不敢以名譽爲兒戲所用之藥如此之重醫之擔負如負千金相約不能停藥者而竟停之又不賜一信請從此辭及至死後訪其死時變動與尸身顏色覺瑞之藥量尚嫌其輕不敵病之萬一也此症可與黃君猪毛痧症參看則治法得其要矣

◉問答三

湯雨霖

閱貴報第三年第三期載有仙桃草一藥據云能治極重之傷症予今歲于小麥田中覓之果有此草卽他旱田等地皆有之如洋蔴食莧菜相似子如桃形而小色紅子內果見有虫依法採製適有鄰村因天久未雨栽揷之期分用塘水甲乙爭鬥彼多我寡乙舉車棒將甲腰背胸肋等處打傷登時口吐鮮血口不能言家人聞予有此方卽來

討服給伊四錢用白酒吞下一時間人事已知血亦止甲乙兩方面皆感謝不已雖有此簡便之良方就不知性質屬温屬寒屬熱屬凉入于何經檢查綱目未載不知載于何書望祈還于本報答復庶後學有所遵循

◉疑問

張毅民

夫温故知新乃學者之常事好古遵賢本學者之天職吾豈好辯哉吾豈好刪闢遺言而妄參私意哉緣夫學理無疆愈研究則愈精若徒恃古書而奉爲神聖則前人或有遺誤衍文因無更正之日依樣葫蘆不知傳流於胡底而發明新理者更絕跡無人矣此吾上期有太陽病之論也蒙　包君識生按言於後誠發斯篇未盡而正拙作之謬點然以太陽病三字爲原文毅民愚拙竊未明瞭自思互相問難爲交換智識者之必要況有關於古書之研究乎吾料包君必不棄而賜教也

(甲)此症究屬何經(不究其由來但以現在之地位而　賜教也)

(乙)寒邪化熱是否與太陽經有無關係

(丙)君謂原書係時書也非聖書也係理想之書非寔驗之書也夫理想者寔驗之母寔驗者理想之產兒也理想純正則寔驗必精寔驗多者則理想未必完善此我國醫學以理想占勝於歐亞大陸也況原書真寔驗寡理想按症立方而不求其至理其志濟世而不發明學說讀仲景之原序者必知之矣　君謂爲理想之書其意何在

(丁)君謂以古人之書解今人之論寔牛頭不對馬嘴此何說也夫傷寒胚胎於靈素漢後諸書多胚胎於傷寒無靈素著於前雖有仲景之才吾恐無傷寒之發明於後無傷寒之著於先雖有四家之智吾恐亦無諸書之承於後故傷寒雖略然在仲景著作之時可以謂大備矣非仲景之才不及吳氏亦非古人故意遺漏是由天道無常人事日繁變症多端隨諸時道如今世之所謂鼠疫梅毒者古未聞焉故可謂古人之書不及近論之詳若謂近世之學理異於古代吾不解矣　君謂古人之書不可以解今人之論者何也

(戊)君謂寒邪化熱而成溫病誠然矣夫寒邪化熱則脫離太陽而傳陽明　君立之方亦多係陽明經藥是此病屬陽明也無疑矣既屬陽明何以必冠太陽病三字於此

條之上乎抑恐後世之學者不識本病之由來存此可以免問津之苦乎此誠吾不解矣

（巳）夫温病者乃時感之一種而兼熱者也故温病初起不惡寒卽惡寒亦微惡寒耳三四日自退矣若以傷寒傳裏之熱症証此温病則格格不入蓋温病以熱爲主體傷寒以寒爲主體主氣不同邉問其他故鄙意爲温病與傷寒方劑可變通學理不可同日語也　君意然否

⊙敬求包識生先生解昧

〔錢星若稿〕

余方枯坐斗室岑寂無聊時當晴日正麗郵筒投來報章文字郁郁秀秀議論滔滔生風文字精光與紅日之光相映益覺吾心目炫耀腦中之知覺不能靈捷恨吾往時不肯多讀儒書多覽醫籍致今日廿載駒光徒付淸風醫學之經驗毫無把握他人之著作尚不能窺悉全豹長夜捫心不禁耿耿焉吾嘗胸有不明每次汚瀆報端以求高明之指晰幸也浩大神州富於才智之士皆不靳假學於人每肯殷勤垂敎此吾所以

有無量之歡躍也此次之投稿係欲求識生先生解昧按先生爲傷寒大家才識超羣於仲景傷寒論闡悉玄微所發之論語語含意言言中肯淺嘗見之未嘗不却步寒心卽有志之輩亦當高山仰之已前期報中先生所論温病條辨之非謂春發之温病皆是冬傷之寒邪温病一症不得以温邪另立一名另設一治法洵是千里巨眼獨闢蓁蕪若此而温病條辨一書可以毁之滅之矣或置之於高閣矣然則吾又有不忍棄之者在焉蓋温病一症吾吳皆稱曰類傷寒症夫類傷寒乃籠統之稱四時皆有温病者居其一端也初起一二日間形寒身熱繼則不寒而但熱口渴煩悶藥則皆從温病條辨加減如梔豉湯銀翹散甚則邪熱内陷逆傳心胞神昏不語用如牛黄丸至寶丹清宮湯之屬投之輒有見効因思此症既名之稱乖藥之投悞極當服藥病重置病人於死地矣何一服而霍然乎若是觀之則此書似有可用之處然究不知當用不當用此吾昧處一也若夫春發温病皆是冬伏之寒邪發洩此内經明言冬傷於寒春必病温之意先生謂無另有一種温邪也温病與傷寒實異名而同類也然每於冬月不藏陽之天氣卽有發現一種寒熱欬嗆甚則亦如温病之發熱煩渴吐痰不出兩脅板痛甚

問答 十

致三四日卽喘急而死者吾吳皆名其症曰刺脅邪曰冬溫由邪伏肺經所致苟無溫邪之一種遇此等症當名其曰何邪乎何症乎或曰傷寒也而無惡寒頭痛項强之表症也或曰風邪也濕邪也而無惡風自汗頭疼身重等見象也或曰暑邪也亦無暑病之現象而况非當其時令也至於瘟疫癘邪更屬虛渺也先生如遇此症不知命其曰何名用何藥以治之抑先生處無此症乎或是吾吳沿習之誤乎此吾之昧處弍也又素問云春傷於 風夏生飧泄夏傷 於暑秋必痎瘧秋傷 於濕冬生欬嗽 蓋夏傷於暑確見秋多痎瘧春傷于風未見夏多飧泄卽病飧泄亦皆曰暑邪濕邪賊脾入腸豈盡是春傷之風邪乎抑宿邪留於腸間必待夏而發乎至若冬生之咳嗽盡是秋傷之濕邪乎抑秋令爲肺之所司所傷之濕邪內伏於肺必至冬而作咳嗽乎然風爲陽邪其性善動豈耐久伏濕爲陰邪是重濁之氣肺爲淸虛之臟何能久留吾不知春傷于風夏生飧泄秋傷于濕冬生咳嗽四句作如何解識昔賢雖有發明謂濕字乃燥字之誤實不知確否竊恐復欲如溫病另立溫邪之誤也而况春傷風夏飧泄之症前人絕無論及此乃吾第三之昧處也胸中有此三大疑團吾寐不能安枕矣食不能知味矣讀

書至此時爲之斷續矣故筆之於此原求　先生教吾不勝翹盼之至

◎答張毅民君錢星若君

包識生

本會緣起有云文明之程度因競爭而益高學理之精深經討論而愈密誠哉是言若本會同志人人抱此宗旨朝夕競爭而討論之則中醫之進步必一日而千里矣今二君不惜腦力與鄙人討論學理不但爲鄙人之畏友抑且爲醫界之功臣也茲將鄙見所及答復於後

（甲）君云此症究屬何經余敢曰此症的確是太陽病仍在太陽經並不是陽明經更不得說爲太陰經按此節仲聖明明是說太陽病由寒病而化爲熱病由惡寒而化爲不惡寒由熱在外之不渴而化爲熱在裏之口渴也邪已由寒症變爲熱症故名爲温病温病者卽熱症也與寒字反對之謂也非時書所謂春温等之温病也若以春温之温解傷寒温病之温則誠牛頭不對馬嘴矣今更將此節爲君逐一解說之便知其温病之義何在矣

問答　十二

按原文云太陽病發熱而渴不惡寒者爲温病是承上文二條傳經之症而言不由表裏傳或經氣傳而卽化熱之論也故是節不曰陽明少陽之燥火而曰温病者卽未曾傳入陽明少陽而在太陽卽化熱也故以概括之詞名之曰温病且並無陽明之胃家實少陽之口苦咽乾目眩太陽之惡寒項强故不能用太陽之汗法陽明之下法少陽之火法也所以下文又申論汗下火皆非所宜若誤汗之則傷其表及五臟之氣表液愈傷表熱益盛故身熱如火之灼人脉陰尺陽寸俱浮矣腎氣傷液敗而汗自出矣脾氣傷肉膕而身重矣心氣傷神疲而多眠睡矣肺氣傷呼吸不利而鼻息作鼾矣肝氣傷舌卷囊縮而語言難出矣此爲太陽化熱不能發汗而當清熱者也太陽之熱病當清熱若誤下之則傷其三焦下焦傷而小便不利矣上焦傷而目直視矣失溲而中焦不約矣太陽之熱當清熱而更以火誤之則傷其表裏之氣表傷而衛營被火膚發黃色裏傷而臟氣內動發爲驚癎也由此觀之仲景之温病確指熱病非春温等之温病無疑確在太陽不在陽明太陰更無疑也但鄙人前論借用白虎承氣瀉心者概括之詞對熱病而論非

指實其方也即其方亦不能指陽明之藥指爲陽明之方者後人之誤也按白虎湯太陽用之爲最多且並無一症爲胃家實何得指爲陽明之方即大承氣少陰急下法亦累用之指爲陽明故可指爲少陰亦無不可今借用太陽更無不可以鄙人之見竊仲聖之用方係見病施藥並無拘定何方入何經何經一定用何藥不觀其陽明有用麻桂乎少陽厥陰太陽有用白虎乎按後人以藥分經大誤先賢之本旨中醫腐敗未始非若輩之臆說所致

（乙）君云寒邪化熱是否與太陽經有無關係　答曰寒邪化熱有在太陽者即此條與篇末之白虎症是也但有化入陽明之表者仍可以白虎入少陽者亦當以白虎寒邪化熱三經俱有關係也（按三經俱有白虎症）若時書之所謂始于手太陰者是說毫無根據則吾未敢贊同

（丙）君云理想爲實驗之母中外確有定論但指科學之眞理未曾發明者而言亦有分別眞理之理想僞說虛妄之理想君謂理想純正則實驗必精確爲至言若謂實驗多者理想未必完善則吾不信也按造一物理想必具有眞理而求其完善

無瑕必經數次之實驗卽可謂之眞科學今温病諸書多從傷寒之書附會而作其間有實驗者以其方洽對其症大約病在胸膈半表裏者該方有驗倶多其餘不知寃殺多少蒼生也（如眞武症用温病方愈服熱愈盛以致陽脫而死者皆温方之罪過也本會藥界副會長葛君吉卿曾患寒熱口渴咳而多痰脈濡緩胸中不利手足清誤服濕温數劑其熱卽日夜無休止口唇焦而火灼舌黃膩而厚脈細數微浮而濡氣急便閉日夜不能合眼後以眞武一日進二劑六句鐘而安臥週時熱退神清病去大半連進十餘日始得復原幾乎被温病郎中以温方瘟倒矣諸君祟拜温熱之論者讀是篇幸少安毋躁俟異日醫院成立實行試驗温病僞說終有推倒之一日）

（丁）恕答

（戊）見前答

（己）鄙人極端反對温書無温理之可言誠爲格格不入諸君十月大會時有暇務望駕臨可以大開温論以闢書之謬　錢君所問盡在此篇恕不答復

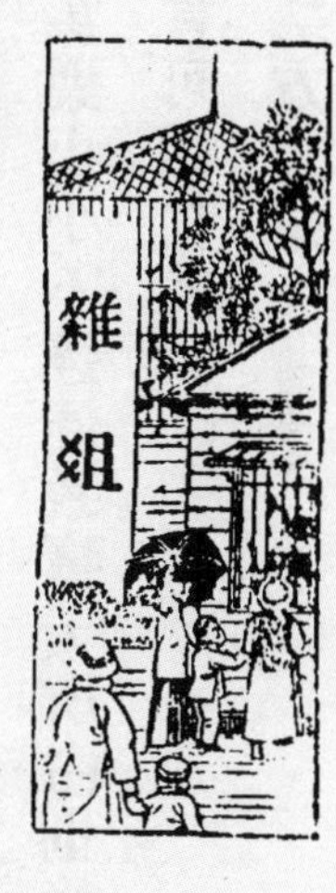

醫餘瑣記

閩汀吳占梅

盲左文可補內經

崑山徐揚貢先輩著有經史辨體凡字句行間多所評隲於左傳陰淫寒疾陽淫熱疾風淫末疾雨淫腹疾晦淫惑疾明淫心疾等句旁批云奇理奥句可補內經亦確切語也

人窮返本

屈原傳天者人之始也父母者人之本也故勞苦倦極未嘗不呼天也疾痛慘怛未嘗不呼父母也滎古香有病亟口號云病亟呼天本至情夢魂顛倒語分明此身安得常如病時向膝前喚幾聲

周禮瘍醫注

宋許叔微云雄黃治瘡瘍尙矣周禮瘍醫凡療瘍以五毒攻之鄭康成注云今醫方合五毒之藥用黃堥置石膽丹砂雄黃礜石磁石其中燒之三日三夜其煙上者以鷄羽取之以注瘡惡肉破骨則盡出楊大年嘗筆記其事有族人楊嵎年少時有瘍生於頰連齒輔車外腫若覆甌內潰出膿血不輟吐之痛楚難忍療之百方彌年不差人語之依鄭法製藥成注之瘡中少頃朽骨連兩齒俱落遂愈後便安甯益信古方攻病之速也黃堥卽瓦合也葉香巖釋義曰石膽卽膽礬酸辛而寒丹砂苦温雄黃辛甘微温礜石辛而大熱磁石辛温燒煉三晝夜其煙上者以鷄羽取之乃升藥之法黃堥周禮注作黃堥賈疏以爲黃瓦瓴也

刋正藥方

晉時士人欲刋正周易及諸藥方先與祖訥共論訥曰辨釋經典縱有異同不足以傷風教至於湯藥小小不達便致壽夭所由則後人受弊不少何可輕以裁斷西昌喻氏曰祖訥之言可謂仁矣

龍宮禁方之謬

唐人說部載孫思邈隱終南山與宣律和尚相接每往來互參宗旨時大旱西域僧請於昆明池結壇祈雨詔有司備香燈凡七日縮水數尺忽有老人夜詣宣律和尚求救曰弟子昆明池龍也無雨久非由弟子胡僧利弟子腦漿爲藥欺天子言祈雨命在旦夕乞和尚法力加護宣公辭曰貧道持律而已可求孫先生也老人因至思邈石室中求救孫謂曰我知昆明龍宮有仙方三千首汝傳與予予將救汝老人曰此方上帝不許妄傳今急矣固無所恡有頃捧方而至孫曰汝第還無慮胡僧也自是池水忽漲數日溢岸胡僧羞恚而死孫後著千金方三千卷每卷入一方人不能曉按此乃唐人附會語不辨而自明也

舒氏論脈

進賢舒馳遠曰吾於二十七脈中有未妥者當改之如浮小而軟爲濡濡甚爲微弱若以浮小不軟爲濡軟者爲微乎沉小而軟爲細細極爲弱弱若以沉小不軟爲細軟者爲弱乎至於虛甚爲散沉極爲伏二者多事刪之可也更有四種有狀無名如坎中滿兌上缺巽下斷及沉大無力者皆有其脈無其名闕如也今不之補者是不欲無中生

有爲此無益也

命門

周夢覺云人身以命門爲本而論命門者不一其處止此坎爲水一言盡之蓋坎陰包乎陽一言水而火在其中如必象坎之形兩邊二畫爲陰中間一畫爲陽則拘矣獨不聞畫前原有易乎

蔡葛山深得校書力

吾聞蔡葛山先生云吾校四庫書坐誤字奪俸者屢矣惟一事深得校書力吾一幼孫偶呑鐵釘醫以硝黃等藥攻之不下日漸尫弱後校蘇沈良方見有小兒呑鐵物方云剝新炭皮研末調粥三碗與小兒食其鐵自下依方試之果炭屑裹釘而出乃知雜書亦有用也此書世無傳本惟永樂大典收其全部余領書局時屬王史亭排纂成帙蘇沈者東坡與沈存中也二公皆好講醫宋人輯其所論爲此書云

國手

醫之冠全國者稱國手而弈之冠全國者亦稱國手竊其意似視弈與醫等噫無怪今

人治病亦如游戲也

徐文伯

南史范雲初爲陳武帝屬官武帝有九錫之命雲忽感傷寒恐不得預慶事召徐文伯診視問曰可便得愈乎文伯曰便差甚易正恐期年後不復起耳雲曰朝聞道夕死可矣況期年乎文伯於是先以火煆地布桃柏葉設席置雲其上頃刻汗出以溫粉撲之翌日遂愈雲甚喜後二年果卒許學士曰夫取汗先期尙促壽限況不顧表裏不待時日便欲速愈者耶今病家不耐病病未三四日晝夜督汗醫者隨情順意鮮不致害故書此爲戒

史百戶以酒爲生

明史百戶性嗜飲晝夜沉醉不少醒嘗謁上官上官與之語懵然無所答上官怒叱之曰汝醉漢耶其父聞之遂絕其飲久之病且作吳中名醫莫療有張致和者精於脈理診之曰夜半當絕勿復紛擾及夜半果欲絕其妻泣曰汝素嗜飲酒今死矣然久不得飲聊薦一杯與汝永訣死當無恨遂啓其齒以溫酒灌之須臾鼻竅綿綿微有息焉又

灌之而脣動又灌之而漸甦以報致和致和曰彼以酒爲生酒絕則生絕愼勿棄之當飮以醇酒耳如其言果愈

海參

周櫟園閩小紀載濰縣一醫語予云參益人沙參苦參性若果然皆兼補海參得名亦以能溫補也人以腎爲海此種生北海鹹水中色又黑以滋腎水求其類也生於土者爲人參生於海者爲海參故海參以遼海產者爲良人參像人海參尤像男子勢力不在參下說亦近理

五通神應

館師無坐板氣地師無風水氣禪師無杖拂氣煉師無丹汞氣醫師無方術氣方是白描畫手本分師家但負靑囊之術者非廣通聲氣無以邀舉世之重名非鑽通吏胥無以履當事之戶庭非交通市井無以占利藪之要津非門通車馬無以致里巷之服膺非請通旌額無以表品望之崢嶸苟非五通神應不足以趨行道之捷徑也惟端直自矢之士不肯隨波逐流聽諸自然而已予嘗戲續之云非醫通指點無以知行醫之訣

訣錄之聊博一笑

天老

有生而無色者皮髮眼簾俱純白俗名天老亦名社公史書罕載惟宋周密癸辛雜識云近時社公多爲囘囘所買或言其腦中有珠過二十以後則在膝必擊之過三十以往則無之矣此妄傳也縱有之囘 容焉敢殺人而取珠乎

許胤宗

唐許胤宗治王太后病風不能言口噤而脉沉事急矣非大補不可也若用有形之湯藥緩不及事乃以防風黃耆煎湯數斛置於床下湯氣薰蒸滿室如霧使口鼻俱受之其夕便得語此非智者通神之法不能囘也蓋人之口通乎地鼻通乎天口以養陰鼻以養陽天主清故鼻不受有形而受無形地主濁故口受有形而兼乎無形也

畏惡反辨

張隱菴曰藥之相須相使相惡相反出北齊徐之才藥對非上古之論也聿考傷寒金匱千金諸方相畏相反者多並用有云相畏者如將之畏帥勇往直前不敢退却相反

者彼此相忌能各立其功圓機之士又何必膠執於時襲之固陋乎

九流中人物

世有上九流下九流之目蔡紫岑曰九流之說或以一流舉子二流醫三流地理四流推五流丹青六流相七僧八道九琴棋之論爲是劉氏以儒家陰陽家法家墨家縱橫家雜家農家道家僧家之論爲是而近世以爲九流必須游蕩江湖朝秦暮楚行蹤靡定者爲是如拆字者賣拳者唱戲者遊方僧賣草頭郎中售符咒野道弄蛇乞兒箴片及流娼等均稱爲九流中人物

黃元御善罵

四庫全書醫家類存目謂黃元御素靈微蘊詆訶歷代名醫無所不至以錢乙爲悖謬以李杲爲昏蒙以劉完素朱震亨爲罪孽深重擢髮難數可謂之善罵矣又謂玉楸藥解大抵高自位置欲駕千古而上之故於舊說多故立異同以矜獨解得此持平之論可爲古人吐氣矣

應仲璉詩

季漢應仲璉三叟詩云昔有行道人陌上逢三叟年各百餘歲相與鋤禾莠住車問三叟何以得此壽上叟前致詞室內妻貌醜中叟前致詞量腹容所受下叟前致詞夜臥不覆首要哉三叟言所以能長久按夜臥不覆首句彼時已知吸納酸素爲要誰謂吾支那人昧於理科耶

演說

廢話一套（天津敬慎醫室竹園丁子貞來稿）

鄙人近三年來已絕口不談時事了裝聾裝啞隨波逐流立定了主意惟以八個字爲立身立命之宗旨你若問是那八個字就是及時行樂混吃等死是也（好體面宗旨）一國家一社會果能人人以我之宗旨爲宗旨其事業有不日見發達日臻强盛者吾不信也（可是棺材廠與吹鼓手）

古語云毋多言多言多敗既然裝聾裝啞怎麼又作演說呢豈不知本性難移士各有志我平日既有演說癮我卽以過癮爲行樂麼演說癮的原質是甚麼呢今以化學而

雜俎　十

考驗之就是在腸爲氣出腸爲屁屁因放而得名不放則不成其爲屁矣演說者卽放屁之變名辭也

咱們（少套近）天津貴處自去年就嚷嚷考試醫士彼時我就拿定了一個一語不發的鐵主意以避各方面之嫌疑且免同道誤疑爲鼓搗現在考醫既然見諸實行同道諸君自不能胡猜亂疑了然自近月以來外邊對於閱卷的諸人很有些個不近情理的閒話皆因今春警察廳既設試辦取締醫藥所之後除廳中所委的諸位承辦人員外另外又約了十八位醫家爲義務職員（不是湯圓亦不是銀圓職員上應列宿苟非其人民受其殃（在下我無學無才亦竟濫竽其列奉派之後很覺着有些坐臥不安（何至如此呢許是屁懲的）一時醫界中對于這十八羅漢可就大發評論了譽之者則曰主考麼（按湯圓譜云主者煑也考者烤　也煑完了再烤比蒸完了又炸還好吃）毀之者則曰傀儡也（不配）七嘴八舌頭大有無怨成仇之勢（好在對於醫人的感情還都不錯或者亦須有駡的不過聽不見就是了）豈不知醫廳考試醫士取締醫藥係警察衛生行政的性質所謂愼重民命人道主義者是也既派我們十八

人爲閱卷帮忙我們義不容辭豈有避嫌躲罵之理然而取締所的內部一切組織以及定日期出題目皆由廳員主持我們連個信息亦都不知道哇我們見了貼的告示纔知道是某日某日分三期考試考試之正日我們全都不准到場以避嫌疑散場交卷開門之後我們纔知道是日出的是甚麽題目甚至有直到次日早晨閱卷時纔看見題目的可見主考二字實在不稱即帮忙二字亦覺抱愧良多况且警察廳取締醫藥係職權以內之事名正言順更用不着我們做傀儡我們即或想要出個傻主義人家亦未必希罕亦未必聽從啊警廳不使我們十八個出題目及預聞一切正是惟恐我們招怨招忌被人嫌疑的意思諸同道亦應原諒我們這不得已的地位從此可以盡釋嫌疑了

至於閱卷子是每人分閱八九本以一百分爲足分以五十分以上爲及格卷子是彌封閱卷的亦不知是誰的大作至於取與不取以及評定甲乙其權皆在警察廳鄙人本我的良心說話我深知應考之難故此我所定的分數是一概從恕從寬從厚可是就讓我本本都寫一百分亦難免人家磨勘的時候一本不取呦

凡事無競爭必無進步此次考試醫士正是激勵大家求學用功這次取了亦不可自命爲學問已成立刻就把考准行醫的官銜擺在名片上要知醫家貴在能治病你就是寫上郡王銜一等嘉禾章那亦體面不了許多設或落第更當用功奮志這次不取焉知下次不取呢話又說回來啦我們中國的醫藥雜亂無章實由於政治不良所致國家既未與醫生設學校爲能不人自爲師既未與人民造就醫才又焉能談到愼重民命我所以說取締者不過一時之行政計畫係淘汰的性質而根本上之辦法仍在設專校以培植後來之人才今以狹義的言取締之後當多立講學會與傳習所取締之權在行政而講習研究之責全在我醫界諸公了余今不揣固陋妄陳幾條辦法廢話瞎說而已諸君亦不必責備必成

（一）宜設暫時施醫院以行實地考試也〇中國醫書浩如淵海國無專校醫無專書聰穎者必須由博反約加以二三十年之閱歷經驗亦不敢說全部知曉而寒士謀生不暇又焉有閒錢買許多的書所以臨場應試碰巧了就須連題目都不懂即或知道出處亦未必記憶的那們周全據我的拙見莫若凡不能下場爲文的改爲實地試驗

每星期日借宣講所爲臨時考試所每人連看三個病症診脈立案開方用藥一望而知其成不成由警廳派外省外縣之生人爲監視不用本地醫士主試不但防弊且免去許多嫌疑庶幾醫界無遺才而且功歸實用豈不比憑文取士徼倖一時强的多嗎（詳章另訂）

（二）宜多設講學會與傳習所以互換知識而宏造就也〇一考完事仍是一自爲醫非但學問無進步而病家亦受不着實在的益處莫若許諸醫士聯合同志多立講學會與傳習所常常的研究討論庶學術日見發明

（三）宜設醫學報以覘程度而收實效也〇泰西各國凡醫士有特別之新發明必登諸於報以廣流傳我國醫界患在風氣不開而因陋就簡每持消極主義然現在紙價之貴經費亦甚不易籌稿件未必多辦理亦未必得法我有個不花錢即開報館的拙見可不定辦的成辦不成就本津各報中認定一兩家爲醫藥機關報有稿就送每日以一版爲限送去必登無稿之時聽憑該報自便醫家與藥鋪每家須定看該報一份以酬報之夫津一埠至少亦助銷五百份報日推日廣不但醫藥界消息靈敏而且病

家亦必要常看這種報的這不是不籌資本卽開報館嗎但此事必須有一線横關不致亂發稿件若由報館爲主動專吸收有關醫藥學之稿件亦不愁不日見暢銷傻主意三條出完彷彿是屁已放凈我還有廣義的幾條拙見咱們是得暇●●●●●●再談○喝○好臭

◉楊寄淸先生小傳

袁桂生

楊先生字蘅靑一字季靑今又更號寄淸前淸江蘇丹徒縣優增生博學能文而尤工醫學丁未年兩淮鹺都轉考試醫學取列最優等戊申年兩江總督端制軍考試醫學時大江南北赴試者數千人先生專考內科又名列優等足以知其術之精矣惟生平不以醫名間出酬應皆爲親朋紹介前兩年中吾揚朱君立哉陳君瑞庭等創設揚州紅十字分會於會內附設揚州醫院專濟貧病特聘先生擔任內科一時全活者甚衆先生之力爲多嗣以年高精力不繼會上海合肥李府延聘先生課其女公子讀書遂於去年夏間到滬近因朋輩敦促勸其濟世先生亦素以仁愛爲懷遂暫假三馬路同

安里江淮寄廬懸壺濟世吾知滬上人烟稠密疫癘繁興得先生之妙手所濟必多而本社同人又素聞先生之名吾知滬上諸岐黃家聞先生來必能如郃岑之契合也用誌數語聊當介紹至先生之嘉言懿行茲不多贅

藥王歷史

鄭肖巖謹述

藥王性韋諱訊道號慈藏京兆人也善醫術常帶黑犬隨行施藥濟人唐元宗重之授官不受世仰爲藥王醫家多祀之見於舊唐書張文仲傳及古今醫統等書可覆按也其舊稱普濟眞人雖無從可據或爲後學所私謚亦未可知世傳四月廿八日爲藥王誕辰吾國廿一行省醫藥界中人多於是日行慶祝禮馨香千古盛典昭焉又考大清會典及續修通禮內載京師崇祀條下順治元年定每年春冬仲月上甲遣官致祭先醫於景惠殿在太醫院署內之左列爲上祀從祀藥王位在東廡皐甫謐之次仰見功德昭著爲民生所利賴祀典煌煌歷載典册今夏　藥王誕辰或有問及歷史者爰稽舊籍泚筆述之以詔來許庶可免數典忘祖之誚云爾

又改先醫廟神位唯韋慈藏上加藥王二字孫思邈上加眞人二字此特別尊崇也餘只書姓名附注

讀上海神州醫藥學報知諸君子再接再厲特具苦心丕伸仰慕之私感而賦此并序　龍巖林　澂秋湘氏寄稿

蓋聞滄海橫流實賴濟川巨揖江河日下端求砥柱狂瀾値天演淘汰之秋志士因而奮袂閩醫界風潮之起時流或鮮驚心本草遺經幾等神農汨沒靈蘭秘典將隨黃帝淪湮既不守傷寒金匱之眞傳復何論針灸銅人之妙術嗟乎倉扁諸賢不作莫嗣遺音金元四子非遙誰尋逸軌粗聞禁要儼然成九折之肱略識方書率爾註千金之翼又其下者各承家技以享帚自矜別擅專科以席珍獨秘匿有龍宮之禁競爲漁利之謀良由公益之心理無存是以絕學之隱憂未艾千鈞一髮後顧茫茫訂墜拖遺徒呼負負幸我神州醫藥學會諸君子大聲疾呼痛哭流涕倡保存國粹籌組織機關請願上書共灑滿腔熱血存心濟世頓蘇全國靈魂負絕世之聰明繼承往聖具通天之手眼高把羣言抱朴肘后之方纂成於宏景論衡枕中之秘弗靳於伯喈一視同仁千秋

俞華寥處齊餘分由稱量而來敬輿集方經驗悉博求所得搢楪蒸於晚近考草木之春秋治法則融貫中西無固拒亦無阿狗學說則匯粹新舊愈研求斯愈精明著作等身鑑鏡在手輿懷彼美質獲我心允爲後進之津梁無愧先民之矩矱不佞澂溪忝會梓里棲遲攻玉有心點金乏術聽鳴雞而起舞思附驥以追隨中古之哲學搜夫殘竹上地之水未飲夫晏桑對茲纛硯用坐嘆江淹才疏憫此阽危時局空嗟阮藉途窮聊效蟲鳴謹綴四章以獻不辭蠡測藉鳴一得之愚是爲序

不求立異不矜奇詎效楊朱泣路歧醫界風潮成劇烈藥林臭味判差池庇余廣廈千間擴卓爾危樓一木支寄語農黃貧俞脈光陰莫負少年時

美雨歐風捲地來蟲鳴耳鼓百千迴尋源尙說東來學問世誰容北海才忠信豚魚如可格精誠金石鑿爲開瓣香遙祝諸公等大匠終需杞梓材

羣賢畢至滙江陰無限才儲著作林融化中西成水乳招要蕺傑契苔岑時危不阻風雲志浩刼難磨鐵石心陸緒茫茫尋已久後生欣得指南針

名醫歷史數前朝一脈相承永不祧元化刀圭千古重南陽湯液百神調出蛇走獺工

誰敵徙柳針茅術已超莫謂秦無人傑出翻新花樣屬吾曹

祭文輓聯彙錄

陳紫波先生行醫海外望重斗山復於梓鄉創有同益藥局以實施其利濟之懷前歲去叻返國對於本報提倡鼓吹不遺餘力方期克享遐齡共締緲學乃訃告傳來哲人竟萎伯概魁雲芷馨諸同志素與先生相友善爰以文聯相輓刻承郵示特刊諸報端先生之生平可見一斑並誌數言藉表哀思　編者識

祭陳紫波先生文

黎伯概　吳魁雲　陳芷馨

嗚呼紫波先生死矣乎哉憶自吾儕與君會晤已十餘載事業同心術同道義亦同每談心曲至至情至性之處往往墜淚故吾儕半生交遊舍君之外雖言神契前歲作別同梓吾三人送君海岸尚依依不忍舍將離之際黯然神傷回首屢顧者數四爾時弟等忍淚不作兒女態亦以暫時分袂重聚有期迄今三載雖魚書屢達而望眼欲穿人言君懸壺本地想一路福星移照港埠來叻之期無時可卜古人稱千里神交吾儕與

君縱天岸地角如同聚首蓋相知者素也今年歲首君仍惠我好音語發默計君以後必長久辭切異日返國步臨藥局把酒暢談作平原十日之遊亦一大快事嗚呼曾幾何時傳聞君已騎鯨西去矣君之氣體如是厚君之心性如是之慈君之養生如是之謹是何疾耶如是之速耶嗚呼痛哉無淚可揮無聲可哭無腸可轉矣今忍痛作文萬里寄祭君其知之耶其不知之耶嗚呼哀哉尙饗

輓聯

最難交誼如兄弟同情昔今境界低徊悵我知心良不淺　素認此身是天地公物來去因緣明白想君撒手了無言　黎伯槪　吳翹雲　陳芷馨

二法六門世上猶存醫士傳　道高德厚生前原作古人看　王佐時　族姪傑

道其猶龍乎念昔者處友必恭今茲已渺　翁竟化鶴矣問斯後生民有疾其誰能醫　黃樹藩

共硯憶延年從師制藝趁科記道同志合洵稱知己　飄洋羨萬類返旆睹宗興學雖名成人杳猶有後昆　房兄黠

◉紹興醫藥學報社發行大贈刊

▲刊行完全有之用叢書數十種 ▲從多數閱報者之要求

本報自四月十五期繼續發刊以來搜集先賢古遺孤本與時下名手新著多種按期插入報內乃多數閱者要求速行刊竣以成完書俾得先覩爲快本社於四月份發行大增刊第一一次都四百餘頁十餘萬言刊完專書十種購閱者陸續要求於六月份又出大增刊第二一次幅頁加多又成大部專書七種現有印訂大增刊第三定價仍每册一元收集更富又將第一第二再版每册一元不折不扣四十五期至五十六期報再販亦齊全購計洋一元一至四十四期報一元六角以上均外加郵費一成郵匯不通之處 分或五釐郵花代洋值用新報每年連郵費一元一角二

◉本報特別啓事

啓者本報自出版以來已逾數載賴海內外熱心同志極力贊助方克留此通信機關自開辦迄今所費不下五千金而報資收入不及十份之三經濟日形困苦故出版愆期次愆期本年改定新章極欲大加整頓以副維持醫藥之目的豈料事有出人意外者新章甫頒適禍發生雲貴義師大張撻伐全國響應海內騷然郵政檢查綦嚴各省消息恆阻吾醫藥各界同人時局關懷切磋學術亦有所未暇積稿既少而訂購者亦稀爲是總總原因致出版之期又一再延緩重勞愛閱本報者貽書詰責實深慚歉刻幸共和再造大局漸寧本社同人亦當聚精會神力圖振奮此後出版不致再有愆期即新章獎品無論報之銷數如何亦必照章實行務希海內外宏達不吝指教終始維持爲幸

神州醫藥書報社啓

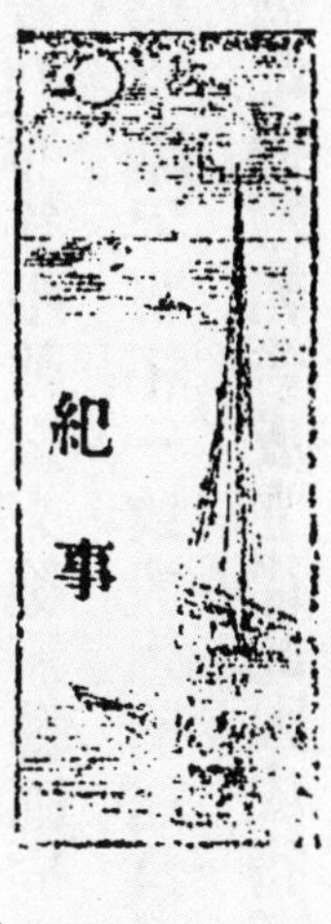

◉神州醫藥總會紀事

陰歷六月初二日晚七時開常會於事務所正副會長均列席會員到者三十餘人由正會長余伯陶君宣佈鄭君錦峯兩次來函並方案據稱其夫人患反胃症被知白山人誤治而殞命請本會將原方加以評議應公同詳細研究以便函復鄭君（來函限於篇幅不備載）原方列下

左關沉鬱左寸軟滑右寸濡右關亦鬱氣口澁是肝脾交鬱脘焉有積氣俗稱肝胃氣宜達木舒脾醒胃消積

紫丹參錢半　陽春砂二錢　益智仁三錢　酒川芎錢半　浙茯神四錢

淡豆豉三錢　石菖蒲錢半　鷄内金錢半　遠志肉錢半　煨木香四分

製香附錢半 吳萸炭二錢 高良姜錢半 芥穗炭三錢 川厚朴錢半
宣木瓜錢半 焦枳殼錢半 川通草錢半 家蘇子三錢 萊菔子錢半
白芥子三錢 焦半曲四錢 冬瓜子四錢

當由各會員將方藥討論再三僉謂是方香開燥烈之品太多耗血破氣一望皆知且泛泛立按於虛實寒熱無一語發明欲云無過豈可得乎乃公決將評判之結果函復鄭君始散會復鄭君函列後

敬復者本會於六月初二日開會謹將尊處交來知白山人驗方當衆評判僉謂藥味龐雜毫無依據且純用香開燥烈之品無論何人俱難嘗試總之該方耗血破氣一望可知幾無評論之價值況服後驟然病劇該醫生誠不得辭其咎耑此云云

●神州醫藥會桂林分會致總會函

自去歲簡章刊布後半載以來絕無響應因由桂林地方瘠苦物力艱難而淡漠情懷牖安積習醫藥兩界實相一致設想前途良深慨歎同志等以發起於前不得不覩成於後用是勉竭棉薄粗告成立從此因依得所欣同氣以相求還乞 提挈匡試庶容

先之必照附呈敝會職員姓名單一紙並希查核

◎神州醫藥總會復桂林分函會

日前接奉 公函並職員表敬悉 貴分會業已成立欣幸同深從此羣策群力急圖進步醫藥前途光榮無限一昨復遞到醫藥淺報兩期振嗣響於桂郡縣將墜之絕學具見 諸君子苦心擘畫欽佩無似正不僅欣吾道之不孤已也自應盡力介紹以期推廣本會願宏力薄復値時艱致前所規畫諸端百未舉一刻幸大局漸定會當力謀進行尚希 熱忱共奮不吝 指教爲幸

定價表

費須先惠空函恕寄
概收大洋銀毫加水

定價費

項目	一月一冊	半年六冊	全年十二冊
現欵及滙兌	二角五分	一元	二元
郵票以三分之內者五份以上不收郵票			
本國	一分半	九分	一角八分
日本	二分	一角二分	二角四分
外國	四分	二角四分	四角八分

廣告費

等第	地位	一月	半年	全年
特別	一面	二十元	一百元	一百六十元
	半面	十二元	六十元	一百元
普通	一面	十二元	六十元	一百元
	半面	七元	三十五元	六十二

聲明

特別	告	論後正面概作特別	木刻電版
普通	白	後頁夾張俱是普通	費須外加

第二十九期

編輯者　神州醫藥學報社

編輯所　上海老垃圾橋浜北延吉里　神州醫藥學報社

印刷所　上海老垃圾橋浜北延吉里　神州醫藥學報社

總發行所　上海老垃圾橋浜北延吉里　神州醫藥學報社

上海朵芝堂

監製大悲救苦玉雪丹功效之鐵證

本堂之大悲救苦玉雪丹係前清御醫陳蓮舫夫子授方特製與市上玉雪救苦丹大相懸絕茲略舉其成效如下乙巳年關外大疫經紅十字會會督定製一百箱分送疫地功效大著出乎各種治疫藥之上乙巳年七月二十五日時報專電載六月十日關外新民屯來電云冬青電均悉新德泰順二批所運大悲救苦玉雪丹十二箱遞發報十一箱當即在津提到出關分送各藥以玉雪丹為最効特偕任錫琪孫信泰謨蒸觀此電文可見本堂監製大悲救苦玉雪丹為希世珍品成效昭彰本主人近更加料監製精益求精凡海內外界諸君如欲防疫起見請逕向本堂購備此丹裨得免除疫厲之危險恐未遍知用此佈告茲將此丹之性質及用法列左

此丹善治傷寒天行疫癘時氣傳染一歲之中一方之內男婦大小病患相似謂之瘟疫並治中風中邪癰疽發痧熱痛壯熱霍亂絞腸急痧暴症命在呼吸不及延醫服藥及自縊溺水魑魅卒死心頭尚有微溫或癲狂狂走以及小兒驚風或誤食毒藥毒一切跌撲損傷瘀血在裏百蟲蛇犬所傷毒氣內攻但用此丹內服外敷應手神效百發百中有起死回生之功又治婦人月閉鬼胎小兒驚癎客忤等症每用一丸重者酌加小兒半丸滚水化開送下本堂揀選道地藥料擇天醫療病良辰於淨室中誦大悲寶懺一永日虔誠修合應驗如神並求療藥服法略詳於后惟是藥本昂貴俱是珍品購者珍藏幸勿穢褻　或善良君子施送濟人其功德豈有限量哉　虛勞孕婦忌服

一治傷寒時行瘟疫寒熱頭痛胸悶躁酸一二候身熱不解神昏譫語開水化服一丸如身熱不盡再進一丸立有奇功

一治痰厥氣厥不省人事用陳膽星五分沖開水化服一丸

一治肝氣厥逆不省人事用生石決明二兩煎湯一茶盃化服一丸或開水化服亦可

一治小兒痧痘時疹用西河柳五錢煎湯化服一丸未透足再進一丸輕則半丸

一治癰疽發背腦疽疔毒一切無名腫毒外用土牛膝一兩搗汁調藥半丸敷之內用開水或生甘草三錢煎湯化服半丸大丸一丸未成即消

一治纏喉痧症痰涎壅塞口禁身熱命在頃刻急用開水化藥一丸徐徐灌下立刻回生再進一丸即愈

一治一切咽喉急症服之立痊或用荷葉三錢煎湯化服亦可

一治小兒急慢驚風身熱嘔乳驚悸抽搐便青用鉤藤一錢煎數沸去渣量兒大小和服半丸或一丸作四次服之立效如月內初子胎驚不乳用藥一丸分作四塊研極細末安在乳頭上與小兒吃乳向下立愈

本堂開設上海英租界拋球塲

每盒售洋二角

批發八折

中國郵務局特准掛號認爲新聞紙類

神州醫藥學報

第三十期

月出一册准陽歴月底發行

上海董葆元堂

觀音大士救苦靈膏

一治無名腫毒癰疽發背單蛾雙蛾喉痛風痰風痛腹中血塊痞塊以及跌打損傷均貼患處惟頭風痛者貼印堂穴太陽穴疔毒外貼內服腸癰貼肺俞穴

一治鼓脹傷寒病癧疾時疫腸胃作痛便瀉便閉夢遺白濁以及婦人赤白帶下等症均貼肚臍丹田穴即愈

一治癆癆瘵等病貼夾脊穴尾閭穴肚臍咳嗽吐血貼兩後心窠處痰盛氣壅以膏藥捲收塞鼻孔惟癱瘓將膏藥用銀針刺洞數十個貼患處即愈

一治小兒疳症貼肚臍口疳貼牙牀急慢驚風氣喘痰涎貼肚臍上再以膏藥捲塞鼻孔即愈

一治癘病痢疾貼胃口穴肚臍目疾貼太陽穴牙痛貼牙牀即愈

此膏靈應非常萬病可治然病難盡述貼者自爲斟酌用之用此膏者能齋戒尤效

人身背脊骨長三尺分作二十一節又上三節係頭頸骨不在其內　肺俞左右兩穴在背脊骨第三節下橫量開一寸五分　後心窠穴在背脊骨第五節夾脊穴在背脊骨第十一節　尾閭穴在背脊骨第二十一節　印堂穴在山根之上兩眉中間・太陽穴在兩額角眉梢尖頭　胃口穴在肚臍上五寸　丹田穴在肚臍下一寸三分　孕婦不必忌貼

▲神州醫藥學報第三十期目錄

●論說

論金鹿丸急宜改良　袁桂生

中西醫學優劣論　丁笙甫

廢止五行生尅之平議　朱阜山

論中醫中藥還勝於西醫西藥之新說　部韶九

治病求本是爲良醫說　錢若星

●學說

古今藥劑權量不同考略　張壽頤

斑疹與痧瘄瘋痧合說　稚　杏

虛症久病慎用補藥說　盧育和

脈學寫書　吳　涵

讀白喉養陰忌表微書後　吳　涵

●醫書

新編溫病條辨歌括上焦篇　夏寶善

●醫案

治瘟疫方法詳論　部韶九

論腫脚軟脚二種症治　部韶九

治癃風神效方　張壽頤

類中風治驗　湯逸

診驗記略　錢星若

不死於病幾死於藥　錢存濟

虎列拉之治驗　馬績熙

千方易得一效難救　馬績熙

附質驗單方選粹　錢存濟

●問答

問一　湯雨霖

時疫治法之討論　錢存濟

質疑一則　錢存濟

答王君佐紳問症一則　劉丙生

目錄 二

答王君佐紳問症一則 桑彻誠
答王君佐紳問症(二) 林少田
答朱君斌問症 胡君潁
答王君佐紳問症 陳伯良

●通信

與任君養和研究用烙針法 黄眉孫
與盧育和研究帝丁治驗說 黄眉孫
覆新嘉坡黎北海先生書 袁桂生
覆東子嘉書 袁桂生

●紀事

神州醫藥總會紀事

●雜俎

西醫尙在研究時代之證據 黎庶軍
匏庵醫話竹枝詞 黄肯堂
漢代分兩致 陳伯豪

第三十期

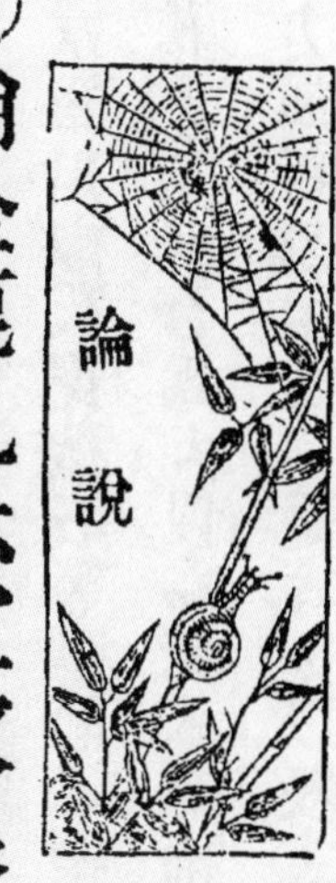

◉論全鹿丸急宜改良

袁桂生

嗚呼天下獸類之慘遭屠殺未有甚於鹿者矣試觀年年冬季各埠藥肆莫不宰鹿且大書特書某日宰鹿虔修全鹿丸之廣告合全國藥肆計之至少當宰鹿萬頭嗚呼此一萬生靈果有何辜而遭屠殺耶考全鹿丸之方見於張景岳古方八陣補陣門中方用鹿一隻縛殺之退去毛將肚雜洗淨同鹿肉加酒煮熟將肉橫切焙乾爲末去皮同肚雜仍入原湯熬膏和藥末肉末加煉蜜和搗爲丸藥用人參白朮茯苓甘草當歸川芎生地熟地黃芪天冬麥冬枸杞杜仲牛膝山藥芡實兔絲子五味子瑣陽蓯蓉破故紙巴戟胡盧巴續斷覆盆子楮實秋石陳皮川椒小茴沉香青鹽等品而其方下注云此藥能補諸虛百損五勞七傷功效不能盡述人製一料服之可以延年一紀其法須四人共製一鹿分而服之逾年又共製之四人共製一鹿分而服之云云余按此方聚溫燥膩補之藥數十種而益之以黏膩難消之鹿肉蠻補無法流弊甚多萬不可從其所云延年及補諸虛百損大率理想之談且其方下并未注明能治何病近代名醫如葉天士薛生白徐靈胎輩亦未聞用全鹿丸治病者是全鹿丸一方并非治病之藥不過爲一種補益之方夫補益之法古今良方甚多如瓊玉膏滋營養液膏鹿茸丸天王補心丹人參固本丸人參養

榮丸龜鹿二仙膏之類其方皆純正有法易於消化奈何偏用此蠻補無法有損無益之全鹿丸哉豈以宰鹿一事足以動世俗之觀聽而遂不顧其流弊耶夫全鹿丸之流弊甚多古人多已言之今述其流弊最大者王秉衡重慶堂隨筆云滋補丸藥最難消化脾胃不健者斷勿輕服香巖先生云湖州沈赤文年甫弱冠讀書明敏父母愛之如掌珠將畢姻合全鹿丸一料少年四人分服赤文于冬令服至春初忽患渾身作痛有如痛風漸至腹中作痛有形之塊纍纍於腸飲食不進肌肉消瘦諸醫治之乃父畏用消導清火之藥惟以蔘朮補方是從至秋初邀余診視問曰小兒晚間去黑糞如拳大者一塊目下徧身如火欲飲井水不知何故余按脈數大身體骨立驗其所下之塊黑而堅硬意爲瘀血結成與酒蒸大黃丸二錢下黑塊甚多用水浸之胖如黑豆詳詢其由乃全鹿丸未化也始知爲藥所誤不數日熱極而死同服三少年一患喉痺而死一患肛門毒而死一患吐血欬嗽而死此皆無病而喜服温補之害也錄之以勸世人不必好補而服藥云云觀此則全鹿丸之弊害如是其大直幾幾乎與毒藥相等矣可不急圖改良以保人命耶按全鹿丸之方不能治病徒有弊害直可廢而不用今姑降格相從以爲藥肆之營業計宜將鹿肉及鹿之腸雜全行删除改用鹿角膠二兩燉化和藥并宜將胡盧巴兔絲子五味子破故紙杜仲瑣陽沉香川椒芡實秋石等温濇之藥删除而加入丹皮川貝石斛苡仁柏子仁車前子茯神遠志菊花等清潤之品配合爲丸以爲老人調補之用則有利而無害且又免殺生之罪業楞嚴經云世間卵化溼胎隨力强弱遞相呑食是等則以殺貪爲本以人食羊羊死爲人人死爲羊如是乃至十生之類死死生

生五來相噉惡業俱生窮未來際汝負我命我還汝債以是因緣經百千劫常在生死據此則殺生者皆有墮入畜生之報蠡閱滬上醫學報其中有筆記一段云張景岳因收全鹿丸方冥中罰其世世變鹿余謂張景岳雖收全鹿丸方實未嘗殺鹿而今日全國藥肆則年年殺鹿處處殺鹿吾恐墮入畜生道者當不少也夫以學理與事實言之則全鹿丸之流弊如彼而以佛學之因果言之則殺生之罪業如此人非至愚莫不有好善惡惡慈悲利濟之心況醫藥之事動關生命可不精選良方籌策萬全而顧可以盲引盲耶僕資性椎魯道不足以濟世言不足以動人尙望醫藥界中明理君子倡導而改革之則豈特一人一家蒙其福而已哉

◎中西醫學優劣論

丹徒丁笙甫

粵稽往古綜核近今倉公往矣仲景無存元化逝矣盧醫安存賢焉習之者有矣神而明之者何人於虖此醫道之所以日廢也有人曰西醫之術精甚矣其始也或云肇於羅馬或云創於埃及攷埃及立國在中土三代時洎羅馬崛起在我中華炎漢定鼎後羅馬久而益盛埃及遂降於羅馬由是言之則是泰西之醫成於中土漢之中葉其立法之人有名哀斯吉拉伯者有希波拉底者著醫學箴言注釋者充棟汗牛大約百有餘家若夫創爲剖視之法則始於亞力散大人繼之者又有德貞其人至於嘉約翰內科全書合新氏內科新說嘎啉外科眞詮騰布於中外者已不脛而走其較優於中醫者蓋有五焉一在考試

醫氏其爲醫也必經醫院考取判其優劣優者方許懸壺治病考取之法必先出題問明臟腑之位置病情之確實藥力之遲速收功之遠近諸醫書之是否讀書之多寡症勢之危急死生無微不至不爲捕風捉影之談實有學問實有功夫實有見解實有憑據然後始可以問世此考醫之優於中醫者一也外科如癰疽諸毒金刃所傷以及跌打贅疣之屬西醫按症施治利其器械以藥計日可瘳蓋外科之藥貴乎多尤貴乎精西醫則藥水藥酒鍊之極精故其收效亦極捷然其藥雖靈其毒亦極盛萬不可猛浪從事致戕厥生誠以中外之體質不同也此外科之優於中醫者二也至以電學治病其事尤爲奇特按電之爲物通信鍍金已足異矣而更以之治病則益見慧心凡耳聾目疾氣痛難產及半身不遂痲木不仁水溺夢魔自縊爲時未久者能通以電氣使之復元治法以陰陽二極實於要穴取效如神(但見其書未明其用)此其合內外科之用優於中醫者三也中醫不明化學西醫製藥皆以化合化分以盡利弊即如所辨呼吸空氣謂肺爲之職蓋肺有總筦開竅於喉中醫稱爲氣管西醫謂之氣喉氣喉下分爲二通入肺裏空氣入此肺管遂能達於肺裏呼出則含炭氣吸入則合養氣凡此皆從化學探來此以法之新奇優於中醫者四也光學亦足以治病在昔西醫以痲藥令人昏去便於剖割此即中國華元化遺法乃近時又有異焉者以爲體有強弱弱者恐不能堪因另創一光學之法其法以各色同光鏡四面炫耀有架以庋各鏡撥其機關令自運轉病者目迷五色倏即暈去痛若不知剖割之法即由此用例以嘮囉叻迷藥似爲較穩此又光學之治病見長優於中醫者五也雖然有定者醫理無定者醫法法或西藥見長理則

中醫擅勝何也西醫詳形迹而略氣化得失精粗固人所共聞共見不必贅惟卽其顯而易見而又爲人所易略者言之卽西醫亦無可置喙西醫有博物一篇於陰陽二字從未分晰天地有陰陽化生五運六氣人生亦此陰陽乃生五臟六腑西醫惟言人吸空氣以養身而不知養氣卽陽氣也至於飲食五味卽地之陰質此義西醫不知乃西醫之短一又謂脈乃血管而其營衛相會之處全未體察竊訾中國診脈之非難經云肺之大會手太陰之動脈也營衛行陽二十五度行陰二十五度爲一週復會於手太陰寸口者五臟六腑之所終始故取法於寸口更徵之靈素其長短之數傳遞之路有明明可指者如謂剖割後並不見有肺脈通於寸口庸詎知人生則有氣機以鼓盪死則塊然一質耳有質者可按無質之氣機從何按見乎是不能執死生一例之說可知此西醫之短二內經言東方生風西醫言空氣有冷熱相吸則成風夏月熱帶在南則風從北至又庸知內經所謂東方者正當南北之間是西醫言風之往來內經則言風所自生南北是陰陽兩殊故風從此異東方乃陰陽交應故風從此生然則內經乃稱生風之源比之西醫論風之異趣不更確實乎此西醫之短三西醫不知汗之根源惟言汗爲氣化豈知汗乃膀胱化水之氣通於皮毛者也故凡汗皆屬太陽經以小腸爲心之腑與膀胱同是太陽同附於連網之上心火宣布由小腸並合於膀胱是爲火交於水始能化氣外透而爲汗所以仲景無汗用麻黃有汗用桂枝二方俱主桂枝以宣心陽所謂汗爲心液者是也西醫於此等處全無攷核此西醫之短四他如腦筋爲主知覺尤爲背謬彼不知腦爲髓海實心之所用而非腦能知覺也觀於人慾動則精不安於室試問

所謂動者誰動之乃心動也然則是髓爲心用非心爲髓用也可知蓋髓爲心之精得心火照之而光見故主知覺古文思字從胸從心卽以火照腦髓之義髓如月魄心如日大相照爲明此神之所以爲用也西醫昧昧其宜五也必斤斤於剖割豈理也哉如此則中西醫之優劣何在曰在理於法西醫優於法而未晰乎理故徵實於餘蹈虛不足中醫求其理而未備夫法則內治自有把握外治或有疎虞然洄溪老人有言曰內與外皆準於理苟明乎理無論內外靡不同條共貫內外之分後世則然上古無聞也於此可以見明於理之爲優矣不特此也望其顏色聞其聲音臨病人問所便三診九候推究精詳然後更有辨舌三十六圖以資證據診病者庶幾少有所遺誤若西人則惟恃巧捷之法猛烈之劑强悍者已難堪其刼奪羸弱者其能免於危亡乎優劣昭昭固已洞若觀火然此猶優劣之一斑耳若欲窺夫全豹則自有中西之醫書在有心者請細繹之

詞按是篇乃吾師丁笙甫先生所著其時西藥暢銷胡醫偏地國粹淪亡幾無日矣又値敎育部擬專西遺中不忍以數千年神聖之薪傳而廢棄於一旦故篇中詳述中西各有見長中醫固不能廢西醫亦豈能專誠以中外之體質不同也又是篇曾登載東台日報頗爲學者所嘉許再加貴社全賴海內外同志之襄助故不揣吾師所作特繕寫呈上祈登載報端存稿者附誌

◉廢止五行生剋之平議

朱阜山

本報第二十六期袁君桂生有擬廢五行生尅之提議僕聞之下絕對贊同祇以公務繁冗並無何等之意見表示之近閱第二十八期報載東君子嘉之來函適與袁君相反對東君亦近今醫界中之錚錚者曾看過幾本新醫書欲以隻手挽世界潮流之趨勢故不憚穿鑿附會將五行生尅與西醫學說會而通之猶唐容川先生之著中西匯通醫經精義同一手筆不知西醫學理乃科學的五行生尅乃哲學（假定爲哲學）的科學的能實驗哲學的祇理論二者無能會通者也僕不敏請以抽象的理論而評論之若欲具體之辨論俟之異日

僕未曾下筆之先欲提出三大要件曰保存國粹（粹者專一不雜也所稱國粹乃吾國自古相傳專一不雜之精華並非連糟粕而保存之謂也）曰挽回利權曰保護民命此三者在我醫界諸君子所一刻不能忘者也欲達其目的須觀察世界醫學之大勢化除中外之畛域連合多數之同志平心靜氣之討論去東西之糟粕吸中外之精華然後與世界角逐於競爭之場所始克有濟祇知我國古時之學說雖糟粕亦精華舍此以外雖精華亦糟粕倘此種妄自尊大之謬見不化除連篇累牘金木水火土之空論雖持之有故言之成理惟有受二十世紀之天演淘汰於他人無與也試思東西各國乃後進之邦何以日強一日進步無已時不過凡發明一新理日事研求施之實用而後已我中華乃文明先進之國何以日弱一日國將不國總以高談玄妙不尙實際使然此無可諱飾者也我國醫界不欲生存於二十世紀則已如其否也當漸輕視哲學的而趨重科學的不可金木水火土者猶代數學中之符號也或以天地

人代之或以甲乙丙丁代之或以ABCD代之此種符號究與代數學之理論有何等之關係乎中國醫學之所以頹敗至此者專尚空談不務實際有以致之也而尚欲保存此種渺渺茫茫之五行生尅無稽之談與世界科學的醫學相角逐於二十世紀競爭之場眞南轅而北轍焉醫學之五行生尅之說與儒學之八股之害人之深且大同一分量八股興而中國無眞實文學之人五行生尅之說甚而中國無眞實醫學之人曩時海禁未開中國人以空想之醫學治療中國人之疾病不效付諸運命不過每年於寃死簿上多列若干名而已自歐化東漸挾科學的醫學以俱來與我國空想之醫學相激戰若我醫界仍不悔悟日日妄自尊大不事實在研求不數十年惟有束手待斃耳現在我國的醫學猶干戈也西洋的醫學猶槍礮也我國未與各國交通時無國際上之交涉儘可以干戈防禦國內誠措置裕如也今既不能拒絕交通總有國際關係之事務發生偶有決裂勢必開戰兩軍交鋒時我以干戈他以槍礮孰勝孰敗此不待智者而後知也若不決然改計猶以干戈爲利器此時惟有慘遭屠戮耳欲求取勝之道不得不棄干戈開設製造廠養成機械師竭力研究之仿造之造出較精之槍礮俟再開戰爭其制勝也必矣中國之醫學欲戰勝東西洋者亦猶是也僕固亦保存中醫之一人也僕爲此言非敢以非難束君實欲大聲疾呼喚醒我醫界諸君子也故敢九頓首而正告我海內醫界諸君子曰保存固有之國粹吸收西學之精華眞實研求無分畛域共冶一爐庶幾於前者提出之三大要件收完全美滿之結果五行生尅之論無事喋喋爲也

◉論中醫中藥遠勝于西醫西藥之鐵証希冀中外同志宜改從前暴棄之積習使學問臻臻日上致信用于寰球藥材當究眞僞改製造庶可挽回無上實業之利權

暹羅郭韶九

鄙人業承良冶既經四世蒙先人耳提面命多歷年所及長而遨遊南域遍越英荷暹緬通都大邑巨細市曹不止盈百有奇全憑三指生涯而仰事俯畜結納泰西諸醫不知凡幾査其診察疾病只用聽筒寒暑針二件呆板之物遇大熱症他頗能理目擊夫擅長者皆有形迹發顯之外病剖割得宜而已若由內而發無蹤可跟則憒然罔覺不比我中醫能明天地之六淫能辨六經之形證診八脈之浮沉遲數滑濇小大以决其寒熱虛實藥到春回他姑勿論即于腫脚喉風疫核等症皆曰傳染病無藥可療甚至吾國趨時之士嚼人唾餘不自覺其學問程度之低亦曰歐美醫學博士其言不錯苟遇此症只可坐視其亡爾殊不知予來南卅有餘秋如上所言諸症經手輒愈豈眞不可治也至跌打傷科骨碎筋斷者除斬去手足外別無良策從未聞有西醫而能接骨續筋者我中國之隨營醫士及鄉間之拳師無論如何傷損敢許限日全痊限日一門東西洋咸推荷蘭爲巨擘予駐足此方最久課所見聞不過僅能勾割外障風熱等傷證而已何奇之有若內傷七情瞳人散大視之一如常人但看物不清此乃內障試問西醫有能使之光明者乎無有也娠婦臨盆生子本有遲早兒産亦有難易南俗居多不知一遇産難心即着慌往

往便請西醫剖解取出孩兒不思破後傷風立斃予目擊耳聞經醫生剖解之婦僥倖而生存者有之然死者已過半數我中醫則不然用藥服下則血氣充足自然順暢而分娩矣縱其兒死在母腹靜候一星期骨肉朽腐無多時則一塊再塊由陰戶出矣何疑爲以上所列不過大略敷陳以見我中醫中藥之宜寶貴行王道者固遠勝于施霸術之明證也尤有可笑者昔年予在英屬芙蓉與一西醫晤談彼極力誇張其筒針之善察病源以筒示我放左乳旁予靜聽之無異機房轉輪之音以爲血脈流通之處固當如是爾爾予將筒放在足臂腳底無脈處其音亦無甚差池卽放在墻壁椅棹上聽之亦無不如是猝思一計兩手執二盃使西醫蔽目一試吾之探病筒與貴國相若否問之他說不異揚其目睇之不覺相覷而笑羞赧無地責予誑他厥後他自悔其診病之物無靈適獲奇難持來請敎啓口深恨其年紀之多不克卒讀中國之書而使之學問日進于高明無有止境也故唐宗海中西滙通醫經精義云生者氣血流通死類果板腐敗大相逕庭奈何以死者懸生人旨哉斯言是誠先得我心之所同然耳非深于閱歷者曷能道哉况西藥不滿三百種亦不敷用恆用中國出品孔多不過物入他手變其名詞而人不知耳粵稽他之所可者渾用機器製造煆煉精良雅觀易食少可當多病人喜服我中國循行故事病奇而方劑重者服之却亦爲難畏藥者衆不如西藥之爲便矧西醫治病偶有得意之方是必書册登報天下咸知使肄業之人精益求精我中國則否否吾曾見鄉間口傳心授不少神奇之方藥惟恐有人覺察秘而不宣意以爲奇貨可居籠斷獨登不勝鄙吝留貽子孫作利藪偶中惡卒死不致失傳矣甯不深可惜哉故吾

國之醫書汗牛充棟大率自成一家致令後學莫所適從陳修園曰欲入仲景之門要將各醫書概付祝融良不誣也夫中國之醫因政府不尊無教無考極爲混淆往往有目不識丁能將靑草治好人者竟爾號爲醫師能看過數頁方書或在市廛作過藥董者亦稱爲醫師甚則疾病纏綿常在牀褥試藥有驗者亦公然出而懸壺藥服無效不自悔其方藥之誤人反歸咎其命之當終病家不適中其方藥也林億云以至精至微之道傳之于至下至淺之徒其不廢絕爲既幸矣在病家不識何者爲良何者爲莠反不如延伊國之政府曾經考驗者之西醫服其藥價値雖昂百倍于中國亦不之惜故爾數千餘年之國粹百餘兆之利權盡斷送于鄰封中政府猶贊成之也嗚乎痛哉吾中醫之不見重于政府非一朝一夕之故其所由來者漸矣不覩老朽之孔丘曰人而無恆不可以作巫醫善夫想人命關天權衡本與政府勒歐美從同奈何竟與無聊而作詛咒者相提而並論細玩其辭卑鄙吾道孰有甚于此者無怪乎有疾病子路請禱神祇隨答丘之禱久矣其平生迷信鬼神不言而喩焉知醫爲何物故康子餽藥不敢嘗也降至宋末食古不化之朱熹尤其謊謬因四書上有鄭聲淫一句無論鄭詩命意之所在一切鄭風總以淫女相謔之詞核之是春秋時左丘明弗如他之詳明矣連子夏曰雖小道必有可觀者焉胆敢糊塗强解小道如農圃醫卜之屬想吾道之衰微爲當世所卑鄙者實孔朱二人爲厲之階也使假伊人宛在吾儕刻不容緩將孔舌而碎斷之掉孔口而三鍼之刳朱氏之心斬朱氏之手以爲天下之妄言妄語者戒昔日伍子胥鞭撻楚王尸三百不過害及一家若孔朱啓後人輕鄙吾道之端阻醫學上進之程而致草菅人

命實禍及萬世鞭尸逮千尚有餘恨間嘗讀先師自叙文予每覽越人入虢之診望齊侯之色未嘗不慨然嘆其才秀也怪當今居世之士曾不留神醫藥精究方術上以療君親之疾下以救貧賤之厄中以保身長全以養其生乃競逐榮勢企踵權豪孜孜汲汲惟名利是務祟飾其末忽棄其本華其外而悴其內皮之不存毛將安附焉卒然遭邪風之氣嬰非常之疾患及禍至而方振慄降志屈節欽望巫祝告窮歸天束手受敗賚百年之壽命持至貴之重器委付凡醫恣其所措咄嗟嗚乎厥身以斃神明消滅化爲異物幽潛重泉徒爲啼泣痛夫舉世昏迷莫知覺悟不惜其命若是輕生彼何榮勢之云哉而進不能愛人知人退不能愛身知己遇災值禍身居厄地矇矇昧昧蠢若遊魂哀乎趨世之士馳競浮華忘軀徇物危若冰谷至于是也溯我中國之醫藥也發源于蹴貸季理色脈而通神明診疾病而知死生昌朝于軒岐之期湯液作于伊尹泡製創于雷公迨漢張機而大備焉傳曰良史能讀三墳五典八索九丘溯洄從之非即黃帝之內經靈樞素問乎孰意後儒置之阿閣不相問聞予深憤之嘗讀卷首數篇君臣問答何一非研究夫養生衛生之道當暑令之候則敎以夜臥早起廣步于庭使人筋骨舒暢不至氣滯血凝即令學之體操養生之法也值霜風凜冽則敎以早臥晏起以避寒氣連接飲食有節起居有時不妄作勞故能神與形俱而盡終其天年度百歲乃去今之西人專事講究衛生理不外是旨義一也胡爲吾國人偏偏舍聖賢之正典而弗學出諸西人之口而奉從莫違則又何說近數十年中國人不見進化東西洋大爲開通不僅實業商戰莫與比倫即政治敎育亦日新月異奈何吾國之人不效其精神而竊其皮毛

耐勞堅忍之力則全無奢侈懶惰之風則過之夫學堂之教員爲學生作則者也吾視放假時期非賭博奕棋即花天酒地中外僉同試問歐美學校有是俗乎吾思中國之學堂小學尤不合格何則讀熟之書時時溫習尙恐遺忘換一册則去一册如何記憶各國之强端賴始基小學即焚膏繼晷猶處不能步歐美于萬一亦與年長之中學等逢星期則放日假暑令則放月假年節紀念放假無期諮詢光陰有幾竟任小兒輩奔馳度日學問甯有上進乎中國敎育部輕內趨外者因春秋時叔梁紇之次兒跛足孟皮之弟名仲尼其人者删書斷自唐虞唐虞以上懵然罔知當初魯稱達人後世腐儒認爲宗敎之聖神門徒咸稱爲賢亞自制藝取士之風盛行雖有資格邁衆辜負一生心血罄瀝于四書意旨上舞文弄墨數黑論黃而已一切實事求是具作之方策遂無師授矣朝朝相因無怪乎學校之退化于此醫道之不明于彼飾智驚愚故一吸歐美之風雨無論其奚若口口誦是雖穢惡亦疑芬芳野蠻亦號文明矣夫吾道本獨立歐美東洋亦然無論政府之重不重但求有所以見重而使之不至于輕克勤直抵尙愼旃哉予竊爲至親愛之同志明告之寇宗奭曰寧可治十男子莫醫一婦人何則病有萬端入其家病人在于帳幙之中但伸一手色不可得而望音不可後而聞證不可後而問徒恃一時之巧雖千古之神醫亦無由施其術也依吾思之其臉未覯休言病證難明即男女莫辨涸憶少時曾記一聯時來十月傷暑運去公子懷胎妙哉此對恰合吾國醫生之弊竇焉夫醫者司人之命脈也有病苦而後延吾救治草木本無情萬一不愼死亡相繼無論女男先哲之典型具在必先望其色現之面部及明堂中岳或相生相尅以決其

吉凶舌胎有無或黃紅白黑滑粗以定其虛實寒熱聞其聲之壯弱法先師之遺訓病人語聲寂寂然喜驚呼者骨節間病語聲諳諳然不徹者心膈間病語聲啾啾然細而長者頭中病一問寒熱二問汗三問頭身四問便五問飲食六問胸七聾八渴俱當辨九問舊新十問因再兼服藥參機變婦人尤必問經期遲速崩漏帶胎限至若小子與啞科先究其娘如何見聖神工巧四審齊丸膏湯散隨症變此乃千古聖賢之至言業醫者萬世不易當守之常法下愚者勿論也獨奈何厠身醫院之士亦爲頹風所移儼然未卜先知之異人並不問病症之何若不消數點鐘之久數百人之病診完無餘百數十金已入彀矣灵哉陸仙其惟吾國當世之名醫乎仲景云按寸不及尺握手不及足人迎趺陽三部不參動數發息不滿五十短期未知決診九候曾無髣髴噫爲惡作劇誰之過也清夜捫心得毋愧乎願吾同志亟宜除此惡習發顯天良有則改之無則加勉勿以諺言過得海是神仙能賺錢爲本領庶幾吾道其有豸乎否縱不失敗于今茲亦必失敗于異時噬臍其何及哉弟雖不敏然足迹所經幾有過化存神之妙聲名藉藉豈眞有肱稱三折之能不過平生好學謹愼于往古醫書極覽微遺人各有能有不能擇其善者而從之視病人年長而高者以父兄視之年少于我者以子弟視之盡我之心援古人所教之大法細意思索外不離乎六淫內不越乎六經某症脈屬于某經必須以某方爲重某藥附之側重佐使君臣胸中已有成竹自然所投輒效修園云醫學實在易良不誣也藥材一門吾中國實業伊古以來此爲大宗利源不僅四海九州多用卽洋人恒多購之挽回之策刻不容緩必須改良製造或霜粉或水油何以使之得與東西洋並

駕齊驅極力研究少可當多之效吾遊歷南邦各島方知吾中國被藥董所誤認沿遍南方而受害者非鮮姑舉一隅而明告之即如石蓮子近省垣廣州等處都用莿子本草云有一種似石連子形相似皮有横紋裏殼有莿肉具青不堪入藥食之令人頭暈暨南洋廣州人藥肆大都用此吾想是處醫生不下千百而竟無人訂正改換奇哉王不留行在星州等處都用浮有藤根方上欲用必要寫磨子不草纔放同是藜蘆變漏蘆福建彰泉人習慣開方須易其名方治傷科最妙之藥莫於金不換其味辛香絕倫入菜中一二葉便芬芳適口此乃爲眞而閩人所用其味微苦不知是何草根諸如此類難以枚舉茲不過大略敷陳懇同業家速宜校正無訛方免貽誤生命據予所知聲情相告

◉治病求本是爲良醫說

（錢星若）

自來水必有源木必有本儒之有經史子集醫之有靈素內難皆爲之本本之固枝葉爲茂源之深流之來長讀書之本固源深即儒之學問宏廣醫之經理精粹若流之無源雖溝澮俱盈不崇朝而涸矣木之無荄雖枝葉蓊翳不轉瞬而仆矣苟醫者讀書無心虛詞掩飾得無如流之不源而涸木之無荄而仆乎若夫臨證治病對症投藥推本循源是先聖之所諄訓經云治病必求其本是也考五行之生尅審六淫之戕賊察五臟何臟之偏六腑何腑之勝望五色聞五音觀其形察其部位細細切脈精驗舌苔審其逆從辨其寒熱之眞假虛實之眞假上病治下下病治上寒因熱用熱因寒用陽病治陰陰病治陽先治其

外內先治其標本然後奇方偶方複法之方辨之毫厘投之克當斯應響自來矣此皆求本尋源之治非俗子之徒知表之風寒裏之食積執幾味通套之藥見熱投凉見寒施温者所可同日語也吾嘗見今世之治病不求其本而徒齊其末者多矣曷怪乎病之不愈而夭扎者多耶曷怪乎醫學隳落有一病不起之狀耶若無今日醫藥會之靈丹拯救竊恐竟入膏盲冥冥長途悠悠黃泉無回首之日豈得復覩今日廬山之真面目耶幸得一舉中欽醒豁漸來前轍之覆可警後車之鑒從茲求本尋源各當視爲治病之金針生命之受惠衆矣進念昔之名醫如俞嘉言除靈胎吳中葉天士薛生白繆仲醇等輩讀書放出慧眼皆是求本尋源故克治病如神聲名振垂後世令人崇拜乎不遑嗟夫今昔相較奚堪言歟春往秋來旣早晚之不同老幹新枝復榮枯之亙異清夜思維不禁爲之長太息者也鄙年幼無知藥不識温清病莫辨虛實求本尋源三治更非吾擅其技妄言詆譏是罪之莫逭者姑思我之不能人必能之人若能之吾當叨之求之則吾亦無不能矣人之能卽吾之能也爰敢謬置一喙原吾君子諒焉宥焉

星按第二十七期報中黃眉孫先生之鑒別生死說洵是醫林之傑作欲求推本循源之治莫逾於此鄙嘗三復捧誦不忍棄離者屢矣又張君汝偉所論醫之名實說亦是喚醒醫界迷途有名無實處處皆然吁至可憾也今聞張君之大聲疾呼當亦廢然而知返矣

學說

◎古今藥劑權量不同考略

嘉定張壽頤山雷甫　一字芝孫

漢唐藥劑分兩皆重此由於古今權量之不同苟粗知其沿革者類皆能言之固不必讀古書而色然駭瞿然驚也雖權量之沿革隨時變遷必不能推究其密率之奚若然其略固有可得而言者蓋度量權衡之制皆古小而今大惟尺寸之制大約以古之十當今之八或謂今木工所用之匠尺猶爲三古遺制其說近是則古今相去尚不甚遠而權之與量則皆以古之三當今之一稽諸載籍具有明徵嘗考三代以迄漢魏度量權衡猶未大異至隋而有大稱小稱之名（稱今作秤廣韻謂秤卽稱之俗字）小稱卽古之權衡大稱則當時及後世之通用者也是其改革太率沿之於六朝而成之於隋世然其時習慣雖已沿用大稱而獨於量藥猶仍古之小稱此則昔人已有明言之者（此說出於何書不能記憶姑存之以俟考）所以隋唐之世方藥分量仍同前代證之千金方其說已信卽爲外臺秘要一書雖成於唐之中葉亦止有銖兩而無錢數是皆藥劑仍古之明徵蓋唐時開通元寶之錢雖已通行民間已以十錢爲兩而並不儳雜於醫學書中此自唐以前用藥之權量固彼此皆同而未有區別者也（古以二十四銖爲兩

自唐高祖武德開鑄開通元寶錢積十錢之重適得當時之一兩不比古時銖兩進位數有畸零爲用較便因以十錢爲一兩而錢以下卽借度法之分釐絫之此唐以後之衡法本與古法絕不相同且此十錢爲兩之一兩乃大稱之一兩非古稱之一兩唐人藥劑旣仍古稱所以不用大稱之錢分釐計算）迨至五季宋金則十錢爲兩習慣已久遂以推及於藥劑於是醫家著述亦以錢兩計數則沿用後世之大稱而古稱及銖兩之法悉廢此醫藥界中大稱小稱之分當以唐前唐後爲一大樞鈕矣至於大稱小稱之比較則孫氏千金方卷一明言十黍爲一銖六銖爲一分四分爲一兩十六兩爲一觔此神農之秤也（六銖爲一分非後人十分爲一錢之分此字同而義異凡傷寒金匱千金外臺諸方以錢分爲數者皆此六銖之一分也其音則陳修園謂讀爲份不知其有所本否尙容再考）又言吳人以二兩爲一兩隋人以三兩爲一兩此孫氏言古三今一之明徵也宋林億等校正傷寒論亦云三兩者卽今之一兩可見自唐迄宋皆無異辭且孫氏尙在初唐其時藥劑固仍用古稱親見大稱小稱之比例則所言愈爲可信不謂自明以來異說紛起李瀕湖本草綱目序例引名醫別錄合藥分劑而注之則曰古今異制古之一兩今用一錢張景岳又謂古之一兩當今六錢吳人王氏樸莊又謂古之一兩準今七分六釐言人人殊而立論又相去甚遠試問後學將何所適從外此之各自爲說者以頤所見又有數家無不自詡爲考覈皆精而試以古書爲之引證大率皆無實據未免臆說欺人疑誤後學甚非輕淺然此數家之言不合於古而世亦無有信之者本不必辯徒多辭費祇以王樸莊之說吳人唐笠三吳醫彙講載之浙人王孟英潛

齋五種亦稱之近則陸九芝世補齋弟三卷人極推重之而吳興莫枚士研經言亦稱爲不刊之論神州醫藥學報第二十六期刊行莫氏古方權量有定一篇幷刊袁氏附誌均以爲是一似樸莊此說已爲定論懸之國門不當增損一字者則上欺古昔下誤後來頤竊惑之不可不辨頤按權衡之制古三今一不僅唐之孫思邈宋之林億有是說也魏書食貨志齊文襄令錢一文重五銖者聽入市用計一百錢重一斤四兩二十銖則古稱也隋書食貨志高祖既受周禪更鑄新錢文曰五銖而重如其文每錢一千重四斤二兩若以古稱二十四銖爲兩計之則五千銖之重當得二百八兩八銖而乃止曰四斤二兩則銖是古稱而所謂斤兩已用當時通行之大稱矣前清官撰皇朝通考亦云古之稱法至後世而加重隋文帝鑄五銖錢重如其文而每錢一千重四觔二兩則古稱三觔爲隋一觔而少古之五銖當今之七分而弱隋書亦謂開皇以古三稱觔爲一觔孔穎達左傳正義謂周隋稱於古三而爲一杜佑通典謂六朝稱三兩當唐一兩凡此諸說皆古三今一之確證又考積古齋鐘鼎彝器款識漢陶陵鼎其文明言重八斤一兩阮文達謂今庫平重五十三兩七錢二分是又今之一兩當古三兩而不足此雖密率不能符合要之古稱亦必互有輕重而大要總不離三與一之比較爲近是又考升斗之制古今相去若何言者更少尤難詳悉惟周禮冬官考工記㮚氏爲量鬴深尺方尺容六斗四升注積千寸疏算法方一尺深尺六寸二分容一石頤按考工記雖非周初古書然確爲漢人傳本以六斗四升之容量而積千寸則每升之體積爲古尺十五立方寸有奇而疏以方尺深尺六寸二分爲容一石則每升體積爲古尺十六立方寸有奇

二說雖亦不同然相去尚不甚遠此古升合古尺之容積也今則會典嘉量斛容積二千五百立方寸是今之一升合工部營造尺二十五立方寸更以古尺當今尺之八寸計之是今之一升約合古尺四十九立方寸而弱則古量今量又三與一之明證矣張景岳謂古之一升當今三合三勺尚無不合而王樸莊非之乃謂古之一升準今六勺七抄誠不知其何所據而云然卽名醫別錄所謂古之藥升上方一寸下方六分其深八分者容積太少亦嫌不近於理或古時量藥別有此制而必非尋常通用之升斗可知試以仲景方證之每劑用水三五七升云云者亦非此上方一寸下方六分之藥升可知否則數兩之藥而止用此戔戔之水浸漬不及何以煑汁耶或謂洵如是說則古方藥劑折合今之權量猶爲太重得毋有疑古方之不合今用者乎卽如仲景之麻黃桂枝二方麻桂各用三兩準以三分之一每劑猶得一兩卽再以三服分之而每服猶得麻桂三錢有奇假令學者用子之說而開方逕用麻黃三五錢豈不誤事則告之曰古今人之體質容有不同善學古人者所貴能師古人之意而不拘泥乎陳跡豈有斤斤較量於古今輕重而遂可自詡爲直造古人堂奧者且卽以藥劑分量言之亦惟吾江浙醫家用藥最輕實緣土薄水淺人體最爲孱弱故藥劑不勝重任若在淮北兗濟之間處方者已較然不同凡開泄腠理之麻桂羌防柴葛諸味亦有用至二錢三錢而不嫌重者又見湘鄂贛豫俗尚無論發表攻裏多以黨參甘草冠於方首意謂必得補中之大力者爲鄉導而後可得藥力此雖風氣各殊不可以一概論亦可見麻桂諸物固有時不妨於重用者正不必拘守於吾吳之習慣而强執古人以從我也惟吾輩自有師承應用麻

桂升柴諸物卽三五七分而已有實效又何可墨守成方反滋流弊若欲厚誣古人而謂吾儕師法卽是先聖心傳則古藉具在豈容假借何可信口雌黃而謂天下後世無一人能考古而反唇相譏者不亦井蛙之心量輕千古人才耶欺人乎自欺乎徒見其不知量而已請以質之斯世通儒以爲何如

頤又按王樸莊原文載於吳醫彙講昔曾見之今已不能記憶似所持理由不甚充足而行篋中適無此書不能考覈試以鄙見言之旣不合甚巨意者必少確證故亦無俟借證原書以資辨難苟諸君子有以王氏爲是者尙乞　賜以辨正俾異日更讀吳醫彙講而再申言之可乎

◉斑疹與痧癮瘋痱合說

種杏

斑疹者乃時感中之大關鍵也自古皆然欲覩兩者之眞髓未有精確之能力有以斑爲疹亦有以疹爲斑痧癮瘋痱交淆其間遂致模稜不辨光怪陸離使我中華醫學界之障礙繄莫大也鄙人不辭侈口而陳之質諸諸君共商榷也稽素問謂之疹外臺引其逸文赤瘮者搔之重沓隴起金匱陽毒發癍面赤斑斑如錦紋華陀謂熱未入胃不以時下之則胃虛而熱入若熱已入胃不以時下之熱不宣泄皆致胃爛其斑如鷄豆大微隱起喜兩脇巢氏新書云陽毒病人出斑皆如灸跡指面大靑黑並不免於死活人謂病人肌肉發斑癮疹如錦紋由是推之聖哲是義早創鄙人姑推廣其說也夫外感之邪首重傷寒而傷寒之中有陽毒時氣温毒傷著陰證之各殊則斑疹痧癮瘋痱有由來矣陽毒所發者由於汗下失當胃

火熾盛狂躁罵詈咽痛吐衄面赤斑斑如錦紋時氣所發者天疫時行之氣一經化熱喘咳嘔利斑疹痧癮在所不免溫毒所發者冬令過煖人感戾氣春寒所折邪不得泄天氣漸煖溫毒始發心煩熱渴喘嘔發現斑疹如錦紋或病溫誤服辛溫以火濟火症亦倣此傷暑所發者先傷暑溼飲冷當風而觸發暑火浮游脾溼交蒸或吸受暑邪上焦清肅不化氣分爲病均發爲紅疹白痦瘖痱之屬陰證所發者平素斲傷或棄勞役感受暑濕大熱面赤戴陽躁擾脈微喜飲沸湯乃眞陽外泄無根之火聚於胸中上熏於肺傳於皮毛甚有通身緋紅成片如斑或發點稀少而淡宜求溫補涼散是忌凡熱毒抵於陽明發於肌肉而成斑鮮紅起發爲易稠密成片爲忌雜黑者危古云胃爛足見明徵紅疹發於營營主血故色紅也由於邪鬱不解熱走血絡而成之故胃主肌肉發現爲斑肺主皮毛發現爲疹所以斑重而疹輕白疹發於衛衛主氣故色白也由於暑溼不解鬱於氣分而成之所以有紅重而白輕也然逐有順逆未可膠執一見或斑疹同現亦復不少痧爲疹屬幼穉所發時氣感觸傳染疫行能致危險症之可輕可重也瘖痱之屬六腑所現寒熱後發癢痛隨見症之輕淺也推參斑疹治法已有成例可遵未發之際可助升發則升麻葛根湯之例一經發現最忌升發犯之更增斑爛又不宜下下之有內陷之患若陽毒熱極則犀角大青之例咽喉不利則消毒犀角飲之例若斑勢稍緩內實不便譫語潮熱則調胃承氣之例餘則暑伏宜用宣透溼蘊宜用宣化惟陰證治法迥然不同傷臟腑之陽者宜用理中溫中寒甚脈微者大建中湯之例凡臨證者必察脈之浮沉病之虛實治之庶有當也若孟浪不察一概論之而不誤於人者未之有也

鄙人不揣分量謹貢芻言未識　高明以爲然否

◉虛症久病愼用細辛說

黃眉孫

近見甲醫治有一癆嗽症兼又足腫者方中用細辛錢半服藥後病者言心中痛苦難當滾地罵醫半日而死事後經醫家評論該病由痰火而至足腫病經年餘本無可治方中諸藥皆往時服過並無危險唯此次加入細辛朝服暮死足見病久虛極之人辛散過度故至于此可無疑義因憶前有乙醫治一傷寒陽明症已經全愈月餘矣後其人忽腹痛足腫乙醫用獨活寄生湯加減幷加入細辛錢半服藥後其人腹復奇痛大呼取刀剖腹庶不痛死哀號達旦而斃誠爲慘不忍聞事後大家評論若爲平常足腫服此湯劑原非大錯唯虛極病久之人細辛與獨活共用安能受此辛散又有一說恐藥店撿藥錯誤然藥渣已倒去無從細辨也予寓居藥店時見他醫用細辛二三錢何以又未聞誤事想爲初病實症與虛人久病不同耳前見藥店製麻黃沸水泡過然後去節泡出之水味濃而烈時有店伴貪便將水洗足片刻之間足忽腫痛余令取生甘銀花煑水洗之然後痛止腫消足見泡製後之麻黃已失原味所以星洲醫生有用三四錢而罕聞汗多亡陽之事當因泡製之後其味較淡耳但未知他處製法與此相同否至細辛一味冷水浸溼剪而晒干原味尚完全無失所宜研究者此耳譬如黑山枝黑荆芥黑地榆黑蒲黃等味予當提議炒黑便可不可過火若經過火除黑羌一味氣性雄烈外餘者全爲火炭毫無本藥原味爲止

血用則可為引經用則無力也余曾將過火藥品用口細嚼此藥與彼藥殊難分別同是一般之火灰氣味而已此製藥者所宜知又醫家不可不知者也又者南洋地方所用藥物重量每倍于中國其原因甚多或由藥物過海經海船中潮熱薰蒸而藥味一變或因求美觀存藥過久泡製多次而藥味又變二者足令本草諸藥失其本來原味而較淡薄于新採之時也

◎脈學芻言

海隅吳　涵

夫望而知之之謂神聞而知之之謂聖問而知之之謂工切而知之之謂巧切脈之道由來尚矣內經之論診法有天地人三部上中下九候故其診法有自頭至足之說自越人獨取寸口法至簡便世皆遵之不知越人本內經之精義以發明之非創說也考之內經五藏別論曰脈氣流經經氣歸於肺肺朝百脈氣口成寸以決死生氣口獨為五藏主經脈論曰經脈者常不可見其虛實也以氣口知之五閱五使篇曰脈出於氣口色見於明堂動腧篇曰胃為五藏六府之海其清氣上注於肺肺氣從太陰而行之又脈要精微論曰尺以候腎與腹中附上左以候肝與鬲右以候脾與胃上附上右以候肺與胸中左以候心與膻中則是獨取寸口而分寸關尺三部之說內經皆已鑿鑿言之迨漢張氏仲景論脈於寸口之分又有趺陽少陰成氏註釋皆以足上之脈當之夫趺陽少陰動脈之穴誠在足上不知趺陽者即右關脾胃脈也少陰者左尺腎脈也何以言之徧考南陽脈法中每以寸口與趺陽並舉而從未有書左寸關右寸

關者或寸口與趺陽少陰並舉未有分言寸關尺者猶之內經論脈多言寸口而無分左寸口右寸口者故以脈口人迎兩診爲左右之分仲聖之心與內經相爲印合泥於寸關尺左右者非泥於動脈之穴者亦非活法推求所謂引而不發躍如者未可以片言盡其蘊也迄今東西醫書流入益廣謂脈是血管其跳動應心與呼吸之數不合以此駁中國診脈之非不知心主脈肺朝百脈一呼脈行三寸一吸脈行三寸一呼脈再至一吸脈再至呼吸定息脈五至其跳動之機與呼吸雖不相關而跳動之數與呼吸自相印合又西醫言心左房發血行於周身血受炭氣則紫入於廻血管必過於肺吹去紫色轉爲純赤乃仍入於心中國則云寅時營氣始於肺行於周身周身脈十六丈二尺約歷水漏二刻得五百四十呼吸卽二百七十息行十六丈二尺爲一度復返於肺晝行陽二十五度夜行陰二十五度至五十度而復大會於肺肺氣從太陰而行之出於經渠是曰寸口故曰尺寸者脈之大會臟腑之所終始也今攷西法每分鐘當得十八息壯者之脈動以七十至與八十至爲中數由是算之每刻得二百七十息每一句鐘四刻合一千零八十息晝夜二十四小時九十六刻子午之交漏水下百刻當得二萬七千息考之內經一日一夜凡一萬三千五百息恰得半數然則當是一日一夜各一萬三千五百息矣以合作各字則內經之義卽可貫通而無歧異此後諸家之說尙未實行參考不知一合字誤之也

◎讀白喉養陰忌表抉微書後

海隅吳涵

或問曰白喉一書養陰忌表專以大劑甘涼鎮潤然則治喉之法果盡於此而從前表散之方皆可廢棄乎曰治病之要在乎辨症辨症之道求其精確凡喉症之宜暫表者必頭疼板痛鼻塞流涕音聲重濁此爲外寒包熱宜喉症之輕淺者辛涼散之卽愈近人以其辛散有效於喉症之重者亦必用之用而不效以爲辛涼尙輕繼以辛溫口耳相傳並無他法考之於古無是理也醫書之中傷寒金匱最爲近古其論咽痛獨詳於少陰之經以少陰之脈上循喉嚨爲津液往還之道路也首條症見胸滿心煩用猪膚白蜜清潤甘養之意畢露於此其但咽痛而無煩滿者少陰之熱不盛則甘草湯平調之挾有外感不差者加桔梗爲桔梗湯必不差而始加其愼表之意若此也其非少陰熾熱而由寒熱雜沓爲瘡者方書所爲乳蛾之類苦酒湯主之其寒犯腎中之痛則以半夏散及湯之方後賢詳其症狀謂猝然而起不紅不腫但覺大痛異常暴啞無音脈多弦緊或數疾無倫此大寒犯腎也用麻附細辛湯然此症百不得一姑備其法而已惟是猪膚湯一方實與白喉書中養陰清肺湯後先相望誠以白喉一症火熱自內而發燔灼於少陰經中少陽之風亦因之而動火乘風勢風助火威少陰天一之源幾乎有涸絕之勢求其屬以濟之非壯水之主不足以主制陽光養陰清肺者求其屬以濟之也是故其初起也咽中乾澀嚥物窒礙而痛心中煩熱口鼻面上皆覺烘熱絕無表寒之症象然病猶在少陰本經火未得風勢未熾也至盛極而動少陽之風則目眩昏花胸脇不和經絡焦灼或作掣引之狀而風與火相合而暴煬矣煬及陽明則蒸灼胃中之濁爲腐煬及肺金則熬煉陰中之液盡化爲痰肺胃淸曠之區已成燎原之勢肺敗而鼻塞音瘖

喘逆痰升矣胃敗而衄流鼻腐神明糊亂矣病至此雖有智者不能與謀曰不然白喉之重者其初起往往骨節疼痛大寒大熱狀類傷寒茍不挾外感何以若是曰白喉之外感者感冬春温熱之邪鬱伏少陰而成瘟毒非風寒也卽病起之時或觸微邪祗足以鼓動少陽之風少陽者人身內生之風也內風動而外風已不知何往而少陰之火乃因之愈熾矣故傷寒之寒熱必先悽凊怯冷肢節疲倦由寒而生熱白喉之寒熱必先肌膚焦燥肢節煩疼熱極而生寒曰熱極生寒經訓有之然其理尙惝怳而無憑也曰陰陽之亢戰觀於天地之風雷而知之矣譬如盛夏之令炎熇燔熱鬱蒸不解而後日月爲之晦冥萬竅爲之怒號雷電爲之大作人身亦猶是也陽亢之極一綫之陰氣欲承而不得承乃作寒暑交戰之象安得與傷寒之寒熱相提並論乎然則喉痺纏喉二症果有異於此乎曰喉痺紅腫爲實火厥陰之火也纏喉腫閉爲痰火陽明之火也白喉色紫淡而初起不甚痛腫爲虛火少陰之火也然本書中猛將之類神仙活命湯方卽可治厥陰陽明之火此外又有爛喉丹痧一症其痧未透時必須表散本書除温化毒湯中有葛根薄荷大可勝任蓋少陰伏邪達於少陽必須歸於陽明從肌肉出故傷寒論云陽明者土也萬物所歸若與麻桂羌防等類必至毒熱四竄奔騰莫制況葛根薄荷辛涼甘潤與辛温燥烈之品自有分別傷寒論少陰篇中先甘草而次桔梗此書首生地而殿葛根三方鼎峙直追南陽心法未可僅以亂識之語視之也苟凡爲醫書者皆能如是之規繩劃一禁忌分明庶幾一病有一定之方而無雜藥妄投之虞矣

開設英大馬路西市坐

童葆元堂

人參再造丸

治男婦眞類中風中寒痰厥氣厥偏風偏廢頭痛鬼魅徧身麻木四肢不遂骨節疼痛筋脈拘攣不能俯仰口眼喎斜頭目眩暈紫白癜風左癱右瘓一切風濕諸痺及小兒驚風等症此丸驅風散火谿氣養血活絡調元舒筋骨逐頑痰治療甚大靈驗非常眞有回生之效故曰再造幸弗輕視每服一丸小兒減半孕婦忌服湯引列后

一中風中熱中痰中溼中祟生薑湯下　一卒然暈倒不省人事竹瀝湯下

一偏身麻木半身不遂溫酒湯下　一痰迷心竅淡薑湯下

一種癲五癇金器煎湯下　一陽明頭痛用芎白芷各三分煎湯下

一骨節疼痛手足拘攣溫酒湯下　一夜夢鬼交失神失志燈芯桂圓湯下

一山嵐瘴氣琥珀研末冲湯下　一急慢驚風薄荷三分煎湯下

一諸氣不順廣木香三分煎湯下

一腸風痔漏大便純血及産後下血焦槐米二錢煎湯下

一痢疾初起紅白相雜及久痢不止炙甘草一錢煎湯下

一淋管作痛便血便毒生甘草稍五分泡湯下

一從高墜下畜血在内蘇木五分童便半杯煎湯下

一小兒月内將丸泡湯日服以解胎毒若夏月炎天服少許不生瘡癤

北朝南石庫門内便是

醫書

◉新編温病條辨歌括上焦篇

夏寶善

(一)温病由來有九因風温温熱疫相承再傳温毒暑温濕秋燥冬温温瘧名(此言温病之九大綱)

(二)不講太陽表裏法此言邪入太陰經(温邪先犯太陰不是傷寒先犯太陽)

(三)脈非緊緩風寒杳動數關前獨大迎但見尺膚多熱甚風寒微惡並頭疼有無口渴而兼咳自汗周身熱不寧午後熱增受火克太陰温病法中興(此言温病證狀後凡言温病必兼此條)

(四)太陰風温温熱疫冬温初起惡風寒桂枝(湯)赤芍同姜棗炙草辛温一例看無寒口渴熱邪多即用銀翹散最和竹葉牛蒡豉芥穗葦莖甘草桔蘇荷○胸悶膈藿香鬱渴須花粉少不得衂去芥豉入茅根側柏山梔皆炒黑項腫入玄參咽疼馬屁勃肺熱不宣通杏仁專治欬熱邪入裏漸加增麥冬生地保津液再不解時小便短梔子黃芩知母入

(五)桂枝湯服惡寒解餘病銀翹(散)減製之

(六)風温咳嗽熱平常口渴微微似不妨誤用辛温消肺液勞因嗽久最難防翹荷杏桔同甘草桑菊(一

飲）蘆根法最良服之不解又如何氣粗似喘是何說燥在氣分石羔知入陰舌絳熱歸暮玄參犀角加營分又有訣減去薄荷與葦根玉竹丹皮麥地啜須知肺熱入黃芩瓜蔞根是爲口渴（此言邪輕藥輕病變藥變）

（七）脈浮洪舌黃渴大汗面赤熱多惡辛凉重劑白虎湯膏知甘草（粳）米一合（此言病重藥重）

（八）浮大而芤汗大洩微喘甚至鼻扇煽白虎人參湯主之脈若散大急倍入（此言病急藥亦急救化源）

（九）白虎本爲熱達表浮弦而細用不好不汗不渴沉禁之常須識此勿誤了（此言重藥不得誤用）

（十）氣血雙燔玉女煎原方減膝特加玄還將熟地更生地知麥參羔兩面全

（十一）温病太陰血溢上銀翹（散）犀角地黃湯丹皮白芍蘆芽竹草桔蘇荷豉芥蒡兩湯合就完全法已表荆荷豉勿嚐若吐粉紅血水死脈來七八黑無光勉將淸絡育陰法天眷人事細忖量

（十二）温邪口渴甚沃之雪梨漿切片凉水浸頻飲得安康吐多白沫滯粘者五汁（飲）吞之救液良梨汁薺葦根搗汁麥冬（汁）藕汁或蔗漿

（十三）二三日舌微黃寸脈盛心煩忙懊憹起臥不安詳欲嘔不得中焦證急煑山梔（子豉湯）豆豉湯

（十四）温病已將日二三痰涎壅盛痞胸間心煩欲嘔甜瓜蒂（散）小豆山梔涌熱痰虛則參蘆煎共飲苦寒方合並甘酸

(十五)寸大舌絳乾當渴反不渴熱入血分中清營(湯)黃連缺犀地冬丹玄翹銀竹葉合

(十六)温邪最忌汗來發强發必然變疹班汗出過多譫語亂班宜速化(班湯)可安平玄犀白虎同煎好托毒消班洞不難○發疹銀翹豆豉減大青生地入玄丹(三春柴葛歸升禁白芷羌防總莫談○若見神昏譫語出清宮湯藥走心穴玄參蓮子麥冬心犀角連翹少不得○熱痰梨汁五匙添還用五匙青竹瀝咳痰不清蔞皮加熱毒中黃陳金汁漸欲神昏入銀花石菖荷葉咸相得○安宮牛黃(丸)藥如何梔鬱芩連犀角臍金箔爲衣雄麝奸丹砂梅片及珍珠○紫雪丹方甚可誇滑磁寒水石羔麻羚犀玄草沉丁木硝石朴硝入麝砂○犀角牛黃至寶丹麝香珠珀玥同攙重湯燉化水安息和藥爲丸蠟護函

(十七)邪熱心包內舌蹇肢逆厥牛黃丸可湌或者香紫雪

(十八)温毒咽疼並喉腫頰與耳前耳後同面正赤時或不痛外膚腫甚耳隨聾俗名蝦蟆大頭症普濟消毒飲最通馬勃牛蒡玄芥穗翹荷桔草扳藍從芩連宜晏柴宜減增入銀花葦殭虫

(十九)温毒外腫水仙膏一切瘡癰總治療剝去赤皮多或少根鬚一併搗如膠但敷腫處中留孔膚發黃瘡毒漸消

(二十)不可過敷增痛爛軍連乳沒柏茶調

(二十一)神昏譫語牛黃早紫雪清宮取次療

（二十二）（暑溫）暑溫形色似傷寒但把脈情對勘看右手脈來洪大數左邊反小的非寒面紅渴甚汗多出白虎（湯）膏知草米還脈甚而芤幾欲散人參固正有何難（此條有面赤口渴必兼太陽中暍緊對太陽傷寒面不赤口不渴言後凡言暑溫必兼此條證狀）

（二十三）太陽中暍讀金匱寒熱身疼體重卑脈細芤遲小便已灑然毛聳氣分虧微勞即熱肢尤厥開口牙齦齒燥隨誤發汗時寒戰甚溫針轉熱更非宜如其數下爲淋甚清暑（益氣湯）方能益氣機二十朮歸耆升炙草參冬五味及陳皮葛根澤瀉棗姜柏神麯青皮總不離（暍字說文傷暑也又熱也暑與暍二而一者也）

（二十四）暑溫無汗香薷飲厚樸銀翹藊豆花（不得以無汗二字爲證狀不完須兼二十二條言後條仿此）

（二十五）飲過香薷（飲）微汗作辛溫休得再沾牙

（二十六）太陰暑汗已未發喘渴汗多不止煩洪大脉來而有力只須白虎（湯）穩平安甚而芤則人參入身重加蒼爲濕鬨散大汗多兼口渴生脈（散）冬參味共三

（二十七）暑溫發汗證稍輕頭脹微微不了明但解餘邪清絡飲西瓜皮取翠衣新絲瓜藊豆銀花嫩荷葉邊同竹葉心邪不解傳中下矣仍求中下再思尋

（二十八）無痰但咳聲高清絡飲中甘草饒甜杏冬知和桔梗無形暑熱漸輕消

(二十九)咳嗽濁聲兩太陰渴無多飲濁痰生茯苓小半夏加朴苦杏生姜豐濕分

(三十)脈虛夜寐不安甯煩渴苔紅讝語頻目閉不開開不閉此爲暑入厥陰經清營犀角銀翹地玄麥丹連竹葉心惟有白苔滑者禁濕邪不得致傷陰

(三十一)身熱無寒過太陰時時讝語不精神謹防內閉宜開竅紫雪牛黃可共斟

(三十二)寒熱舌苔口不渴最難暑瘵吐鮮血杏仁滑石薏苡仁清絡(飲)能驅濕熱脫

(三十三)小兒陰虛越身熱卒然厥暑痫清營湯亦可與紫雪

(三十四)大人暑痫一般同暑熱之邪乍入營手足瘈瘲風內動鈎丹羚角入清營

(三十五)(伏暑)要識暑溫並濕溫當知熱濕辨何經熱邪偏暑暑溫手偏濕濕溫足太陰裏證宜溫驅淫法表邪解熱法宜清平均熱淫平均解相混何能寄死生

(三十六)長夏以暑過夏發伏暑由來有定名霜未降而輕可許遲延冬後更非輕

(三十七)頭疼寒略惡面赤渴而煩濡數苔生白冬猶作暑看(伏暑證狀後仿此)

(三十八)無汗口渴白苔時邪在氣分表實知銀翹減去玄牛子杏仁滑石共煎之胸滿香豉鬱嘔痰半夏苓如或小便短絲通薏苡仁

(三十九)無汗口渴赤紅苔邪在營分表不開生地丹皮冬赤芍銀翹散合共煎來

(四十)汗多口渴白苔生邪屬表虛在氣分銀翹減芥玄牛子加入苓羔苦杏仁洪大汗多口渴甚仍宜

白虎(湯)朮加參

(四十一)汗多口渴赤苔逢表症虛而入血中(加減)生脈(散)沙參五味子丹皮生地麥冬同

(四十二)伏暑暑濕濕溫症互參前後執其中

(四十三)(溼溫)溼溫頭疼惡寒炎身重痠疼胃不開面目微黃苔細濡再觀白色舌間苦不饑不渴陰分熱狀若陰虛手懶抬汗出神昏清竅閉甚而目瞑口難開下之洞泄醫之過潤則病深釀後災長夏深秋冬一法三仁湯已巧安排蔻仁杏苡絲通樸夏竹還兼滑石來

(四十四)肢逆神昏邪入心清宮湯減麥蓮心銀花赤豆皮煎送至寶丹香痛熱輕(原文上有濕溫二字細玩四十三條及參看本註自知勿疑肢逆神昏四字證狀不完下條仿此)

(四十五)濕溫喉咀咽痛疼銀翹馬勃(散)最通神射干牛子辛涼法阻甚蘆芽滑桔增

(四十六)痺鬱溼溫氣呃噦宣痺(湯)枇杷鬱金配射干通草及香豉治法宣通肺痺退

(四十七)喘促溼溫在太陰(千金)葦莖湯號曰千金杏仁滑石清宣肺濕氣蒸痰喘不寧生薏苡仁清痰濕冬瓜仁炒及桃仁

(四十八)太陽中暍溼施威身熱疼時脈弱微此以夏天傷冷水水行皮內溼施爲瓜蒂一物(瓜蒂湯)逆流責虛則參蘆可共煨

(四十九)(寒濕附)寒溼傷陽證形寒脈緩裁寒因應不渴白滑淡爲苔拘束孫經絡干姜熟附陪桂枝

(姜附湯)生白术宣溼表陽開

(五十)(温瘧)骨節疼時嘔而煩其脈如平熱不寒温瘧桂枝爲嚮導和同白(温瘧)虎(湯)一齊飡

(五十一)但熱不寒或微寒口渴舌乾胃敗殘此乃陰傷陽獨發名爲癉瘧五汁(飲)飡表熱連翹竹葉寒胃炎知母芘相安生地玄參除血救宣通肺氣杏仁攢開邪出路三焦法滑石行之治不難

(五十二)白苔渴飲咳嗽頻寒從背起伏邪因名爲肺瘧杏(仁湯)桑葉翹蔻梨芩滑茯苓

(五十三)煩渴讝言熱昏狂弱數苔紅中夾黃心瘧(加減)銀翹(散)加減法冬玄犀竹點荷漿兼穢舌滑口氣重安宫之法以牛黃(丸)

(五十四)秋感燥邪右大數氣傷桑杏(湯)太陰作梔豉梨皮貝沙參本氣燥邪肺衛鑠

(五十五)感燥而咳桑菊飲初傷肺衛藥宜輕

(五十六)燥傷肺胃達陰分比上二條深一府咳嗽沙參麥(冬湯)玉粉冬桑藕豆草宜生久延咳熱原非美地骨二錢可共吞

(五十七)燥氣化火清竅滞翹荷(湯)桔草蓑梔皮耳鳴羚角苦丁葉目赤夏枯丁菊宜咽痛牛蒡加更好黃芩清熱並煎之

(五十八)諸般膹鬱肺金受痿嘔喘因燥氣留喻氏立方淸燥救(肺湯)苦寒正治反招尤石羔甘草人參配桑杏胡麻阨症瘳再入膠冬枇葉炙多痰貝母及瓜蔞血枯生地宜增入熱甚羚犀燥乃休

●補秋燥勝氣方歌

(一)陽明之氣轉爲燥直則淩子則爲寒化氣爲溼緣金母復氣爲火本來干(二)燥傷本臟頭疼微咳嗽惡寒痰沫涎無汗脈弦鼻嗌塞杏蘇散橘茯苓前棗姜枳桔夏甘草外感燥涼此最先無汗脈弦甚或緊須加羌活汗微濈汗生仍咳宜蘇梗羌活紫蘇又總鐲兼泄腹膨蒼朮朴眉稜頭痛芷宜添黃芩熱甚方加入腹滿泄痢切莫沾(三)傷燥似傷寒太陽證一般有汗亦不咳不痛不嘔酸燥較寒略減桂枝湯和歡(四)燥金司令頭先痛發熱身寒胸脇疼甚則疝瘕皆痛引桂枝柴胡各半增吳萸楝子茴香木夏芍棗姜參草苓(五)燥淫入中焦脈短且濇饒是無表裏證汗下勿庸勞胸腹脅脹痛嘔泄或相交温苦甘辛法和方任施療(六)陽明燥證裏實堅未從熱化苦温先已從熱化苦寒下兩法下之勿倒顚(七)燥氣漫延入下焦搏於陰血變癥條不分男婦化癥法丹號回生濟爾曹肉桂人參蘇木芍麝香片子姜黃饒丁香鼠糞川椒炭蘇子桃仁蝱降交乳沒山稜歸杏附蒲黃乾漆藏紅包靈脂水蛭萸索阿魏茴香益母膏熟地良薑芎艾炭大黃鱉甲要煎膠米膏老蜜爲丸好封蠟用時熟水調(八)燥氣潛藏伏下焦不與血搏異前條有形則痛無形止八脈空虛老邁凋不可化癥傷血室復亨丹可濕温調倭硫黃共甘枸子肉桂鹿茸益母膏萆薢參苓蓯蓉淡歸茴玄武炒川椒爲丸每服二錢好七癥八瘕總退消寒水狐頹筋血氣丹溪七疝此方調袖珍亦立名盤厥附脈寒癥氣疝饒婦疝爲瘕有血鼈蛇脂狐燥靑黃交有形之積化癥妙虛復亨丹任治療

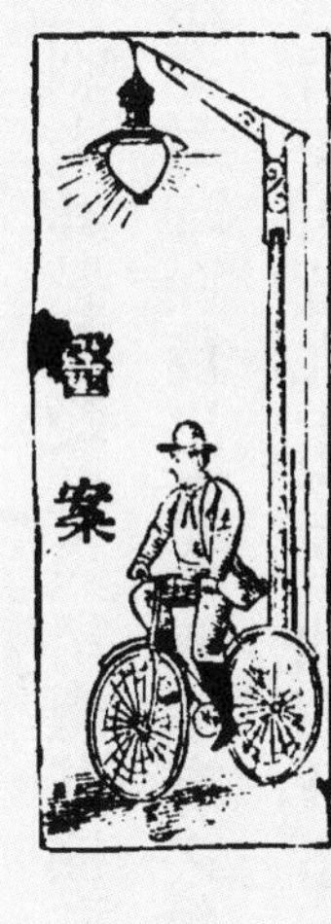

▲治瘟疫方法詳論

郭韶九

人世最惡可怖之病莫甚于沿門相染之瘟疫一症詳考內經六元正紀論可知天災流行國家代有凡五方人等雜處棲遲之所繁盛之區無論中外莫不有然若南方熱帶之域祇覺無處無之予觀其病大都不越二種一如金匱云風溼暍交感而成上吐下瀉腹中絞痛甚則霍亂轉筋救治稍緩立斃此疫症之剛者也急救之法先于頦下缺盆上兩旁動脈兩乳旁離中指一節以冷水打下夾起烏痧次用盃碗刮其背大陽循經之全部極力揉其脇臂大筋片刻稍定然後問其有渴否有則以豬苓湯加香薷霍香木瓜牛膝否則以姜桂理中湯加薷霍膝瓜諸藥煎好放涼攙生姜自然汁一匙飲下登即將藥服之其疾應瘳徜仍有瀉隨用五苓散加車前分利小便或瀉止仍有嘔則用橘皮竹茹湯或霍香正氣散或吐利止但腹微痛則用芍藥甘草湯加香附乳香依法施之斷無不愈書云用藥如用兵譬于羣寇深溝高壘以相杭關門擁閉外雖有百萬雄師末由闖進欲盪妖魔不亦難乎必先使剛柔相濟之猛將擊破其壘而後排撻而入大軍得以縱橫馳騁方無障碍予之心裁治此剛疫方法何以異此一種大熱引飲兩

日如火脇臂起核疼痛難忍其亡不得過一星期此疫之柔者也西人呼爲鼠疫據說死鼠孔多之地其居民必多患是症而沒因鼠死身虱無依即躍于人身吸膏血被吃者毒氣內攻而不出故人患病與鼠同無故而就死焉是乃傳染病不可治亦不必治吁此乃私意揣測其實不然夫鼠晝伏夜動居陰溼黑暗之窟因天氣炎熱溼熱交迫穢氣薰蒸或誤食殘毒之物致臟腑受病所以致死也何則吾前年由京師旋梓在於穀倉間睡眠往往與友人坐談徒來一鼠出時不勝活動轉瞬死下或在床棹下未定早晨洒掃無日無之當初予亦懷疑想同處人衆誠恐難免於難日教家人解毒預防之法當用何藥救治殊不知二年舉家無恙予來南卅載業醫生涯近予診治此症者不知凡幾予到伊家諮詢皆見死鼠否他說未也恆聞市廛當見死鼠當暑令之時在城郭上無日不見未見有遭斯症而亡命名鼠疫是乃迂闊之談聽亦可恍然悟矣曩者吾嘗遊緬甸見夫英人終日捕鼠嚴防而是處居民患此症者連年不絕是何道理揆厥所出他醫師不識此症以訛傳訛但坐視其死而不救甚且不准中醫之救惟恐彼國之醫生言詞無驗失其威信耳予查其症方藥不外涼血敗毒矣又可之瘟疫條辨已詳且明矣茲不再贅亟須發明者却曾經試驗之有效可法可傳者在焉謦告同志偶值是證之來必先去火抽薪施以小鋒利刀向核處猛刺去其惡血殺其炎勢查其開孔出紫血者常多出黃水者有之出白膏者有之間有當時刺處無血逮至對時而後出者亦無不有之曾觀其症雖病至狂言譫語人事欠省者尖刀一去立醒然後以藥調之百中可救九十之許間有死者或日數過多臟腑已壞周身之血盡爲毒火熬乾全無生氣

故爾此等危險惡症若不剖解出毒縱有神丹莫能挽救勸吾同胞救人一命値抵千金與其坐視氣絕曷若背城一戰死裏求生偶試其術之神奇也耶韶按二種疫症皆由于不知衛生之所致故患此症者非吾中國人即是各國未開化土番余南數十年遊歷地方不少耳目所及雖非博聞强識然閱人孔多從未聽睹一西人患是症而沒者其故何也由于衛生上極力研究惟恐有誤吾觀其飲食居處毫無苟且不時不食凡街市肉食諸品必經醫生檢察食水必用沙漏濾過煑沸殺盡微生毒虫一日沐浴數次必用香梘身體無絲毫滃垢月瀉一二次使腹無陳積濁去清生貼肉衣裳逐日退換使塵埃不染居處必求寬閎門窗闊大使多吸空氣屋前後多栽竹木使涼快宜人飯後食青菜不敢孔多使清肺而不致肺傷晚間十點就寢黎明即起無先無後日日依然吾昔曾見一美州報云美利堅百餘年前居多疫患以其房屋低窪人居於斯上熱下溼熱濕相搏而病生焉故人多夭札今則樓高至二三十層熱則用電風以吹之寒則用電氣以溫之屋宇四通八達空氣已足人人咸知衛生近數十年不見一患疫而死者吾查其原道眞理却與內經開卷數章之旨相合符節奈何吾國人並不從往古聖賢之大法保身之學不行甚而腐敗之肉陳穢之水大飲大嚼不問有毒無毒身體衣服周年一洗閒房閉塞水洩不通全無空氣庭前齷齪狠藉臭惡不堪無事則酒地花天俾晝作夜病纏而反側叫苦占卜推星不幸而促其天年一日歸諸命數寧不寃哉

◉論腫脚軟脚二種症治

部韶九

南方卑濕之地挖土不及數尺則泉水滲溢土生之人固無妨礙作客於斯而脾土弱者多患脚腫經云溼傷於下兩足腫脹者土虛不能制水故也吾觀掘礦之地患斯病者尤多其故維何由於終日在泥水中汗出風襲又兼浸漬經云飽而勞倦則腎汗出腎汗出逢於風內不得入於經絡外不得出於皮膚客於玄府足爲附腫予治療之法大率用胃苓湯加黑丑牛膝木瓜車前甘遂芫花卜皮麻黃等類外用溫白礬水浸二足服藥後使伊將二足棉被蓋住必然汗出津津大便清利而愈如面目鮮澤眼精微黃此欲作疸而兼有風則用越婢加茵陳防風羌活極效二症切忌鹽茶妙法用黃梨一味多食通利小便神効無比予按此物南方無處無之其味極甜而利便乃天地好生之德故多出之以救世人患腫足病者無奈當世罕識何

無故而兩脚軟萎不能步履或痛或不痛無腫脹者此乃火盛爍木筋骨熏傷必須瀉而後可經云諸痿皆屬於熱治萎獨取陽明予之治法多用舟車丸加石膏牛膝等類開鬼門決淨府而痊

◉治喉風神效方

咽喉一門方書雖有載七十二症總之不離於醞蓄油膩燒毒之所致南城周歲有弓蕉可食故終日食煎熬炙煿無妨所好者弓蕉多出而價廉飯後食之一切熱毒料質皆導引從大便出故此症罕覯我中國江南北之區天氣嚴寒此種不生且餐殽羹菜多用豆類雜油日積月累毒火蘊釀而炎上無怪乎多

患喉風發則莫可救藥也予于元年內務部投差事時有一隨員安徽人他說街市賣的菜油多以白蠟為之此物全油将油抽出渣僅些餘吾鄉鄰在北地經商者交相告曰此油斷不可食吾觀其油房凡桕花各樹子都有嗚呼我中國人全不講究衛生專事惟利是圖存心澆薄喪盡天良至于此極也其害豈有窮哉願吾同胞改用豬脂勿蹈積習致促天年是所切禱予之治法服方不外知柏六味加玄參甘草吉更豆根射干二三劑可愈極妙有吹喉散縱有極重無論單雙蛾俱效此屢試屢驗之神方也

苦瓜霜（以鮮苦瓜去內核貯以火硝兩頭封塞放在無日當風處有月餘則周身生白衣刮下合諸藥末）玄參　牛蒡　杏仁　青黛　射干　硼砂　冰片　珍珠　牛黃　黃柏　黃芩　黃連　羚羊　犀角　熊胆　豆根　川貝　花粉　薄荷　殭蚕　蟬花　全蠍　防風　南星　連翹　皂角　生甘　吉更　蘇子　共研為細末存貯以備待用諸藥不宜火炒

●類中風治論

嘉定張壽頤芝孫甫

類中一證皆是火升氣升挾痰上壅凡金匱千金外臺等書專從外來寒風設法而用麻桂烏附諸藥者皆非其治也劉河間謂將息失宜水不制火誠是探原之見然滋水清火是為緩不濟急丹溪主痰亦是確論而但與消痰亦均無濟至東垣主氣虛立說又誰敢謂為不是然若遲投補氣適以助其痰火壅塞而有餘張景岳出創非風之名以別於外受之邪風所見亦是而所學偏於溫補惟知六味八

味左歸右歸而病亦卒歸不治於是類中一證議論雖多而終無一急救應驗之良方坐令病者呻吟待盡醫師雖讀破古書亦惟各宗一義用藥龐雜而徒喚奈何一籌莫展壽頤於四年前見蓬萊張上驤伯龍氏雪雅堂醫案二卷有類中秘旨一論引西醫血冲腦經之說謂此是氣火挾痰上升頃刻之間擾亂腦之神經致令知覺運動一時俱廢或則但失知覺而能運動或則知覺未泯而運動不靈見證雖各不同其爲氣血上冲擾亂腦經則一證以素問血菀於上使人煎厥目盲不可以視耳閉不可以聽潰潰乎若壞都汩汩乎不可止一節正與西醫血冲腦經之旨若合符節可知西醫秘籥在吾國二千年前早已有人揭出神悟惜乎後之學者不善引伸多將素問此節擱置不道徒知於風門中求中風之治療而類中一證乃不可治惟西醫雖闡明血冲腦經之理然治法止用冷水罨其額上以求火降而內服之藥劑無聞是雖以水治火以涼療熱未嘗不是而氣火之升騰非僅外治之水罨所能勝任即使進一層而以冰罨之反恐滅火有餘鎮亂不足則既亂之腦經猝爲冰冷所伏遂致一蹶不振斯證仍在不治之列然患者皆知此證爲不可治故醫誤治而死慈父孝子皆無間言蓋此證之在今日久已共信爲最重之絕證百中無復一生之望其有病勢稍輕得能綿淹床第苟延殘喘者已爲[illegible]幸事其有歷經歲月而復能步履者則僅千萬中之一人而已惟伯龍氏創潛陽化痰之法重用介類息風鎮逆而合滌痰清熱爲治最爲探驪得珠獨闢一徑治無不效可謂此證之起死回生神劑壽頤年來療治數人皆得應手去年編輯黃牆醫校講義已成中風一巨冊援古證今反覆推闡於證情幾

深施治層次條舉尚爲詳密茲以限於篇幅不及備載僅將近日所治三人證狀錄呈神州醫藥學社以求海內外方家指教焉

丙辰春間治嘉定南鄉朱氏嫗年逾周甲體豐痰盛猝患昏仆痰涎壅塞舌蹇語澀口眼喎斜神志模糊支節不用而無痛楚脈大而來去不明用羚角龍牡貝齒石决磁石赭石竹黃膽星竹瀝二陳石菖蒲等出入爲方投劑輒應不十劑而諸恙悉平神識清明眠食俱安健步如故

陳君如深南翔鎮人服務於本鎮同泰藥肆於陰歷七月初一午後陡覺左足環跳製痛自謂偶感風寒就浴堂洗澡冀得熱水盪滌以療之迨浴罷而一足膝脛踝骨無一不痛扶持歸臥遂不可動迨明日而右手右足皆不可動延本鎮程醫進疎風通絡藥一劑不應初三日適壽顧回嘉定道出翔鎮拉余視之則僵直仰臥僅左手肘腕二節尚能少動然肩已痛不能舉手指各節皆牽強不靈右手足及左足俱不可移少一移動則痛如錐刺其人年未三十骨幹體魄本皆不弱肉采亦堅韌不浮非肥人痰多氣虛可比診其脈亦不洪大但應指濁而不清來去亦不明瞭舌苔濁膩滿布雖神志不迷語言清澈尚無痰壅火升見證然言談之間已覺舌本偶有牽强詢及頰車則云右間已漸漸木强亦且作痛僅據見證頗似痛痺之宜於溫經宣絡者惟舌本偶蹇頰車不舒斷爲類中確證是乃醫所謂血冲腦經之候素問所謂血菀於上使人煎厥潰潰乎若壞部汩汩乎不可止者繼無痰升火升氣升諸狀而伯龍氏潛陽滌痰之法卽治此證之無等等呪蓋支節痛痺卽是氣火上升冲激腦經致令神經之布於支體者震動擾亂失

其功用是以爲病暴疾若是外感風寒濕氣之痺著安有不半日間直透膚腠肌肉而令全體筋骨頃刻僵硬之理則治療之藥非用張伯龍大劑潛鎮一法以攝納其上湧之氣火則腦經之激刺不已卽神經之恢復無期頤以成績已著遂用羚角尖水磨五分石決明一兩煆紫貝齒一兩龍齒四錢生牡蠣一兩煆磁石四錢仙露半夏三錢膽星三錢白芍三錢遠志二錢因其大府已三日未行并投煆礞石三錢萊菔子三錢淡竹瀝一大杯加生姜汁三滴羌獨活各四分川牛膝一錢懷牛膝三錢爲劑蓋此證雖無痰壅火升見證而脈濁舌垢已是痰徵且自覺口舌黏膩頻唾白沫濁涎蒙蔽顯見一斑假使更進一步卽是神迷昏仆之候况火逆雖未昭著而自覺懊憹易怒又是肝陽證據鹹寒沈降鎮逆潛陽大隊之中非得平肝通靈之羚角以爲之將則介類沈重諸藥呈效亦恐不捷而開痰化濁又必須相輔而行凡此諸品不啻皆是此證之主將羌獨二膝則少少佐使以供鄉導而已若視此證爲肢節經絡之病而僅知宜絡活血以較此劑詎非格不相入甚者或再投以溫經燥烈之品更無異抱薪救火助其燎原矣初四日頤自嘉返滬又約復視至則見其獨坐床隅述昨劑一服後半日能起立自取湯器小溲今則左肩及頰車之強痛已痊右手亦已舉動自如起立坐臥均能自主惟兩膝環跳尚微覺牽強而已似此大證而一劑十去其八九可謂臨證之最快事診其脈仍不軒爽舌如昨但不甚厚咯痰黃濁口膩未除盡以昨方去遠志貝齒大便已通而暢并去礞石菔子加石菖蒲根錢半黃芩錢半省頭草錢半囑其連服數劑初八又赴診則已下樓納穀已復行動如常述骨節均無不適但不能任重多動惟仍易怒多躁寐則亂

夢紛紜餘無所苦脈則仍不分明口膩已減而舌垢未清知其濁痰猶未盡泄化無形之氣火尚未安潛仍用原方加玳瑁三錢紫石英四錢棗仁三錢淮麥三錢茯神三錢首烏藤三錢連翹心三錢天竺黃三錢以清心泄熱安神定志仍用遠志三錢以泄化痰濁迨十四日又赴診述此方連服諸恙漸蠲步履漸健但停竹瀝二日而覺咯痰不滑口味又膩骨節間時又隱隱牽强舌音又間作蹇濇知此證有係於痰熱不淺夢寐漸安煩躁未免而脈舌仍如故仍守前方加龜版鱉甲各一兩至十九日頤又到翔則各證已瘳在市廛服務矣惟脈仍不甚顯豁舌苔猶未化則此君本是濕痰用事乃為減去介類之相近者數味而參以清熱泄痰化溼仍不犯一味甘膩滋陰及補中補氣之品重訂一方贈之囑其多服以杜復發

計此病在初起之時風馳雨驟石破天驚與上條朱氏嫗形證不相符合而皆世人所視為至危極險者頤同以一法療之皆能如鼓應桴不三五日俱以大效似非倖中然以普通醫理言之龍牡之斂與痰證不合斷不敢用實則沈降之捷鎮定之奇自羚角通靈之外卽倚此類為主苟非伯龍有以教之而實有以悟澈其至理頤亦胡敢漫然妄試以招物議且用藥至二十餘味介類重藥各以兩計人多駭之而竟以楮柱狂瀾奠安駭浪亦可見危疑震撼之交非有此沈墜之大劑鎮定而維繫之亦必無此奇效敢以質之醫界通儒卽謂此方此劑竟為內風類中之正鵠似無不可闢蹊逕而履康莊庶乎患是證者得一至當不易之成法當亦研究理學者之所許可也尚冀諸大方家有以指其疵謬而匡所不逮則尤感紉

同時有淩某者向操整容業聞頤治陳如深病有效七月初八余診陳時倩兩人扶掖而來一步一搖不

能自主坐既定則語言殊蹇唇口微喎頻唾白沫診其脈右不甚大而指下模糊去來渾濁左則細弱殊甚亦不清楚舌苔亦滿濁白而不厚述午月間本無所苦偶携一盆忽覺力不能舉盆墮地碎遂左手足同時不用既無痛苦亦不麻木但覺一手一足如非已有不知痛癢不能運動有人持而舉之亦能屈伸循而撫之微有知覺肌膚亦和柔著令出汗尚不偏沮但體溫則左不如右而已此亦氣血冲腦擾亂一部分之神經使乍病之初即用潛陽鎮定之法則見證猶視陳爲輕當可一劑而定無如兩月以來方藥龐雜初則不關痛癢之宣通經絡繼則求治於所謂專門瘋科者而蘄蛇蝎稍羌獨荊防柴葛諸物頻進不已而乍病數日胃納猶未減舌音猶未塞痰濁猶未壅唇口猶未喎近則胃減其半體癱其半而神志有時欲昏夢寐頻多擾攘合谷之大肉已削舌本之語言漸蹇心煩慮亂口氣穢濁膩涎盤旋小溲赤澀大便不爽各症蜂起皆專門瘋科之一力釀成也者今雖知覺未泯半體之運動未廢恐不旋踵而病必日進然張伯龍已謂雖經誤藥能以潛陽化痰如法療治亦可以漸圖功頤即借此證以探其是否獲效蓋能安潛其氣火滌蕩其痰濁固不背於理而亦萬萬不致貽誤因以石決一兩貝齒一兩龍骨四錢牡一兩石菖蒲二錢仙露半夏三錢茯苓神各二錢白芍三錢陳膽星三錢天竺黃二錢遠志肉三錢磁石三錢加竹瀝一杯礞石滾痰丸三錢爲方囑服三四劑以觀動靜迨十四日頤在陳處渠又來診諸恙輒無甚改革惟言語不蹇自言前者口膩異常今則自覺清楚大便已爽唾沫亦減胃納知味而已察其扶掖之勢似亦少能進步乃去滾痰丸加羌獨各四錢懷牛膝二錢比十九日頤在朔而扶來者僅須一人

述胃納已復氣色漸振足已漸覺自主而口膩已淸痰沫不唾矣惟手尙不能動舌則中心濁膩黃厚尖邊已化仍以原方加川連三分黃芩錢半似較之初診時不可謂毫無效力此證雖未竟全功然必尙有希冀姑記之以觀其後果能進步而收全績請俟異日更詳之以告同志　丙辰年七月二十日述

◉診驗記略

用直鎭湯逸生

本鎭毛君腹大如鼓喘息奄奄脈軟舌淡據述素患嘔血症屢發焉今甚矣憊一至於此予以此症陰竭陽衰吸納無權所致擬金匱腎氣佐白朮丸方服十餘劑愈按此本守法施治非有所異因近俗稱專治膨脹者往往喜用瀉藥無二法門竊恐難免有得有失故誌之以見凡治一病不可不辨陰陽虛實者決非僅恃一二方法所能了去

吳巷周姓婦甫產後似即患病延近月邀予診入其室聞呻吟痛苦聲問之知少腹痛如刀割已暈厥數次察其脈絃而緊舌光口糜根際苦黃小便澀大便閉煩熱燥渴飲食不進形削骨瘦語音低濁予曰此必臨盆後瘀露未下歟病家然之遂用玉燭散重加風斛洋參一劑而瘳時沈君靖之侍診因謂之曰難矣哉醫事之性命攸關也此爲瘀積腹痛河間玉燭散治此病爲敗血凝滯發熱大便燥結而設汝識之乎雖然葉氏謂產後愼用苦寒勿犯下焦固常法耳當守之若不得已如治此病者存亡頃刻又其難其愼哉須細察精詳方可與之否則產後中氣已虛當在禁例矣謹述當時數語以爲有道正

醫案

◎不死于病幾死于藥

鐵星若

今年四月中旬時適天氣鬱勃大風時作疾病者踵接而起是以來吾局中求治之病人絡繹無絕廉君松泉乃吳下醫界中人也聲名鼎峙羣望泰斗伊夫人年逾五旬肌肉豐溢曩時曾用洋藥近年嚴禁令出早經戒絕嗜好一二載無恙惟穀食減進中氣先餒連遭嗔怒纏成肝疾遇寒遇熱挾氣挾滯即欲腹脇攻逆脹痛茲則攖斯時邪驚動宿疾寒熱沉沉沒沒不得揚於表外遍身汗洩不暢額際涔涔如雨下兩半頭痛如劈胸鬲煩冤徹夜不得交睫大便不行小溲短少兼之微微欬嗆咯痰粘韌病屬風温證先請某醫治之據曰寒熱不退非涼劑不可診治兩次服藥二劑毫無應響廉君疑其藥之不符特來局中邀余往視余固辭以年幼識淺[illegible]恐更不逮夫某醫盍不往邀有名治之廉君固再四懇摯且素與余熟識似有情之所莫能却者再思醫乃為病者之所賴倚者也豈能見病而不治者乎袖手旁觀坐以待斃醫家之道德性固是淪汰於無存矣於是慨然從往及至病家喘息稍寧徐步至臥榻之前但見病者雙目緊縐雙手按住兩太陽作撫摩之狀頻頻不休曰頭痛死矣胸鬲悶塞如有物迺阻氣息短促口渴恣引飲腹部攻撑作脹服前醫之藥大便溏薄澼澼不爽少腹委積作痛舌苔黃而帶糙津液尚潤按脈沉部數象沉屬裏數為熱此熱邪內伏之徵也左手鬱濇寸部微堅夫左手屬肝胆見此鬱濇之脈象足少陽厥陰之氣必然鬱而不達寸部候上焦思必有邪熱結滯上焦繼思病纔五六日何遽有如此之見象諒必有誤投藥石之弊姑索某醫之方觀之案云（熱邪熾甚須用凉劑以治之否則病宜防變等語）用

藥則儼然白虎湯用生白羔二兩地骨皮露一兩鮮沙參鮮生地下排又用炮姜五分歸身三錢藥味雜沓溫清不當服斯二劑將欲出之邪熱遏之入內熱未退而病反增劇風爲陽邪上先受之仍留戀於頭部清空之竅是以頭痛之不瘳也胸鬲阻塞此非仲景之所謂悞治而成結胸之症歟大便不下堅冀而洩溏薄此非挾熱下利歟誰謂非涼藥之悞乎余宗仲景法投以小陷胸湯佐搜泄風邪之品服一劑胸鬲曠達下利較爽轉一方用輕清洩熱之品如桑叶丹皮黑山梔連喬銀花淡竹葉參以疎暢肝氣幾味不外乎辛芳疎通服二劑而霍然矣此時若使不更醫治再假手於庸劣復投以不明不白之方藥此病甯有今日之瘳期而恢復此康健之精神乎嗚呼某醫筆下何以不如是了了出此殺人之方草菅人命至於斯極矣嗟夫醫學腐敗亟求倡明俾全國醫士紅爐一冶志同道合不得稍有錯雜於其間認症眞投藥當起沉痾於指掌此醫家惟一之天職豈得付之膜外今見某醫之治病何有一點慈心湯藥亂投不辨其爲溫爲清適遂其筆之所揮嗚呼所謂不死於病而死於藥今日見之固非謬言年目擊今日之混處於醫界上如某醫者固不勝其指屈際此倡明醫學適在萌芽朱紫混奪鄭雅相亂一塊白璧瑕玼微佈於吾醫學之進步恐未始非一人障礙也私衷感憤爰述斯篇非敢矜自以炫人實欲喚醒吾醫界上一班昏迷熟睡者長夢欲蘇斯其時乎

●虎列拉之治驗

馬績熙

夏末秋交曾有沈姓患虎列拉吐重瀉輕其人乃半通衛生家也初起延醫愼重蓁歲曾有友人令服十

滴藥水防疫藥水莫之敢服延西醫以解決之醫至止服以上藥水當用檢溫器聽診筒脈搏表施行以後受以藥水下咽卽吐延以乙醫受以藥水其吐尤劇始邀鄙人診治察其脈驗其舌始知爲陰陽未分之霍亂也此時無論中西醫療治設罕有見解之諸君妄投藥劑吾料其不草菅人命者幾希矣令用扁豆葉二百張蘆穄葉二百張伏龍肝四兩地漿水兩大盞新汲井水兩大盞百沸湯兩大盞共置鍋內煎成二大盞待溫頻服服後吐止預後調治亦不過通套六和正氣法而已敢謂同志進一言曰公輸使人規矩不能使人巧有識者其鑒諸

●千方易得一效難求

馬績熙

泰邑自西醫院開幕之後一般好奇愛新之輩若蠅之逐臭蟻之趨腥有縣隸陳姓患水腫病先送甲院診視謂爲腹膜疾患名爲腹水病療治一星期後毫不爲功乙院診視謂爲水膨腹脹療治旬餘又仍不爲功隨從事以服丹方百方而無一效始來敝寓療治處方用雲茯苓四兩水五碗煮取一碗日三服服三日後腫勢已衰其半覆方用雲茯苓二兩炒白朮五錢服法倣前又三日後腫勢大消再用雲茯苓一兩炒白朮四錢安南桂二錢囑仿前服之腫已全消繼用香砂六君子湯合理中湯以收全功敝寓因西醫不能療治之症來本寓求治者每極端詳愼療治以角勝於醫院該醫院經幾番挫折而聲勢已一落千丈矣

●實驗單方選錄

安徽廣德錢存濟

諺云小單方能治大病又云單方能氣死名醫此足徵單方之靈驗也吾國單方一書首推驗方新編其古今所傳之方無不搜羅殆盡然必認證的確始克效如桴鼓倘不分陰陽虛實表裏寒熱一概妄投則又致僨事鄙人久欲取其所載之方逐一解釋俾患病者之採擇以免有悞無如俗務繁冗刻無暇晷實爲所恨茲僅將平日所經驗者聊錄一二以供臨證者之討論焉

◎治癰疽及疔毒方

明雄黃一兩　巴豆霜五錢　樟腦一兩

右三味共爲末貯瓷缾內以蠟封固口勿令洩氣凡遇以上之證將藥加按膏藥上貼之初起消散已成者提膿惟膿盡不能再貼恐傷好肉愼之愼之

●治陽蝕方（卽小便潰爛）

淨輕粉五分　上梅片五分　西月石一錢　人指甲一錢酥

右四味共爲極細末貯磁缾內勿令洩氣用時先以地楡苦參煎水洗淨患處以藥彈其上一日一次半月可愈並可治梅毒

治小兒乳瘡方（俗名奶腥瘡）

其瘡初起爲膿泡破則流水氣腥作癢善於傳染治法用鉛粉柏油（二味酌量用之）以白羅卜剖開取窩將油注入窩內放炭火上燉沸去火俟油冷再下鉛粉攪勻敷之極效

治患風火眼藥方

西月石五錢　上梅片五分　眞豆砂五分

右三味各研極細末和勻以瓷瓶貯之勿使透氣凡外感一切目疾點之無不立效惟不能磨雲退翳

治汗斑方

以密它僧一兩加潮片二錢研末以黃瓜切片沾藥搽之三次即愈忌洗澡愈則不忌

問答

湯雨霖

●問一

齁喘一症患者十之三四考金匱分五飲並出其治法舒馳遠之理脾滌飲喻嘉言詳論胡尙翁浦君藝喘病證治之法可謂前賢之獨開生面也然病家一患斯疾則云終無愈期醫者一遇此症亦云根株難除予有一友孫某自七八歲閒得此一症年必二三發旋發旋止迨至十五六歲時年十必數發今則年已二十四矣月必三四發發時現症喉之吼聲不絕咳唾白沫必以高枕倚臥遍請醫家診治皆斷爲寒齁氣促發作必服藥兩劑旋卽齁平間有發作不服藥二三日亦可隨愈聞余由蕪回里孫友卽來敝寓接談告以病狀並出有數十餘方予一一檢閱千篇一律不外桂附干姜二陳腎氣丸等法孫友云自得此症百業不能作苦祈鄙人爲之療治並請去其根余告云發則服鄙水藥方一帖或可愈若云除其根誠不易矣於是診其脈弦視其面部黯黑色臥蠶浮腫余用桔梗炙麻絨杏仁法夏前胡蘇子一劑則齁平尙有來勢勇者間用定喘湯小青龍湯十棗湯等法亦隨愈終不能除其根又診得一楊姓婦年四十七歲齁喘頻發頻止發則痰中雜血胸口如食熱粥然診其脈則大而盛外現之症與上相符余用導赤

問答 二

法兼開肺氣旋服旋愈亦不能去其根又診得一葉姓婦年將三八產過一胎於癸丑年十月杪產一女瘕因子有病不幸喪命因之大哭不休本產婦後腹內空虛氣尚未定迨後生一痼疾右肋間伏有一梗長二寸許時痛時止痛則下移至胸脘之間則痛作矣天癸來時則少腹痛脹予以煆牡蠣白扣仁貝實五楞子玉金等味一劑下而痛止予疑此梗乃久鬱之氣結也非痰非血非溼乃氣結結久則成形伏於膜原空隙之處或因怒觸或食生冷則舊恙復發若不去其根於妊娠上大有關係若去其根當以何法處治之願祈發明之予思之以上三則共籌一完善丸藥之方法然則果有此等藥不能療之疾乎只因鄙人醫書目力不精兼之學術淺陋想貴會人才濟濟如袁君桂生黃君眉孫包先生識生皆學貫古今實有實學者也尚祈海內諸道長共研究廿餘年之痼疾一旦掃除處一的當之妙法以補救之務須從實地經驗切勿望作紙上空談則不特吾輩得永享幸福即病此者亦甘心瞑目於九泉之下矣

鄙人草此三則外觀則以予徵求他人之方法以補我之短篸其內容其意實深惟因醫事繁雜未加斟酌懇祈斧削所述氣結一症時下不外三棱莪朮木香烏藥香附元胡予尙有一法未敢爲是以軟堅法如牡蠣昆布海藻青皮等味合做一丸料磨之削之審其病者之虛實可能除其根否云駒之一症除其根實不易矣雖有理脾滌飲數法未能深信請登報端俾同道此問彼答互換智識

錢存濟

▲時疫治法之討論

廣德之屬去冬今春天時不正嬰兒痲瘄因是以生流行迄今尚未稍減治誤殞命者日有所聞存濟亦醫界份子與有耑責故不揣謭陋謹將平日所研究斯證之治法錄出願與同志諸君互相討論如有謬誤幸垂教焉　攷痲證之中有二種隱於腠理而色暗者爲癮初起如痱以手抹之阻手者爲疹統名之曰痲俗稱曰瘄又有一種遍身上下一片片而成塊者爲癍發癍者重發瘄者輕發癮者險紅潤爲順紫黑爲逆要皆毒邪內伏復感外寒束動而發之證也初起必發熱欬嗽流涕或嘔或利或目赤大都爲風溫一類時疫之流治法須仿風溫之法然又必以六經爲主初宜辛涼解表順其性以導之使伏邪從裏達表是鬱而發之之義也若點已現齊則宜以清涼解毒或微加寒苦清肅藏府若熱退疹收而欬不已者則宜以養胃潤肺之劑以收功如此則逆者順順則生矣否則即有他變或過於解表則必致竭陰亡陽唇乾口燥津液不生而大汗不止或過於洩熱則必致邪氣內陷而疹毒不出故荊防羌芷薷桂夏樸陳苓連知柏龍胆牛蒡以及大辛大熱大苦大寒等品皆在當禁之例謂余不信試取因是證而殞之嬰兒所服之藥單觀之無一不有防荊翹連等類即素稱痲科聖手者亦莫不以此種藥物爲妙品余何獨不然蓋[illegible]病之法當審天時不明天時則不知變化欲明變化則當遵古而不泥於古也故存濟於今春發生痲疹之原因從而討論斷係冬不藏精春必病溫之時疫也非與古書痘疹之類所可同日語也因是悟出數方一經試驗成效卓著今爲討論學理起見故錄出以希同志諸君一指謬焉

▲初方

粉葛根一錢杏仁泥一錢炙西草一錢五分生白芍一錢五分桔梗一錢生石膏一錢五分紅柴胡一錢

右方柴葛解肌 發表桔杏開肺降逆石膏清熱亦以解肌甘芍養陰和中此所謂辛涼解表順其性以導之之義也未曾見點可進二三劑亦無礙若點已現齊可更第二方服之

炙西草一錢絲瓜絡八分黑玄參一錢生白芍一錢五分青竹茹八分西豆豉一錢忍冬花一錢五分天花粉一錢白菊花一錢五分

右方花粉竹茹瓜絡以解陽明經絡之邪豆豉玄參以解少陰之邪二花氣味芳香能驅穢惡扶正氣亦以養陰若三焦熱盛可少加黃芩以解之此所謂清涼解毒之劑也至於熱退痧收而欬不已者再以第三方服之

炙西草一錢寸麥冬一錢款冬花一錢五分生白芍一錢川紫菀一錢白菊花一錢生梨汁半酒杯冲

右方耑於養胃潤肺以清餘邪以上三方係未經治誤者而用若已治誤則又不能施用矣愼之愼之

春楡錢存濟謹擬

◉質疑一則

錢存濟

中醫有三焦而無連網西醫有連網而無三焦是否中西名詞不同歟抑或三焦之另有連網連網之外

外另有三焦而中西均未發明歟敢請海內淵博明以指示

答王君佐紳問症一則　〔京江劉丙生稿〕

貴友陳君興泉之恙始於脚腫繼患痢疾胃脈在足胃有積滯當下不下變生足腫者恆多再延則腸澼滯下自利之症起矣痢下雖愈腸中停滯之燥屎未除痢下之病根猶在足腫之緣因未去也陳酒燉鱉方不對症陳酒經煑只餘酸味助濕生涎是其所長串入四肢故增麻木鱉性蠕動仲景以攻瘧母能化血爲水腸之下游不通故壅塞於胃脘於食時則更甚也來函脈證雖詳然未詳審其大便若何形狀以愚見測之非細如蚯蚓卽或秘或瀉耳更有兩尺部之外一二指處有脈動無脈動亦請詳細診之以便斷定繼續之法今姑照來函詳述脈症代擬二方以供芻采如尺外無脈卽以五香丸治之每服一錢五分香附代赭石旋覆花各一錢煎湯送下用藥大意取五香丸中之二丑逐飲水痰涎由胃而下入大腸以去倘痰涎稠粘牽引難斷卽改用木香檳榔丸每服三錢白湯下亦取溫通腸胃下去痰涎之意如大便暢行痰涎不上壅則看燥結之糞盡與未盡如盡則必有淡黃折帶式之糞出矣腸胃之養生路無停滯矣食物可無妨碍矣是否有當伏乞采擇施行實驗之後祈登報賜教是幸

答王君佐紳問症一則　桑初誠

閱二十九期報陳君興泉染病纏綿雖曾先後施方用藥未克一切奏效痰涎等症仍是湧塞且有食物噎阻爲礙云云　佐紳先生友誼關情乂復虛懷若谷欲徵求療法可欽可佩誠忝醫林之列適爲介紹林君少田入會之際便中觀及　先生披露下詢當以何法施治等語誠原擬明晰答復竊思陳君興泉現究屬痰涎食物湧阻之外寧無別恙乎否若如所論前用方劑藥到未能病除者良緣用藥太輕若誠鄙見當治脾胃寒濕宜溫胃散寒導溼下行又何痰涎可足道哉可就香砂六君加黑乾姜川厚樸茅山朮車前取以發陽光泄水道之意照擬方藥一試决可痊愈無疑矣

●答王君佐紳問症二

林少田

僕初涖會承桑君揄示問症第二條囑余措答云云備諗葉君伯衡之夫人因月信來如中厥不省人事面靑目直視至經淨乃止平時面無華色且示亦無別症屢醫調治延久無效照所敍前經用過平肝熄風及去瘀生新或化痰安神各法均屬無效有意討論於會友然雖則所云病形頗屬明白而於月信將來是先期抑或後至是多是寡爲日幾何其脈絡無敍想是發時兩手伸縮無定無從細診故不敍明茲就總問病形酌理詳答按如前用方劑施治似尙有梭不着癢也蓋染此病者係屬脾虛未能統血致月信將來遂使血忙行於心胞絡故當月信當行之際而目直視甚至心神不曉悟亦常有之余經調治三人中有一人更有甚於此者矣但其年歲不同耳如不我遐棄大家亦可相酌磋商也照葉君之夫人可

於月信淨後體氣平好無感冒風寒可用歸脾湯逐日一劑服一個月便可奏效全功是爲答

胡若頑

●答朱君斌問症

近閱貴報知朱斌先生患的痔疾已有十餘年矣更兼大便下血脫肛等症此症原有念四種之分本非易治也緣因秘傳經驗之方在三茲先寄一方祈照法服定見奇效倘有賜示至汕頭德興後街二十九號門牌希農醫局

經驗良方列後

生槐實一錢　大生地五錢　川黃蘗二錢　黑地榆三錢　北防風二錢
當歸須一錢　茅蒼朮一錢　生黃芪二錢　廣木香五分　川秦艽二錢
荊芥穗八分　白芷片一錢　生甘草一錢　桃仁尖去皮一錢　炒柏葉一錢　清水二碗煎至一碗空心服

外甘草一錢　煎水洗之洗後用　正熊胆五分　枚片三分　川黃連一錢開水搽於患處

●答王佐紳問症

陳伯良

問　答　

貴報二十九期問答欄登葉君伯衡之夫人現年四十餘自二十餘歲每月事至如中厥而不省人事面青目直視至經淨始止平時面無華色亦無別症愚按此症患者絕少醫書亦無明言當是血厥之類夫血厥者平居無他疾病驟然不省人事也其致此之由皆因血逢寒氣不下行而湧起衝腦神經失其知覺之作用故有不省人事或面青目直視之狀態也葉君夫人之病亦必如是初則血不敵氣則湧起而衝腦既則氣不敵血而消散故血得以下行下之既淨則腦亦清神經即復其知之機能所以經淨始止也然欲治此病惟大用溫經之藥方能取效擬以歸脾湯加附桂之類淺見如是質之高明以為如何

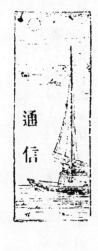

通信

▲與任君養和研究用烙針法

黃眉孫

閱六期醫報先生治愈數年痰包爲心火上炎痰熱凝經且有紅絲盤繞舌下者是熱痰壅于手少陰心脈之症先生毅然持烙針當患處逕下刺入三四分攪數轉然後拔針流出痰涎甚多稠粘特甚扯之不斷更服清解除痰之藥另與解毒丸十餘粒分兩日服之大便雜下稠粘物再視其包已縮去十份之七矣先生治法實獲我心蓋痰包凝結已閱數年非用火攻不易爲力用烙針直抵患處經絡一鬆則身內蓄積之頑痰自隨大便下行再服清解心肺之藥與明雄解毒之丸更無毫髮遺憾但以余意測之所謂心火上炎紅絲盤繞諸熱象不過虛有其形非眞實熱也不然以熱症而用烙針先生必有見解豈熱因熱用之義乎抑痰多熱少故用烙針無患乎抑心火上炎痰熱凝經爲起病原因非現在之症乎抑雖爲熱症用清凉藥以消息之故可用烙針乎抑針雖燒紅乃俟冷用非趁熱用如溫針之法乎況心火上炎乃暫時的非永久的恐無數年之久不發生別病抑盧君信筆書之未遑細察乎大凡病症唯施治者方親切確鑿施治必有理由若外人徒逞臆見不知其所以然亦事所常有余于十年前覩先生著作心儀

已久茲故與先生商確之當有特別之見解也

按針法有熱伏不出用燒針發之使熱象畢露乃易調治此法已經少用憶前治一喉症並無熱象喉中作痛與常又不紅腫唯左片近帝丁處凸處按之微軟病者自言平素虛寒當是陰症余以爲風痰凝結故用烙針刺之復吹以喉風散因寒熱未露祇用去痰解毒不寒不燥藥品令他服之殊料刺後二點鐘喉暴腫邊而紅其痛更甚咸歸咎于烙針之不善幸其人平素信余復請余診余擬再用針刺唯不用烙病家畏難強而後可照原腫處刺去毒血頗多吹以喉風散卽痛止腫消用清毒去痰除熱方劑其藥品與先生所定大同小異至明日右邊復腫而痛再刺右邊出血如前仍用吹藥及清潤之劑痛止腫消以爲可望全愈矣又明日當午忽復腫痛前藥不效余以喉邊已經刺三次出血頗多不敢再刺乃用針刺兩手少商穴且脈象洪大與初起不同改用桃核承氣加減治之瀉去臭穢物頗多再服一劑病卽全愈甚矣看症之難也如此蓋其病初起辨之於脈而脈則沉微滯澀也辨之於唇舌而唇舌又清白也辨之於面目而面目又全無熱象也病者又言平素虛寒疑爲陰症孰知乃大熱之症哉幸未用熱藥不至誤事其熱伏於中用烙針以發其熱適與古人暗合不可謂非大幸也及熱象大露乃得照法施治亦是一法余以此事筆之於書以自勉勵焉

◉與盧君育和研究帝丁治驗說

黃眉孫

喉科唯陽症實症可以用針陰症虛症則不宜用針總而言之陰症少而陽症多則針法不可以不講症

屬於陽必口舌焦燥遍身發熱鼻如火出大小便閉喉邊紅腫或作紫色初尚能食繼而腫極湯水不下爲危急時期斯時若用滋潤養陰與淸解心肺之藥實恐緩不濟急唯用刀針刺去毒血血出腫消取效俄頃然後用吹藥以除其痰用解藥以除其熱實有得心應手之妙更有病經數日腫處已輭而成膿刺出膿血愈多愈病更速十年來經余治愈何止百數亦有刺及帝丁者從未有流血不止以致傷生之事此中有鑒別之法極爲簡易但觀其痛處堅硬不堅硬耳若腫處微輭並不堅硬雖未成膿亦無流血不止之慮腫在帝丁斷無避帝丁而刺他處之理腫不在帝丁斷無刺及帝丁之理蓋帝丁爲飲食必經之路較喉之兩旁更爲吃緊傷之過重喉症雖愈飲食時亦必疼痛要多二三日方能平復如常也推之於牙床腫起牙痛牙瘡其紅腫者無不可刺察其凸起處或現白色於皮中爲內已成膿非刺不愈若不用針俟二三日亦必開口出膿不能用藥消散也用針之法由一分至二分三分度其腫之高下而深淺用之其滿口俱腫腫勢大盛則針不如刀因刀口大而針口小膿血較爲易出故耳喉症謂之喉痺痺者閉也得其道而刺之則閉者開矣尚何患哉然有二慮不可不防其一慮在同道其一慮在病家慮在同道者因古來醫書所言喉症不宜用針者實有分別蓋症候已不同治法自各異非謂概行可以用針亦非謂概行不可用針也同道中或拘泥心重或忌尅心重若一病而請數醫必多方阻撓斷無商確之餘地有施治已愈大半須二三次刺之毒血方盡者一經阻撓病家誤信遂致功敗垂成可恨亦可惜也又有病家十分畏痛用針不能盡其技出血點滴不能盡其毒若無功效咎及針家豈不寃哉人之咽喉忽而

紅腫忽而疼痛誰爲爲之積血積膿爲之也猶之瘍科西醫謂血出自愈中醫謂膿出自愈同是一理不觀乎齒痛乎痛至極處將齒脫去其痛自止非齒能作痛齒根之血作痛也齒脫血出痛立止矣卽不脫牙針刺齒根血出而痛亦止余累試不爽非有明徵也耶至於陰症宜扶其陽虛症宜補其虛另有治療方法切切不可用針一用針血出而陽愈不復陰者益陰血出而神氣耗亡虛者益虛在臨症時辨認確鑿耳喉科症候治法多端辨其寒熱虛實表裏陰陽自無錯誤茲僅就用針之一部份言之則爲痰火積熱咽喉腫大連及帝丁宜從其凸處起刺之不必避忌帝丁也但微軟者可刺堅硬者不可刺是宜切記方無流血不止之患且免暈針之驚蓋針一下病者痛極而暈呼吸欲絕若將死者不可不慎也余謂若爲輕症三五劑藥可以全愈則不必用針若咽喉腫大致礙呼吸則不可畏難而不用針若虛實未分寒熱未著又不可冒昧而妄行用針方爲盡善質之盧君以爲然否

◉覆新嘉坡黎北海先生書

袁桂生

北海先生有道昨閱二十九期學報得見惠書猥以區區擬廢五行生尅之議辱蒙賜教查原議係以會員資格按照神州醫藥會員章程第十條之規定向會中提出議案請正副會長評議員全體會員公同決定作爲學術上進行之標準原爲待議未定之案此案成立與否及有無利弊均尚待全體會員從長計議非不佞一人所得而去取之也卽欲去取不佞一人之權力有限亦未可執途人而强同之也獨恨

此案自不佞建議以後忽忽半載而正式發表意見者甚少今執事不遠萬里賜書商榷足見關懷祖國提倡醫學之盛意在不佞亦得一學界鉅子相與研究而討論之亦平生之快事也顧讀執事來書雖洋洋數千言而細按其結穴之處則多與不佞原議相合其差異者亦祇在字句間耳試爲一一申明之執事來書中段有云仲景傷寒雖不出陰陽五行範圍而其中歷詳其面項背胸脇耳目手足口舌胃腸等部分汗水屎尿膿血等物質虛實寒熱併病合病壞病决嫌疑別死生分難易等診斷先後緩急等治法每論一病至確至實而其下一段接曰固知岐黃仲景之書不僅五行生尅爲言而於病體理由確究實驗云云由此觀之執事來書固深知岐黃仲景之書不僅以五行生尅爲言矣是中國醫學之精微不專在於五行生尅而別有其眞理已爲執事所公認矣今試將此段文字與不佞原議中國醫學之眞理實與五行生尅全不相涉之語兩相比較不幾大同小異乎此執事來書與不佞原議相合者一也來書中段又云爲欲易足下之言曰靈素兩書多言五行生尅然其研究病症治療診斷諸法亦甚多而且精仲景[illegible]學靈素傷寒金匱兩書正從病症治療診斷之眞實處用意其於五行生尅之說雖曰有限然亦未嘗無絲毫之關係云云夫既曰研究病症治療診斷諸法多而且精又曰傷寒金匱兩書正從病症治療診斷之眞實處用意固已軼出五行生尅範圍之外而又一則曰五行生尅之說有限一則曰未嘗無絲毫之關係夫關係僅曰絲毫僅曰有限則其無大關係也可知今試將此段文字與不佞原議仲景傷寒論金匱要略全書皆言病理症狀診斷治法方藥及救誤之法與五行生尅無絲毫關係一段兩相對勘

實亦大同小異耳此執事來書與不佞原議相合者二也來書後段又引不佞原議陰陽虛實爲古人精神上之發明亦與今日之博物學相合與五行生尅如風馬牛之不相及試問素問所謂陽化氣陰成形陰在內陽之守也陽在外陰之使也仲景所論浮大滑數動屬陽沉濇弱弦微屬陰以及亡陰亡陽回陽育陰諸學說與五行生尅有何關係之可言云云而執事於此下即接曰古說陰陽本有數種有以名天地者有以名男女者有以名氣血者有以名晝夜者有以名腹背者有以名四時者其名四時者五行即屬其下五行之作用在生尅無生尅即不必言五行考諸內經義實明顯足下謂其如風馬牛之不相及此言他種之陰陽或可若言四時之陰陽則尚未爲確論也云云然則四時以外之陰陽即與五行生尅之理了無關涉已在執事言外矣不佞原議僅言陰陽虛實未嘗指定四時又歷引素問陽化氣陰成形陰在內陽之守也陽在外陰之使也與傷寒論浮大滑數動屬陽沉濇弱弦微屬陰及亡陰亡陽回陽育陰諸說則是此之陰陽專指生理病理診斷治法方藥而言而非專指四時之陰陽不待辨而自明矣試又將此段文字與執事之論互相參觀直幾幾乎如出一手矣此執事來書與不佞原議相合者三也來書又云靈素傷寒金匱之精理甚多足下固已能言之而僕更欲貢其一得之愚以相質證如素問陰陽應象大論所云邪風治療之法先治皮毛次治肌膚次治六腑次治五藏因其輕而揚之因其重而減之因其衰而彰之形不足者溫之以氣精不足者補之以味其高者因而越之其下者引而竭之中滿者寫之於內其有邪者漬形以爲汗其在皮者汗而發之其慓悍者按而收之其實者散而瀉之審其陰陽以

別柔剛陽病治陰陰病治陽定其血氣各守其鄉血實宜决之氣虛宜掣引之此眞歷刼不磨之論雖有最精科學寗易此說內經此類精語甚多不能一一備舉異日倘有暇晷當仿西醫之生理病理治療診斷衛生諸門精集先哲舊說與新說并行云云據此以言內經一書原有生理病理治療診斷衛生諸種學術在內而非全屬五行也執事固自言之而且欲編爲書籍以嘉惠後學矣試又將此段文字與不佞原議後段所謂以農黃扁景之書爲根據以諸大家之論爲參考以東西新學說爲輔助等語兩相比較實無差異此執事來書與不佞原議相合者四也綜此四端則執事來書全文之大體已略備於是而皆與不佞原議互相發明無大背馳之處卽執事來書亦自謂尙無衝突而其間尙不免少有爭執者則執事來書首段羅列素問諸篇與五行有牽涉之文字以證明其有關係而已耳顧以不佞之臆見言之靈素兩書包含萬有無所不言蓋古昔聖人創造醫學之始凡宇宙間之事理物理其有裨於醫學者無不博取兼收觸類旁通以爲取裁之地故其中有言及五行者有脫離五行之範圍而獨立者亦有雖言五行而其眞實作用處仍不在五行者如素問上古天眞論曰上古之人其知道者法於陰陽和於術數食飲有節起居有時不妄作勞故能形與神俱而盡終其天年度百歲乃去今時之人不然也以酒爲漿以妄爲常醉以入房以欲竭其精以耗散其眞不知持滿不時御神務快其心逆於生樂起居無節故半百而衰也夫上古聖人之敎下也皆謂之虛邪賊風避之有時恬憺虛無眞氣從之精神內守病安從來是以志閑而少欲心安而不懼形勞而不倦氣從以順各從其欲皆得所願故美其食任其服樂其俗高下

不相慕其民故曰朴是以嗜欲不能勞其目淫邪不能惑其心愚智賢不肖不懼於物故合於道所以年皆度百歲而動作不衰以其德全不危也試問此段經文與五行有何關係五常政大論曰大毒治病十去其六常毒治病十去其七小毒治病十去其八無毒治病十去其九穀肉果菜食養盡之無使過之傷其正也推之骨空論所謂任脈爲病男子內結七疝女子帶下瘕聚衝脈爲病逆氣裏急督脈爲病脊強反折疏五過論所謂凡未診病者必問嘗貴後賤雖不中邪病從內生名曰脫營嘗富後貧名曰失精五氣留連病有所并至眞要大論所謂寒者熱之熱者寒之微者逆之甚者從之堅者削之客者除之勞者溫之結者散之留者攻之燥者濡之急者緩之散者收之損者溫之逸者行之驚者平之上之下之摩之浴之薄之劫之開之發之適事爲故此皆脫離五行之範圍而獨立者也陰陽應象大論曰天有五行以生長收藏以生寒暑燥濕風人有五藏化五氣以生喜怒悲憂恐似言五行矣然其下文曰陰靜陽躁陽生陰長陽殺陰藏陽化氣陰成形寒極生熱熱極生寒寒氣生濁熱氣生清清陽出上竅濁陰出下竅清陽發腠理濁陰走五臟清陽實四肢濁陰歸六府水爲陰火爲陽陽爲氣陰爲味味歸形形歸氣氣歸精精歸化精食氣形食味化生精氣生形味傷形氣傷精精化爲氣氣傷於味陰味出下竅陽氣出上竅味厚者爲陰薄爲陰之陽味厚則泄薄則通氣薄則發泄厚則發熱此雖言五行而其眞實作用處仍不在五行者也內經此類文字甚多舉一可以三反試再就傷寒金匱兩書言之仲景著書雖撰用素問難經然皆吸取精髓處處着實決不蹈空故全書立論皆融會經脈臟腑病理診斷治法方藥暨病人痛苦呻

吟之情態病機安危生死之伏線今試略述一二以爲佐證辨脈法云凡脈浮大滑數動此名陽也脈沉濇弱弦微此名陰也凡陰病見陽脈者生陽病見陰脈者死陽脈浮陰脈弱者則血虛血虛則筋急也其脈沉者榮氣微也其脈浮而汗出如流珠者衛氣衰也榮氣微者加燒針則血流不行更發熱而燥煩也脈藹藹如車蓋者名曰陽結也脈累累如循長竿者名曰陰結也脈瞥瞥如羹上肥者陽氣微也脈縈縈如蜘蛛絲者陽氣衰也脈緜緜如瀉漆之絕者亡其血也問曰病有戰而汗出因得解者何也答曰脈浮而緊按之反芤此爲本虛故當戰而汗出也其人本虛是以發戰以脈浮故當汗出而解也若脈浮而數按之不芤此人本不虛若欲自解但汗出耳不發戰也問曰病有不戰而汗出解者何也答曰脈大而浮數故知不戰汗出而解也問曰病有不戰不汗出而解者何也答曰其脈自微此以曾經發汗若吐若下若亡血以內無津液此陰陽自和必自愈故不戰不汗出而解也推之大經脈症全書莫不皆言病狀治法條分縷晰鮮有談五行者雖其辨脈法中有水行乘火金行乘木名曰縱及東方肝脈南方心脈等說論及五行然以全書之說較之實不及百分之一推之金匱亦莫不然是仲景言醫原以病症治法方藥爲主體不過間有沿襲五行之舊說耳惟其如是所以成爲獨立不移歷劫不磨之醫學也不然則易經尚書淮南子白虎通春秋繁露五行大義諸書其中亦儘有言五行者何以不名醫學耶由是觀之周秦間人著靈素時本不盡用五行仲景著書更多廢棄五行雖其自序有天布五行以運萬類人稟五常以有五藏等語然亦不過沿襲當時習用之語句已耳猶之現今之人著書亦必襲用現時之語句此則時

爲之也不足爲仲景用五行之根據也况其自序明言撰用素問九卷八十一難陰陽大論胎臚藥錄并平脈辨症爲傷寒雜病論是仲景當時於素問外固兼用他書而其後段又曰各承家技終始順舊省疾問病務在口給相對斯須便處湯藥按寸不及尺握手不及足人迎趺陽三部不參動數發息不滿五十短期未知決診九候曾無髣髴明堂闕庭盡不見察所謂窺管而已可見仲景當時痛心疾首者乃爲庸醫輩不諳醫法草菅人命而非爲五行之理不明也故其著書重在辨症用藥別死生分難易變化無方活潑潑地不但廢棄五行且并不拘泥六經試觀金匱全書但分上中下三焦部位各爲一類可以知聖人之用心矣不特此也千金外台巢氏病源本事方諸書其中亦皆效法仲景重在辨症用藥臚列經驗之方而不專言五行是五行之說在中國醫書中所居之地位甚小而非有根本之大關係也况今日科學昌明種種學說足以發明之矣縱廢五行於事實上亦無大妨害况仲景著書固已大半廢棄之矣不待今日始言廢也大抵五行之理於氣運之說關係較大天元紀大論曰天有五行御五位以生寒暑燥濕風人有五藏化五氣以生喜怒思憂恐甲己之歲土運統之乙庚之歲金運統之丙辛之歲水運統之丁壬之歲木運統之戊癸之歲火運統之及氣交變大論所謂歲木太過歲木不及歲金太過歲金不及等說專就五行立論然按之事實往往不符故前賢已多非之至天時寒暑之遷移時令燥濕之變易則全由地球旋轉離日光遠近之故與天時之旱潦地勢之高卑而異與五行生尅亦實無大關係也素問氣運諸篇亦不過推演其理爲醫學之佐助云爾是故天文地理之學術大明則五行已退歸於無用之

地執事試思之豈不然乎且不佞之倡議廢五行也原爲昌明醫學保存國粹力戒蹈空之弊實事求是起見非如今日之西醫家喧賓奪主欲盡取岐黃仲景歷代名醫之書拉雜摧燒之也不佞嘗見今之新學少年暨出洋學醫之士大都習聞中醫之書多言五行故皆先懷成見牢不可拔甯閱哀情小說艷情小說諸書以耗精神而糜歲月而決不肯細讀古書苟不將岐黃仲景之實學發明則內經傷寒諸書將永爲五行生尅四字埋沒於塵埃故紙之中不亦誣乎故諱五行而不言似失之誣而單就五行以立論使天下後世不復知內經傷寒之眞實作用處其罪不更大乎故竊不自量倡議廢棄其事雖可議而其心不可誣也執事來書祇辨得五行之理與內經傷寒論略有關係而已而於存廢之利弊得失初未詳言不佞私意以爲廢棄五行非廢棄醫學也更非廢棄靈素傷寒金匱諸書不讀也不過欲人於內經傷寒金匱諸書之眞實作用處用力而不必專談五行之空論耳五行是一事醫學又是一事即據執事來書亦祇責不佞立論苟簡未能效考據家之專門著述致失古人眞面幷未以五行生尅爲醫學之根本有斷斷不可廢者是執事來書仍未嘗與不佞原議有大相反對之處也益信五行之說與醫學無根本之重大關係廢棄五行醫學轉益昌明決不致稍有損礙此則不佞之千慮一得未識執事究以爲何如也嗟乎論人論事自古爲難子產欲鑄刑書而叔向譏其不仁湯用中製玫瑰花治病而鄒澍忿其悖古人心不同本如其面亦祇求於良心無愧及於事有濟焉耳近年中央政府方議導淮試問其所用方法果與大禹治水之時稍有出入否耶顧亭林云君子之爲學也將以明道救世也焯雖不才敢不勉爲拙

著醫草於診病之餘倉卒成書殊無過人之處茲姑遵命寄贈連泗紙印書兩部已託包識翁轉寄尚乞指示爲荷海天仰望臨穎神馳伏冀爲道珍攝幷頌旅祺袁焯再拜舊歷八月初十日

◉覆束子嘉書

袁桂生

子嘉先生執事閱報得見惠書敬悉一切所有疑意已於覆黎北海先生書中詳言之矣幸爲瀏覽當可渙然冰釋僕資性椎魯凡事好求實際不喜蹈空此次倡議廢棄五行生尅之說亦因鑒於拘守五行者之徒托空言與西醫家之因噎廢食孟子所謂不得已而言者也方今悦學者少讀書得間者更少足下如此孟進前途未可限量尚望努力自愛耑此奉覆敬頌大祉袁焯頓首中秋日

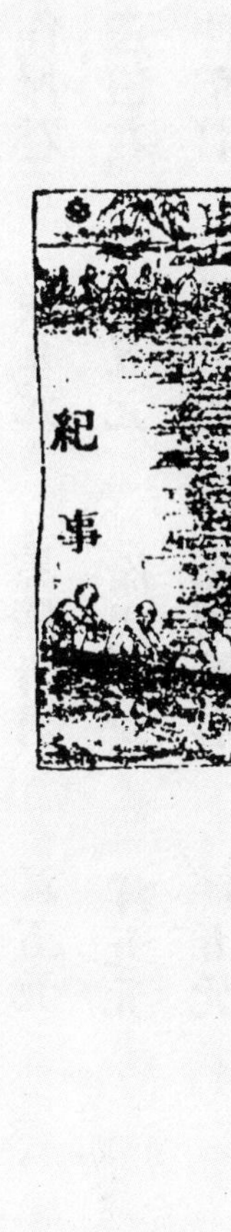

◎神州醫藥總會記事

陰曆八月初二日下午七時在事務所開常會會員到者四十餘人首由正會長余伯陶君宣布貴州分會來函報告分會成立情形次宣布丁甘仁君來函請審查中和國貨藥房第二期出品國貨戒烟丹給予證書事當由各會員將藥方公同評議尚無流弊應准給予證書

二十日晚七時爲請願事開臨時緊急會會員到者甚衆正副會長均列席由包識生君發言略謂本會當成立之初曾公舉代表赴京請願雖經國務院批准有案然對於釐定中醫學校科程一節仍有異詞是根本問題既未解决而於請願目的亦未完全達到比年以來復遭逢世變本會幾無進步之可言若長此因循吾中醫中藥前途危險萬狀今值共和再造政局更新亟宜趁此時機作第二次之請求

一議請教育部釐定中醫學校課程並准設立補習函授科以救濟現在已開業之各同道

一議條呈整頓中醫中藥辦法請內務部批准立案鄙見如是是否應請公决

在塲會員一致舉手贊成當即公舉包識生君爲請願代表並推朱堯臣君馬鏡清君等四人爲起草員

往返川貲及貲用由正副會長及在場各會員踴躍擔任（捐欵姓氏列入後幅）

此次請願因時機迫是以不及徵集各分支會及海內外同志意見呈教育部文脫草後當即付刊分寄各分支會並請黃肯堂君加以修正

陰歷九月初二晚開常會會員到者四十餘人當將呈教育部文公同審定並由包識生君列舉整頓中醫中藥辦法十條擬呈請內務部批准當由在場會員加以討論一致贊同次朱堯臣君提議距開大會之期爲時已近一應手續是否悉照上年辦理當公同議決除日期改爲十月十六日外餘悉循照向章不加變更嗣後討論各要事至十一時始散會

▲助請願特捐諸君姓氏列後

余伯陶君	洋三十元	顏伯卿君	洋三十元
徐小圃君	洋二十元		
崔蠣山君	洋五元	談　瑛君	洋五元
胡作屏君	洋五元	馬鏡清君	洋五元
馬逢伯君	洋五元	徐起之君	洋五元
沈仲裕君	洋五元	王槐庭君	洋五元
應鶴峯君	洋五元	杜靜仙君	洋五元

紀事

◎神州醫藥總會記事

陰歷八月初二日下午七時在事務所開常會會員到者四十餘人首由正會長余伯陶君宣布贛州分會來函報告分會成立情形次宣布丁甘仁君來函請審查中和國貨藥房第二期出品國貨戒烟丹給予證書事當由各會員將藥方公同評議尚無流弊應准給予證書

二十日晚七時爲請願事開臨時緊急會會員到者甚衆正副會長均列席由包識生君發言略謂本會當成立之初會公舉代表赴京請願雖經國務院批准有案然對於釐定中醫學校科程一節仍有異詞是根本問題既未解決而於請願目的亦未完全達到比年以來復遭逢世變本會幾無進步之可言若長此因循吾中醫中藥前途危險萬狀今值共和再造政局更新亟宜趁此時機作第二次之請求

一議請教育部釐定中醫學校課程並准設立補習函授科以救濟現在已開業之各同道

一議條呈整頓中醫中藥辦法請內務部批准立案鄙見如是是否應請公決

在塲會員一致舉手贊成當即公舉包識生君爲請願代表並推朱堯臣君馬鏡清君等四人爲起草員

往返川資及資用由王副會長及在場各會員踴躍擔任(捐欵姓氏列入後幅)

此次請願因時機亟迫是以不及徵集各分支會及海內外同志意見呈教育部文脫草後當即付刊分寄各分支會並請黃肯堂君加以修正

陰歷九月初二晚開常會會員到者四十餘人當將呈教育部文公同審定並由包識生君列舉整頓中醫中藥辦法十條擬呈請內務部批准當由在場會員加以討論一致贊同次朱堯臣君提議距開大會之期爲時已近一應手續是否悉照上年辦理當公同議決除日期改爲十月十六日外餘悉循照向章不加變更嗣後討論各要事至十一時始散會

▲助請願特捐諸君姓氏列後

余伯陶君	洋三十元	顏伯卿君	洋三十元
徐小圃君	洋二十元		
崔蠣山君	洋五元	談　瑛君	洋五元
胡作屏君	洋五元	馬鏡淸君	洋五元
馬逢伯君	洋五元	徐起之君	洋五元
沈仲裕君	洋五元	王槐庭君	洋五元
應鶴峯君	洋五元	杜靜仙君	洋五元

黃少岐君　洋兩元　陳劍航君　洋兩元
張菊池君　洋兩元　許培卿君　洋兩元
金萬伯君　洋兩元　徐豫發君　洋兩元
朱作良君　洋兩元　靜　莽君　洋兩元
陳夢堂君　洋一元　敖韻芬君　洋一元
宋梧岡君　洋一元　宋文連君　洋一元
宋文照君　洋一元　魏熊飛君　洋一元
周定伯君　洋一元　張紹江君　洋一元
朱果人君　洋一元　張申利君　洋一元
徐訪儒君　洋一元

初一日接請願代表包識生君來函云及敎育內務兩部呈文均已遞進惟在京費用甚鉅急盼籌寄等云本會特於初二晚開會提議僉謂值此爲山九仞之際自應再策羣力竟此全功當由正副會長及各會員續行籌集寄京並承江西代表羅仲農先生慨助尤深感佩茲將續助請願諸君台銜列左

余伯陶君　洋二十元　顏伯卿君　洋二十元
葛吉卿君　洋二十元　徐小圃君　洋二十元

馬少伯君　洋二十元　童槐青君　洋十元

林渭川君　洋十元　崔驥雲君　洋十元

王雨香君　洋十元　羅仲農君　洋十元

宋文漣君　洋三元　宋文照君　洋三元

張中和君　洋二元

陰歷十月十六日假錢江會館開選舉大會各地分支會代表及會員至者如江西羅仲農君紹興謝幼舟君松江黃肯堂君朱振華君餘杭葉倚春君溧水沈智民君臨平鄔琴譜君泰興馬績熙君崇明茅墨卿君呂巷顧葆書君本埠會員到者百餘人二時開會公推戈鵬雲先生爲臨時主席宣布開會宗旨次由代表及各會員相繼演說後由到會會員投票選舉評議畢散會

十七日在事務所繼續開會由評議員選舉正副會長余伯陶君當選爲正會長顏伯卿君徐小圃君當選爲醫界副會長葛吉卿君崔驥雲君當選爲藥界副會長

二十日開推舉職員會當由正副會長及評議部推舉各職員（職員表刊入下期）畢散會

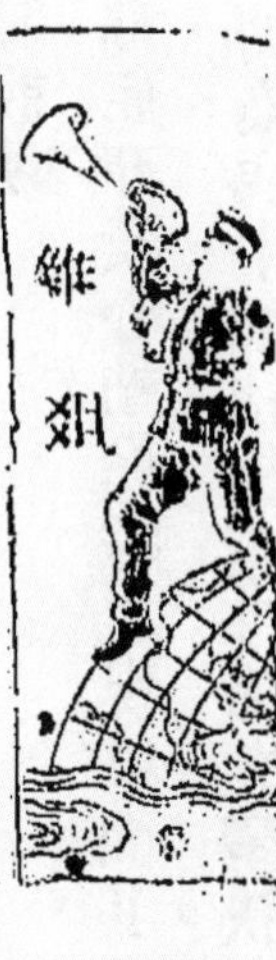

西醫尚在研究時代之憑證

(續前)

黎庸軍

(十七)勞動及冷浴之後白血球亦增其數但爲眞正之增加抑白血球集於皮膚血管似若增加而實未增加與否尚未有確實之證明

(十八)多血症所以發生之理由或因營養分攝取過多血液形成量充足之故歟然尚未有眞實之解決

(十九)白血病之尿酸排泄增加是否因於赤血球減少酸素輸入之稀減尚未明

(二十)玻璃樣圓柱其發生之理由有種種之異說

(二十一)慢性腎臟炎屢於肋膜心囊及腹膜等之漿液膜繼發化膿性炎其原因或由鬱積血液中之尿成分作用直接而生或間因對於細菌之抵抗力減少而生今尚未詳

(二十二)腎臟炎患者全身血壓亢進之理由尚無滿足之說明

(二十三)腎炎所生之心臟肥大因與尿同排泄之有毒性代謝物質鬱積於血液中以不明之原因亢

進血壓而起然該有毒物之本性則尙未知也

（二十四）續發於腎臟病之心臟左室肥大之原因可由他方面說明之凡腎臟之罹病變則其影响必及於副腎而髓質細胞即起クロ一ム者染色細胞之增生致亞度列那林之產出量增加其結果致全身動脈血壓亢進而發心室肥大惟此種新學說尙未得確實之明證也

（二十五）鬱積血液中之尿成分其中何種之物質爲發起尿毒症之原因雖經數多學者之研究尙未得確實之解決

（二十六）據近時之說腎臟不但爲排出尿成分之器官亦能分泌一種化學的物質以之輸入於血液中而有特別之作用者也故腎臟有疾患之際因吸收其所發生之代謝性產物而起尿毒症但此說尙非定論

（二十七）福拉衣氏謂毒性成分刺戟延髓之血管收縮神經中樞而攣縮腦動脈壁發高度之腦貧血故遂惹起尿毒症然此亦非確實可信之說

（二十八）在重病之恢復期者患貧血病及心臟病者身體如稍稍運動心動即大爲增加其理由所在今尙未能確實說明

（二十九）尿毒症亦發心動徐緩之現象而其原因則尙未詳也

（三十）急性傳染病中如格魯布性肺炎窒扶斯實扶的里等發心動徐緩不磧尠雖據鉄氏研究成之

知不在神經而在心筋然其原因之本態則尚未詳也

(三十一)神經衰弱症重劇之精神興奮心收縮爲不定不正之間歇甚多而其原因或在神經中樞或在心臟之筋肉或在心神經節或以官能的障碍尚未詳也

(三十二)手指之爪節爲把柄狀肥厚者此變化於先天性心臟病屢屢見之因其狀態而有打鼓手指之稱然其發起之原因則尚未甚明

(三十三)神經性狹心症通常皆於神經性之人見之過度之吸煙腸加答兒歇私的里等皆於此症之發現頗有關係然發起之理由尚無確實之說

(三十四)狹心症與皮膚血管之痙攣似有密接之關係然至其延及於心臟之關係則尚不能確實解釋之

◉匏庵醫話竹枝詞

黃肯堂

一霎滄桑百感深摔將懷抱寄山林避囂不逐終南徑自葆凌冬松柏心(自辛亥國變以後裹足名場益復潛心載籍)良醫良相例同看無愧醫流亦大難辛苦研求幾卅載等閒猶未寸心安學術空疏僨事多迂儒泥古弊同科誰通仲景軒岐旨心鏡虛靈不着魔(醫須博習多聞尤貴心靈手敏鹵莽之於畏葸泥拘之於模稜皆非也)脉象無多病萬千合參四診此微權但誇敏捷憑三指應

恐捫心未慊然（望聞問切古訓諄然三指一按頃刻揮毫神乎其技恐難多得）補瀉温涼各有宜敢憑臆見逞偏私毫釐千里毋遺誤起廢扶衰效自奇（或見前醫方案故意與之相違或初時審症未的始終執而不化或但知逢合病家胸中全無灼見皆非也） 涓涓不塞便江河蜂蠆雖微奈毒何末疾亟應努力治莫教貽患到沈痾（能治小病斯不至成大病烏可以小而忽之） 一綫生機儻可求雖危何忍便回頭補天浴日驚人技只向靈臺方寸籌 （病之可爲者雖棘手必勉圖之曲盡仁心方無遺憾不得遇險便驚危詞卸責） 病入膏肓不可爲先機洞燭早陳辭那堪嘗盡傳呇累誤到倉皇撒手時（病之不可爲者必明告之俾知預備不得以疲藥敷衍人徼冀倖）

◉漢代分兩攷

陳伯豪

醫之用藥分兩加減效即不同漢代分兩與今日異傷寒金匱等書每一味動以兩論若以今秤秤服不但不能愈病適足以增病歷代醫書有云漢之一兩合今三錢者有云合今二錢零者然皆未有正確之明證也余家有漢幣二正面有布貨兩篆文以今秤秤之適三錢正金石索云布貨每個二十五銖由是計算漢之一兩實合今二錢八分八厘也因振筆記之以告同志之研究傷寒金匱者

定價表

費須先惠空函恕寄　概收大洋銀毫加水

定價			
項目	一月一冊	半年六冊	全年十二冊
現欵及匯兌	二角五分	一元	二元

郵票以三分以內者五份以上不收郵票

郵費			
本國	一分半	九分	一角八分
日本	一分	一角二分	二角四分
外國	四分	二角四分	四角八分

廣告	等第地位	一月	半年	全年
特別	一面	二十元	一百元	一百六十元
	半面	十二元	六十元	一百元
普通	一面	十二元	六十元	一百元
	半面	七元	三十五元	六十二

聲明		
特別告白	論後正面概作特別	木刻電版
普通告白	後頁夾張俱是普通	費須外加

編輯者　神州醫藥學報社

編輯所　上海老垃圾橋浜北延吉里　神州醫藥學報社

印刷所　上海老垃圾橋浜北延吉里　神州醫藥學報社

總發行所　神州醫藥學報社

第三十期

特捐誌謝

七月間蒙南洋庇能埠領事戴春榮先生貽書敝社因聞黎君述及猥以本報提倡醫藥有俾人羣特慨助大洋弍百元敝社祗領之餘仰見先生熱心公益維持敝社之盛意翹首天南實深感佩除已耑函肅謝外合登報端以揚仁風

神州醫藥書報社謹啓